李英杰医案

主　编　马艳东　曹清慧

副主编　李　萍　刘银鸿　王玉栋　路志敏
　　　　李　彤　刘梅举

编　委　马艳东　曹清慧　李　萍　刘银鸿
　　　　王玉栋　路志敏　李　彤　刘梅举
　　　　田红军　陈　冰　孔志明　张艳卿

中医古籍出版社

图书在版编目（CIP）数据

李英杰医案/马艳东，曹清慧主编．－北京：中医古籍出版社，2011.1
ISBN 978－7－80174－939－0

Ⅰ.①李…　Ⅱ.①马…②曹…　Ⅲ.①医案－汇编－中国－现代
Ⅳ.①R249.7

中国版本图书馆 CIP 数据核字（2010）第 223628 号

李英杰医案

马艳东　曹清慧　主编

责任编辑　黄　鑫
封面设计　陈　娟
出版发行　中医古籍出版社
社　　址　北京东直门内南小街 16 号（100700）
印　　刷　天津市金锋源纸制品印刷厂
开　　本　710mm×1000mm　1/16
印　　张　20
字　　数　297 千字
版　　次　2011 年 1 月第 1 版　2011 年 1 月第 1 次印刷
印　　数　0001~3000 册
书　　号　ISBN 978－7－80174－939－0
定　　价　32.00 元

感悟

选择从医，为民除疾。
医德医术，牢记心里。
熟读经典，背诵方剂。
多多临证，辨证论治。
博采众长，拜师名医。
医案医话，道理详实。
细心研读，终身受益。
中华医药，传承下去。

李英杰
二〇一〇年八月
农历庚寅年初
于河北衡水

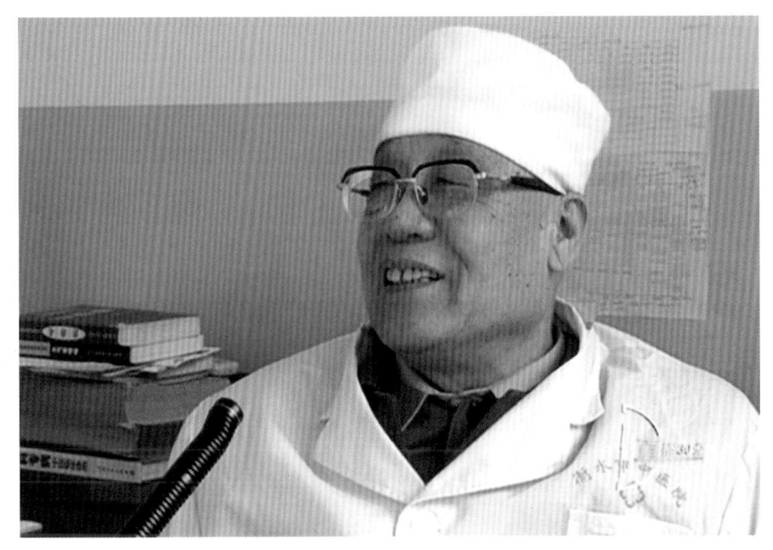

名老中医李英杰接受衡水电视台直播30分栏目记者采访

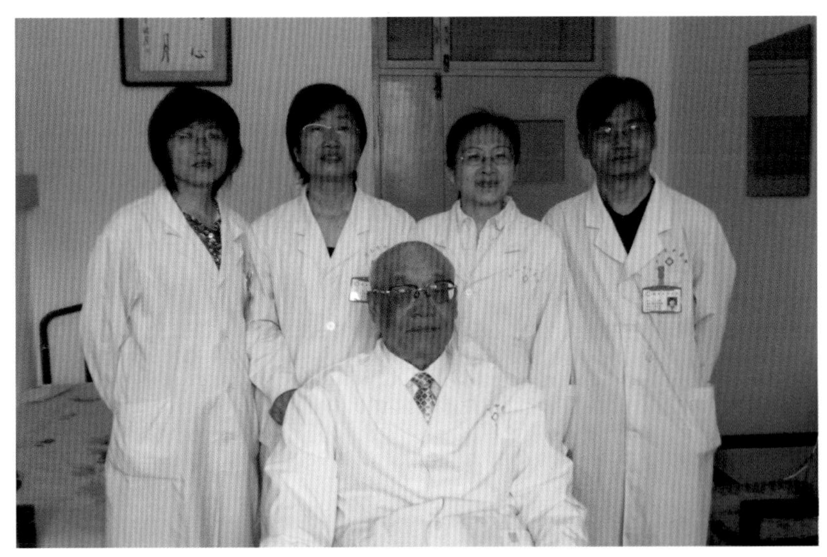

名老中医李英杰与弟子们合影

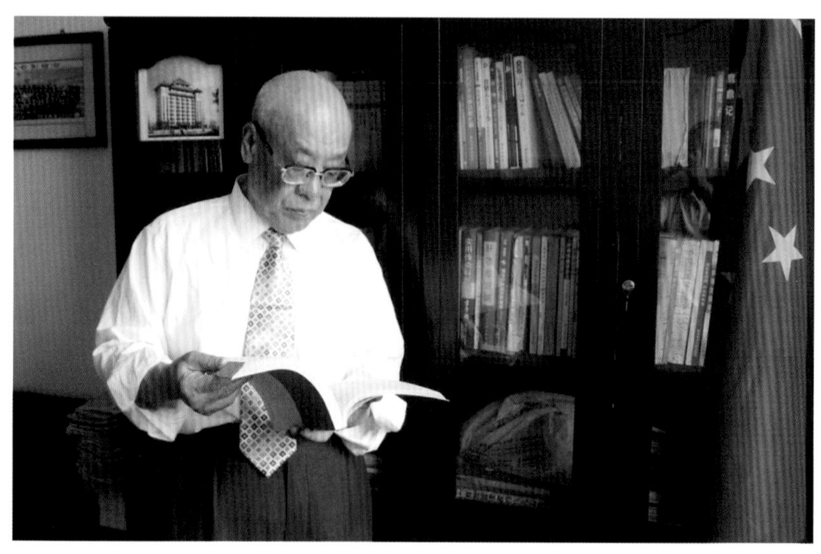

名老中医李英杰查阅医学文献

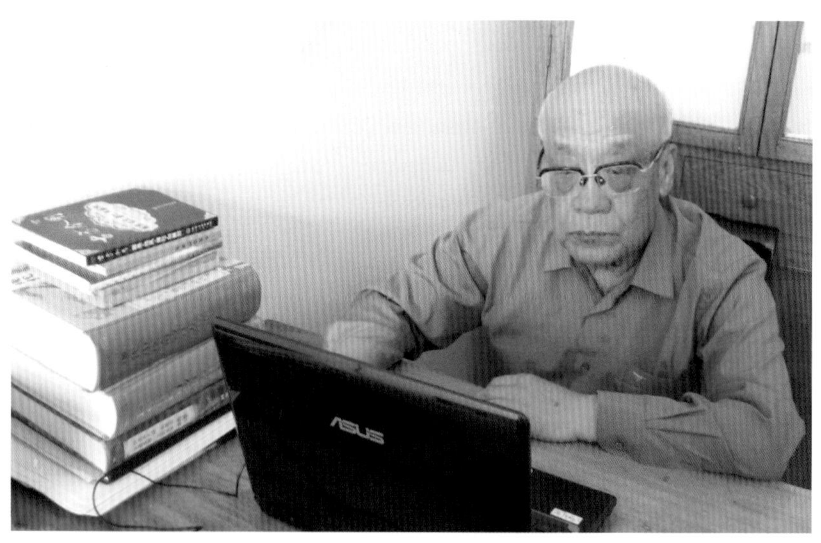

名老中医李英杰上网查阅资料

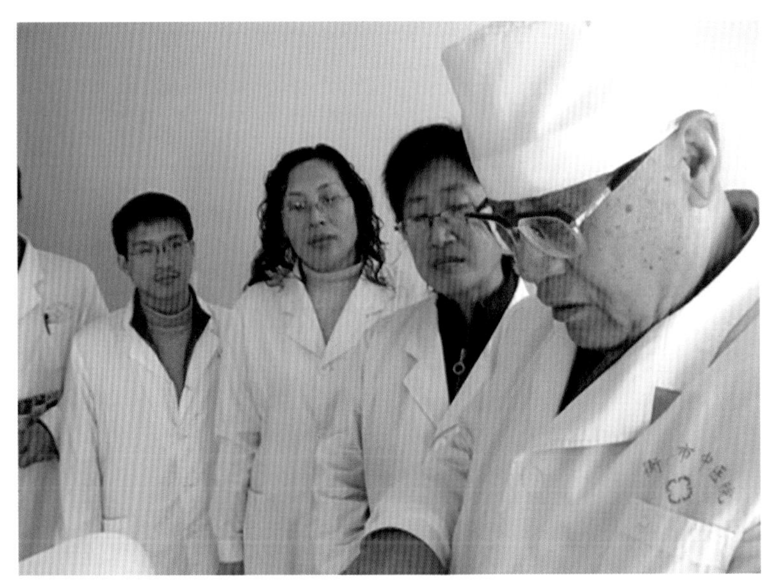

名老中医李英杰带领弟子们查房

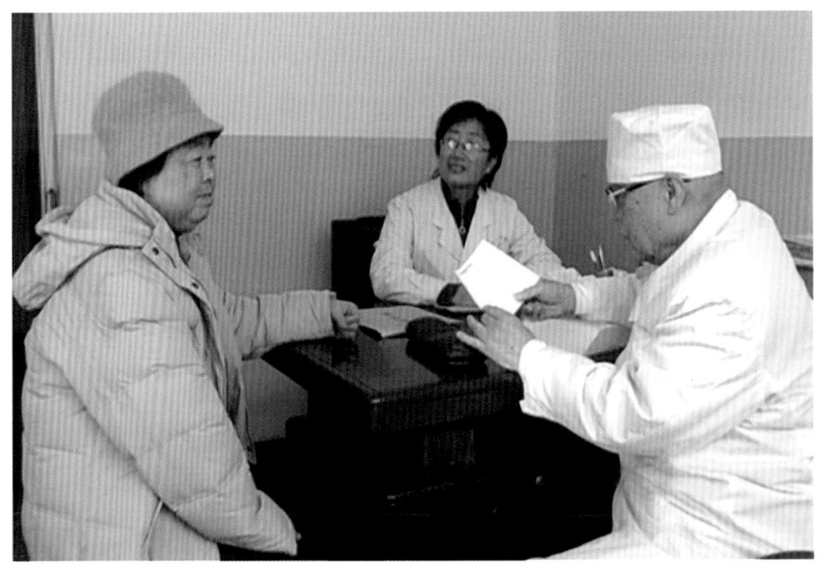

名老中医李英杰在门诊

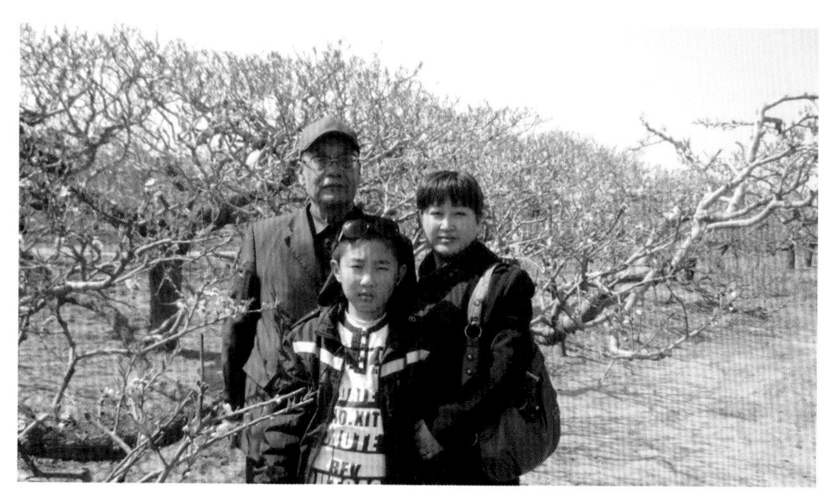

名老中医李英杰和女儿、外孙观赏桃花

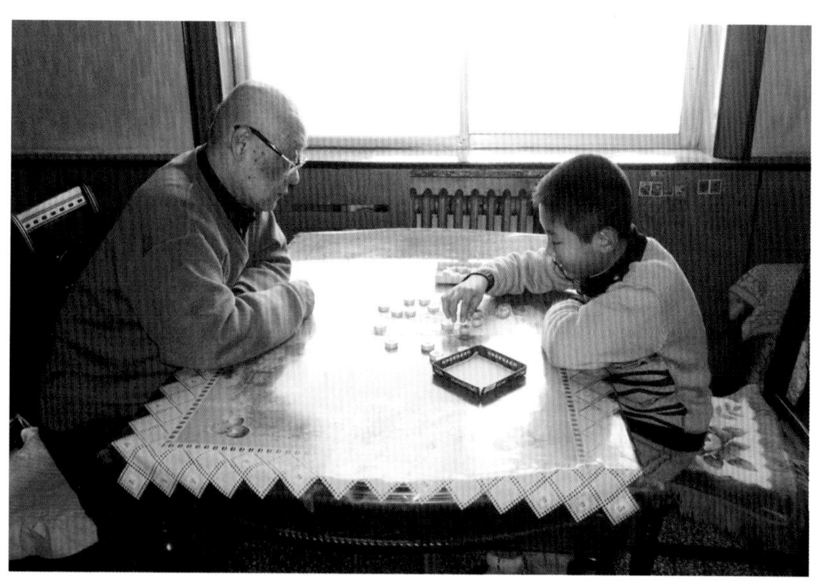

名老中医李英杰在家中和外孙对弈

序　一

名老中医临床经验及学术思想传承研究是国家科技支撑计划重点项目，旨在更好地继承名老中医临床经验，挖掘整理其学术思想。这对于加快名中医培养，促进中医学术进步和诊疗水平的提高具有非常重要的意义。

医案在中医学术经验传承中具有极其重要的、不可替代的学术地位，在中医学习、临证、科研工作中也具有极其重要的承启作用。

李英杰主任医师毕业于北京中医学院（现北京中医药大学），从事中医临床工作40余年，基础理论扎实，临床经验丰富，学术造诣精深。先后被推举为河北省第一批，全国第三、第四批师带徒指导老师，是河北省首届名中医。

《李英杰医案》一书是李老的弟子们长期跟随他学习、临诊、抄方的真实记录，精心整理而成，每个医案均经李老认真审阅，可谓李老宝贵经验之总结，是李老学术思想、临床经验的集中反映。是书的出版，定能启迪后学，造福人类健康事业，故愿为之序。

王振邦

二零一零年春　于石家庄

序　二

我与英杰都是北京中医学院（现北京中医药大学）毕业，我是他师兄。由其弟子们为他整理的《医案》，愿让我作序。手持《医案》原稿，浮想联翩。斗转星移，春去秋来。而今，吾辈学人已步入老年，回首往事，我们相同的生活和工作经历颇多。那时，都响应党的号召，我去了东北大庆，他赴往西北青海，文革中又都受过政治坎坷的磨难，在边陲均工作了17年，又都回到了河北，我去了河北中医学院，他回了老家衡水。时光如梭，我们为中医事业艰辛奋斗了近50年。如果说我们最相同之处，那就是弘扬岐黄之术，忠诚中医事业。翻阅李老《医案》，又不时想起我们的恩师，他们的音容笑貌、言谈举止，还能浮现在我们的眼前。老师们的诊疗经验还处处体现在李老的《医案》中……。

近哲章太炎先生曾言："中医之成绩。医案最著，欲求前人之经验心得，医案最有线索可寻，循此研究，事半功倍"。观李老《医案》，体现了他万病崇脾的学术思想。每个案例，辨治准确，按语精当，全面反映了李老对病证的充分认识，对方药的灵活运用。达到如此境界，非数十年功力不可。学习者若能涵泳其间，朝夕揣摩，定有所获。

禀一师之兄弟情，承后学之栋梁愿，故乐为之序。

二零一零年春　于河北医科大学中医学院

前　言

李英杰主任医师，北京中医药大学（原北京中医学院）毕业，从事中医临床工作40余年。他治学严谨，学术造诣精深，早年得到多位中医名师指点。他细研《内经》、仲景学说，广览群书，深究周易，河洛数理，读四书，阅五经，读庄老，兼收并蓄。其诊疗特点：四诊注重问诊，病因注重内伤，辨证注重脏腑，施治注重脾胃，选方注重参合，用药注重升降。临床上不但擅长脾胃病的治疗，而且对于其他系统疾病也特别推崇从脾胃论治，形成了万病崇脾的学术思想。他认为："土为万物之母，脾为脏腑之根"。脾胃之性乃天地之道，非人所能使之，器所能易之，万不能违之。脾胃之气在人体无处不在，无时不有。并认为，诸病成因均因脾胃而起，万病罹患不离脾胃，主张万病之治应崇脾而施。治法采用"温和求之"，认为温和之法乃百法之宗也，四君、六君为司命之本也。

先生的治学经历、成才要素主要有三个方面：第一，出之名门，幸遇名师。李老早年就读于中医的最高学府北京中医学院（现北京中医药大学），得到了全国中医药名家董建华、王绵之、席与民、印会河、刘瑞堂、屠金城、王鹏飞等老师的亲授。第二，坚持临床，善于思辩。他四十余年如一日，始终坚持临床第一线，他的经验和疗效是经过大量的临床实践积累得来的。第三，治学有方，教学相长。强调多临床才能多体会；强调对经典医籍反复诵读，温故知新；要求熟练掌握药物的四气五味，升降浮沉；提倡放眼百家，博采众长，不但要向老师学习，向书本学习，还要向同道学习，向民间学习，向学生学习，向病人学习。不嫌点滴琐碎，处处留心皆学问。

李老之所以成为大家，在他成才道路上，得益于他刻苦学习，幸遇名师；得益于他坚持临床，精益求精；得益于他为人谦和，对中医事业的无限忠诚。老骥伏枥，志在千里。如今的李老虽年过七旬，但宝刀不老，仍然用实际行动实践着自己的追求，这就是大医的风采。他先后被推举为河北省第一批、全国第三批、第四批带徒指导老师。任河北省卫生高级职称评审委员会委员，衡水市中医学会名誉理事长，2008 年获河北省首届名中医称号。

本书虽力求总结李老临床经验、临证思辨特点，但由于弟子们才疏学浅，不能尽释李老临床经验之内涵，不足之处敬请指正。

马艳东

二〇一〇年八月于河北衡水

目　　录

医案篇

感冒

案1　刘某　女　35岁　2008年11月10日初诊

主诉：咳嗽、流涕伴背痛7天。

患者于7天前因冒雨受凉后出现咳嗽，鼻流清涕，前额及两眼眶内侧痛，眵多，并伴后背发凉，疼痛，颈部转动不灵活。刻下证：咳嗽少痰，流清涕，眼眶痛，眵多，后背酸楚、疼痛、发凉，颈部转侧欠灵活。舌暗红，苔薄白，脉弦细。

辨证分析：冒雨贪凉，风寒湿困于肌表，以致腠理不密，营卫失和。《素问·太阴阳明篇》云："伤于风者，上先受之"。风寒上受可出现咳嗽、流清涕、眼眶痛等症状。寒性凝滞，湿性重浊，易伤阳气，阻遏气机，督脉为诸阳之会，风寒湿之邪客于督脉，使气机凝滞，阻塞不通，清阳不能伸展，故颈部转侧不利，湿滞经络关节，阳气布达受阻，故出现背痛、背酸、背凉等症状，湿浊在上则眵多面垢。

中医诊断：感冒（风寒湿束表）

西医诊断：上呼吸道感染

治法：解肌发表，祛风除湿，补肾活络

方药：独活寄生汤加减

葛根10g，桂枝10g，羌活10g，独活10g，防风10g，寄生15g，秦艽10g，炒杜仲15g，细辛3g，川芎10g，当归10g，生地15g，茯苓10g，元胡15g，乌药10g，焦栀子10g，菊花10g，甘草10g。7剂，水煎服。

二诊（2008年11月17日）：药后咳嗽明显减轻，已无流涕，后背疼痛及颈项不适明显好转，眼眵减少，后背有热感。月经正值。舌淡红，苔薄白，脉细。

葛根10g，桂枝10g，羌活10g，独活10g，防风10g，寄生15g，秦艽

10g，炒杜仲15g，细辛3g，川芎10g，当归10g，生地15g，茯苓10g，元胡15g，乌药10g，甘草10g，益母草15g，麦冬10g，陈皮10g，仙灵脾10g，川断10g。7剂，水煎服。

按：本案感冒挟湿，或曰感冒风寒湿束表，治以解肌祛风除湿，正治之法也。医者多用羌活胜湿、九味羌活而导师为何用独活寄生汤，原因有三：一、根据该案之寒湿主要表现在背部，督脉布行之处（四肢、胃脘湿症几无），督脉总督一身之阳经，属脑，络肾。肾与肝乙癸同源，肝藏血，肾藏精，肝肾强则督脉旺，筋骨健，邪不能凑。二、本案寒浊之邪重于表邪，该方补益肝肾，祛风胜湿之力较强，发表之力稍逊。三、女子为病，护在肝肾，况且月经将至，精血将失，今用益肝肾补气血之药，以充其将所损，如是则表能解，营能和，湿能祛，肝肾得充，气血得补。不但感冒挟湿得以治愈，而且经血来潮畅通不滞。此一举多得也。

（马艳东）

案2　韩某　男　30岁　2010年3月26日初诊

主诉：反复感冒2年，加重15天。

患者于2年前因劳累后出现反复感冒，每次均迁延20余天方愈，于15天前感冒又起。刻下证：鼻塞咽痛，大便时溏，受凉后腹泻，记忆力差，反应迟钝。形体偏胖。舌红苔黄稍腻，脉沉细。

辨证分析：正气不足，御邪能力减退，或将息失宜，过度疲劳之后，腠理疏解，卫气不固，则极易为外邪所客，内外相因而发病。脾虚不能运化水湿，湿自内生则大便溏泄，形体肥胖。肾精不足，髓海空虚则善忘。故本例病位在肺、脾、肾，为本虚标实之证。

中医诊断：感冒（阳虚感冒）

西医诊断：急性上呼吸道感染

治法：疏风解表，健脾益肾

方药：玉屏风散、参苓白术散合菖蒲远志汤加减

银花10g，射干9g，菊花10g，板兰根10g，桔梗10g，生甘草10g，山药20g，防风10g，焦白术10g，苡仁20g，陈皮10g，清半夏10g，菖蒲10g，远志10g，枸杞子10g，茯苓10g。7剂，水煎服。

二诊（2010年4月6日）：鼻塞咽痛基本缓解，大便成形，反应较前灵敏，睡眠好转，精神愉悦。舌脉如前。3月26日方改菊花15g。7剂，水煎服。

按：《证治汇补·伤风》云："有平昔元气虚弱，表疏腠松，略有不慎，即显风症者。此表里两因之虚症也"。上药三方合用，使阳气充沛，腠理温煦，则风寒风热之邪，自能从外而解。治疗虚证感冒，不宜重用发汗解表之剂，以防汗愈出，阳愈虚而寒愈甚，必须妥善处理祛邪与扶正的关系，掌握扶正而不碍邪，祛邪而不伤正。

（曹清慧）

咳　嗽

案1　侯某　女　45岁　2009年2月20日初诊

主诉：咳嗽1个月。

1个月前受凉后出现鼻塞、流涕、发热，体温37.5℃，自服感冒冲剂后热退，但不久出现咳嗽，干咳无痰伴咽痒。服止咳化痰药及抗生素等无效，含服金嗓子喉宝方舒，但不久又作。刻下证：咳嗽，干咳无痰，咽痒。舌淡红，苔薄黄，脉细。查：咽部充血。胸片示：双肺纹理增粗紊乱。血常规：未显异常。

辨证分析：风邪外袭，束闭咽喉，咽为肺之门户，肺气不宣故咳嗽，风性主动，善行而数变，易袭阳位，风胜则咽喉痒，痒则即咳，风邪日久化热，热胜津伤，故干咳无痰。

中医诊断：咳嗽（风寒外袭，化热伤阴）

西医诊断：喉源性咳嗽

治法：养阴清热，祛风止痒，宣肺止咳

方药：自拟方

金银花10g，菊花10g，麦冬10g，诃子6g，乌梅10g，桔梗10g，木蝴蝶3g，胖大海3g，鱼腥草15g，浙贝10g，紫菀10g，白前10g，桑白皮

10g，甘草10g。7剂，水煎服。

二诊（2009年2月27日）：药后第4天已无咳嗽，但昨日受凉后咳嗽又作，且咳痰不爽。2009年2月20日方加荆芥10g。7剂，水煎服。

按：本例西医诊断为“喉源性咳嗽”，中医乃属“咳嗽”范畴，其主要特点为咳嗽、咽痒，痒即咳嗽，呈发作性或痉挛性，李老对此病多从风论治。祖国医学认为“风胜则痒”、“风善行而数变”、“风胜则干”，故治以养阴清热，祛风止痒，宣肺止咳。方中紫菀温润不燥、润肺化痰止咳，桔梗辛散宣通上焦而利咽喉，胖大海清宣肺气，诃子、乌梅敛肺止咳，与麦冬、甘草酸甘化阴，双花、菊花、鱼腥草清散余热，桑白皮泻肺清热。全方共奏养阴清热，祛风止痒，宣肺止咳之功。二诊复感风寒，故再用荆芥疏风解表而收全功。

（王玉栋）

案2　张某　女　2岁半　2009年9月11日初诊

主诉：间断咳嗽2个月。

2个月前受凉后出现发热，咳嗽，咯痰，喘息。曾在外院诊断为喘息性支气管炎。经用抗生素及止咳化痰药热势减退，症状减轻，但一直咳嗽，偶尔喉中痰鸣，反复应用抗生素，疗效不佳，为求中医治疗而来我院。刻下证：咳嗽，咯痰不爽，纳食不馨。舌尖红苔薄黄，脉细数。胸片示：肺纹理增粗紊乱。血常规：白细胞（9×10^{9}）/L，N57%，L43%。

辨证分析：风邪犯肺，肺气不宣，虽经诊治，但余邪未尽，故仍咳嗽；风邪日久，郁而化热，故舌尖红苔薄黄，脉细数。

中医诊断：咳嗽（风邪犯肺）

西医诊断：支气管炎

治法：止咳化痰，兼清郁热

方药：止嗽散合泻白散加减

鱼腥草6g，紫菀6g，白前6g，百部6g，清半夏5g，橘红6g，乌梅10g，桑白皮6g，地骨皮6g，焦山楂10g，甘草6g。7剂，水煎服。

二诊（2009年9月26日）：服药后诸症减轻，偶有咳嗽，原方继用7剂，水煎服。

按：李老治疗咳嗽多以止嗽散加减。方中紫菀、白前、百部止咳化痰，治咳嗽不分久暂，均可取效。因有郁热故去荆芥之辛温。小儿稚阴稚阳之体，易受外邪，入里化热，故以泻白散清泻肺热。清半夏、橘红化痰。乌梅敛肺养阴乃李老治嗽常用之品，敛肺而不敛邪。鱼腥草清肺热。焦山楂开胃消食导滞。方药协同，共奏止咳化痰，泻肺清热之功。

（王玉栋）

案3　张某　女　29岁　2009年2月16日初诊

主诉：咳嗽10天。

10天前受凉后出现咳嗽，鼻塞，流涕伴发热，体温38.8℃，于厂卫生室静点抗生素治疗，3天后发热退，惟余咳嗽伴咽痒，咯痰不多，自服止咳化痰药不效，为求中医治疗而来诊，既往有慢性咽炎病史。刻下证：咳嗽，咯痰不爽，伴咽喉不适。舌尖红苔薄黄，脉浮细。胸片示：双肺纹理增重。血常规：白细胞（9.7×10^9）/L，N75%，C23%，M2%。

辨证分析：外感风寒，失于表解，过用消炎药等寒凉药物，致使风邪留恋，咽喉不利，肺气欲宣而不能，故致咽痒咳嗽，舌尖红苔薄黄，脉浮，说明余邪未清，有化热之嫌。

中医诊断：咳嗽（风寒外袭，肺气不宣）

西医诊断：支气管炎

治法：祛风止痒，利咽止咳，兼清余热

方药：止嗽散加减

射干10g，青果10g，诃子10g，桔梗10g，鱼腥草15g，瓜蒌10g，浙贝10g，杏仁10g，荆芥10g，紫菀10g，白前10g，百部10g，桑白皮10g，苏梗6g，银花10g，甘草10g。7剂，水煎服。

二诊（2009年2月23日）：咳嗽大减，偶咽痒咳嗽，咽干不适，舌淡苔薄，脉细。2月16日方去瓜蒌、荆芥、百部、苏梗，加菊花10g，胖大海3g，木蝴蝶3g，知母10g，麦冬10g。10剂，水煎服。

三诊（2009年3月6日）：晨起稍咳，饱食后胃脘胀满3天，舌淡红苔薄，脉细。2月23号方加苏梗10g。7剂，水煎服。

按：李老认为感冒后咳嗽多因外感之邪，失于表解，或过用寒凉，早用收敛，致风邪留恋，咽喉不利所致。咳嗽为清嗓利咽之反应，肺气欲宣而不能，故致咽痒咳嗽。方中紫菀、白前、百部止咳化痰。青果、射干、桔梗利咽。荆芥祛风解表。双花、鱼腥草兼清余热。桑白皮、浙贝、杏仁润肺化痰止咳。诃子敛肺止咳，配桔梗一散一收，止咳而不敛邪，二诊仍有咽痒，说明风邪尚有留恋，咽干说明肺阴不足，加木蝴蝶、胖大海加强祛风止痒之效，麦冬、菊花养阴利咽，全方共奏祛风止痒，利咽止咳之效。三诊因饮食不节而致中焦气机壅阻，故胃脘胀满，加苏梗行气宽中。

（王玉栋）

案4　李某　女　70岁　2008年12月12日初诊

主诉：咳嗽2年。

患者2年前因服卡托普利引起咳嗽，停药后仍不缓解，咽痒，夜间明显，干咳无痰，有时喘。刻下证：干咳无痰，有时喘，咽痒，夜间明显，舌质暗苔薄黄，脉弦细。肺CT：未见异常。既往史：高血压病史5年，冠心病史4年，糖尿病史1年。

辨证分析：患者发病于初冬，燥邪犯肺，又加咳嗽日久，肺阴渐耗，故咽痒、咳嗽、干咳无痰；咳嗽日久，肺脾两虚，故时有喘息；舌质暗苔薄黄，脉弦细为肺阴亏虚，燥邪入里化热之象。

中医诊断：咳嗽（肺阴亏耗兼肺热）

西医诊断：支气管炎

治法：滋阴润肺，清热止咳化痰

方药：自拟方

射干9g，麦冬15g，紫菀10g，白前10g，百部10g，桑皮10g，浙贝10g，黄芩10g，太子参15g，乌梅15g，生地10g，茯苓10g，丹参10g，知母9g，天花粉20g，葛根15g。7剂，水煎服。

二诊（2008年12月21日）：服药后咳嗽明显减轻，停药2天后因天冷又加重，舌暗红，苔黄，脉细。12月12日方加鱼腥草15g。10剂，水煎服。

三诊（2009年1月4日）：药后偶有咳嗽，咽部不利。舌暗，苔薄黄，脉细。咽部有小红疙瘩。2008 年 12 月 21 日方加桔梗 10g。10 剂，水煎服。

按：本例患者发病季节在初冬，燥邪犯肺，又兼服用药物，致肺气失于清肃，发为咳嗽。咳嗽日久，肺阴亏耗。治以滋阴润肺、清热止咳化痰，同时补虚培元。方中麦冬、生地、茯苓养阴润肺。紫菀、白前、百部化痰降气止咳。桑皮、知母、黄芩、射干清热祛痰止咳。乌梅、天花粉、葛根养阴生津，乌梅敛肺气，用于久咳有较好效果。太子参益气生津、补益肺脾，以防邪气乘虚而入。正如《素问·评热病论》所说："邪之所凑，其气必虚"，补虚培元，以增强抗病能力，有培土生金之意。总之，补虚不忘治实，标本兼治而咳自止。

（李　萍）

案 5　刘某　女　4 岁　2008 年 11 月 28 日初诊

主诉：发热，咳喘 20 天。

患儿 20 天前因着凉出现发热、流涕、咳嗽、气喘，在当地诊所给予抗菌消炎、止咳化痰等药物治疗，热退，但仍有咳嗽、气喘。刻下证：咳嗽、气喘、喉中时有痰声。平素大便干。舌质红，苔薄黄，脉滑。

辨证分析：小儿稚阴稚阳，禀赋薄弱，肺卫不固，外邪易袭，机体抗邪外出之力不足，致邪气久留，郁而化热，壅遏于肺，导致肺气宣降不利，上逆为咳，升降失常而为喘。舌红苔薄黄，脉滑均为内有郁热之象。

中医诊断：咳嗽（邪袭肺卫，肺气不利）

西医诊断：急性支气管炎

治法：止咳化痰，疏表宣肺

方药：止嗽散加减

橘红 5g，白前 5g，百部 5g，紫菀 6g，乌梅 6g，炒莱菔子 3g，桑皮 5g，内金 10g，甘草 6g，焦三仙各 10g。7 剂，水煎服。

二诊（2008 年 12 月 5 日）：咳嗽明显减轻，偶有喘息，大便干。舌红苔薄黄，脉稍滑。11 月 28 日方加栀子 5g。7 剂，水煎服。

按：本案治疗注重小儿脏腑娇嫩的特点，投以和平之剂，慎用苦寒之品，免伤生生之气。李老常用止嗽散加减治疗。《医学心悟》云止嗽散："既散而咳不止，专用本方，调和肺气。"方以紫菀、百部为君，紫菀甘润苦泄，主入肺经，长于润肺下气，开肺郁，化痰浊而止咳逆。百部甘润苦降，微温不燥，入肺经而润肺降气止咳。白前、橘红、桑皮、乌梅为臣，白前苦以泄降，长于降肺气而消痰止咳。橘红宣降肺气，止咳消痰。桑皮宣肺化痰。乌梅敛肺止咳，且以乌梅之酸敛，防肺气耗散，与诸药相配，可散邪而不损肺气，敛肺又不碍散邪。佐以炒莱菔子、鸡内金、焦三仙理气化痰消食，顾护小儿脾胃后天之本。甘草调和诸药。纵观全方，温润不峻，正如《医学心悟》中谓止嗽散："温润和平，不寒不热，既无攻击过当之虞，大有启门驱贼之势。是以客邪易散，肺气安宁。"这也正是李老温润和平治疗大法的具体体现。二诊疾病向愈，但仍有热象，故加用栀子以清余热，乘胜追击，则病可痊愈。

钱乙云："脾病见四季"，李老治疗儿科疾病时强调要注意小儿脾常不足的特点，常以焦三仙、鸡内金、山药等顾护脾胃。同时要施药轻灵，中病即止。

（路志敏）

案6　赵某　女　38岁　2010年4月23日初诊

主诉：咳嗽2年。

患者近2年来每于春季感冒后出现咳嗽咯痰，难以速愈，静点青霉素后出现"白细胞下降"，最低降至（3.4×10^{9}）/L。现症：咳嗽咯痰，色白量多，喘息气短，腹胀肠鸣，急躁易怒，形体消瘦。舌淡暗，苔中黄厚腻，脉细。

辨证分析：患者平素情志多有不快，肝气郁结，肝郁克脾，脾失健运，不能输布水谷精微，酿湿生痰，上渍于肺，壅塞肺气，影响气机升降，遂为咳嗽。春季肝木当令之时感受外邪而发病。气郁化火，亦有木火形金之因。

中医诊断：咳嗽（土虚木乘）

西医诊断：喘息性支气管炎

治法：健脾益气，培土生金

方药：四君子汤、二陈汤合止嗽散加减

焦三仙各10g，鸡内金10g，紫菀12g，白前10g，百部10g，陈皮10g，清半夏10g，茯苓15g，太子参15g，麦冬10g，乌梅10g，当归10g，山药20g，焦白术10g，炙甘草10g。7剂，水煎服。

二诊（2010年4月28日）：诸症好转，因家务事思虑稍多而出现失眠。舌苔黄厚转薄。4月23日方改太子参20g，焦白术15g，加石菖蒲10g，远志10g，酸枣仁20g，夜交藤15g，苡仁20g。10剂，水煎服。

按：《景岳全书·咳嗽》云："外感之咳，其来在肺，故必由肺以及脏，此肺为本而脏为标也；内伤之咳，必因伤脏，故必由脏以及肺，此脏为本而肺为标也"。五脏之气与四时相应，《素问·脏气法时论》云："肝主春，足厥阴少阳主治，其日甲乙"，肝与春季相应，肝气通于春，本案每于春季发病，故与肝有关。肝与肺以经络相联，肝经循行，《灵枢·经脉》曰："其支者，复从肝别贯膈，上注肺"，肝气升发，肺气肃降，升发与肃降互相制约，互相协调，则人体气机升降失常。若肝气郁结，失其升发疏泄之能，就会影响肺气的肃降而致咳嗽。本案发病以内伤因素为主，与肝脾两脏关系密切，予健脾益气之剂，使"四季脾旺不受邪"，是实脾以制肝之典型案例。

（曹清慧）

哮　证

刘某　女　45岁　2009年2月23日初诊

主诉：发作性胸闷喘息20年，加重20天。

患者20年前因受凉后出现胸闷喘息，偶伴咳嗽咯痰，经治好转，后每遇刺激性气味或受凉感冒均可诱发，曾诊断为支气管哮喘，间断服用氨茶碱等止咳化痰解痉平喘药物，始春秋多发，后无明显季节性，20天前受凉后症状再作，服氨茶碱及沙丁胺醇效果不佳。刻下证：胸闷喘息，心悸，气短，活动后加重。面色晦暗，唇甲紫绀，喉中痰鸣，咯痰黄白相间，精神较差，舌暗红，苔薄黄略腻，脉细数。胸片示：双肺纹理增粗紊乱。心电图：窦性心动过速，心率 110 次/分。血常规：白细胞（11.0×10^9）/L，N79%，L15%，M6%。

辨证分析：痰有“夙根”，遇感引触，痰气交阻，互相搏结，壅塞气道，肺气宣降失常，引动停积之痰，而致痰鸣如吼，气息喘促；痰凝日久，郁久化热，寒热相间，故咯痰黄白；病程日久，久病入络，故舌质紫暗；痰郁日久，耗气伤阴，气阴亏耗，故脉细数。

中医诊断：哮证（热哮）

西医诊断：支气管哮喘

治法：宣肺定喘，清热化痰，益气养阴

方药：定喘汤、生脉饮加减

炙麻黄6g，白果10g，冬花10g，清半夏10g，桑白皮10g，黄芩10g，苏子10g，太子参10g，麦冬10g，五味子10g，紫菀12g，白前10g，百部10g，茯神10g，当归10g，射干10g，甘草10g。7 剂，水煎服。

二诊（2009 年 3 月 2 日）：症状明显减轻，偶有喘鸣，咯痰不多，自诉气短，有尿不尽之意，舌淡红苔薄黄，脉细。2 月 23 号方加地骨皮10g，怀牛膝10g，车前子10g。7 剂，水煎服。

按：哮证日久，内有宿痰，痰热内蕴，加之外感风寒，肺失清肃，肺气上逆，故胸闷喘息，咳嗽咯痰，反复发作，阴损及阳，肺气不足，故气短无力，此乃虚实夹杂之证。方中麻黄宣肺定喘，黄芩、桑白皮清泄肺热，射干、冬花、半夏、苏子、紫菀、白前化痰降逆，太子参、麦冬、五味子益气养阴，当归活血养血。全方共奏宣肺定喘，泻热化痰，益气养阴之效。二诊中加地骨皮以增泄肺清热之力。久病及肾，加怀牛膝、车前子补肾壮腰而收功。

（王玉栋）

喘　证

案1　张某　女　39岁　2008年12月10日初诊

主诉：喘息气短5个月。

患者于5个月前无明原因出现喘息气短，胸部X光片提示“支气管炎”，未查到过敏源，经多法治疗效果不佳，5个月来，症状无明显加重或减轻。刻下证：喘息气短。舌体稍瘦舌尖红，苔薄黄，脉沉细。即往史：既往10年前农药中毒一次。5年前因畸胎瘤行双侧卵巢切除术，现口服黄体酮、乙稀雌酚。

辨证分析：肺为气之主，肾为气之根，肺主呼气，肾主纳气，久病不愈致肺气阴两伤，令气失所主而为短气喘促，肾虚统摄无权亦现喘促短气，皆肺肾两虚使然。

中医诊断：喘证（肺肾两虚）

西医诊断：喘息性支气管炎

治法：补肺益肾，宣肺平喘

方药：都气丸、定喘汤加减

生地15g，熟地10g，山药20g，山萸肉10g，丹皮10g，泽泻10g，茯苓15g，五味子10g，车前子10g，仙灵脾10g，白果10g，款冬花10g，炙麻黄5g，清半夏10g，桑白皮10g，当归10g，甘草10g。7剂，水煎服。

二诊（2008年12月17日）：气短、喘息有好转，追问病史，发作与情志不畅有关。舌淡红，苔薄黄，脉沉细。12月10日方加柴胡10g，白芍10g。10剂，水煎服。

三诊（2008年12月29日）：喘息气短明显好转，但偶有烦躁，夜间汗出之症。舌暗红，苔薄黄，脉沉细。12月10日方加焦栀子10g，浮小麦30g。7剂，水煎服。

按：本案虚实挟杂，虚在肺肾之本，实在喘息之标，肝之郁火亦趁虚乘之。观前医所治，宣肺平喘，降气平喘，化痰平喘皆不效。殊不知，肺肾两虚是喘之本也。唯有肺肾同补表里同治，方能摄纳正常，呼吸匀调。另外，肺虚之证，知肝乘之，当尽早干预。导师教导“治喘之痰，忽弃根本非其治也。”

（马艳东）

案2　李某　男　56岁　2009年9月9日初诊

主诉：反复咳喘伴气短10年，加重6个月。

患者10年前受凉后出现咳嗽，咳痰，经治好转，后逐年加重，每年冬季均作，持续2～3月不等。6个月前出现气短，活动后加重，伴胃脘胀痛，拍X片示：支气管炎，服抗生素及止咳化痰药，症状无明显好转。刻下证：胸闷，气短，活动后加重，伴胃脘胀满，泛酸。形体瘦弱，唇甲紫暗，舌暗淡，苔薄黄，脉细。体格检查：桶状胸，双肺呼吸音低，可闻及少许干湿罗音。2009年6月8日胸片示：支气管炎。

辨证分析：《景岳全书·喘促》曰：“实喘者，气长而有余，虚喘者，气短而不续……吞之若不相及，劳动则甚……”。《证治准绳·喘》云：“肺虚则少气而喘”。患者老年男性，久病肺弱，咳伤肺气，肺之气阴不足，以致气失所主而短气喘促，气不化津则痰湿凝聚，气虚无力推动血行故见舌质暗淡，痰湿日久化热则苔黄，故本证为本虚标实之证。

中医诊断：喘证（肺脾气虚）

西医诊断：慢性阻塞性肺疾病

治法：补气养阴，健脾化痰，理气除满

方药：生脉散合补肺汤加减

焦三仙各10g，内金15g，太子参15g，麦冬10g，五味子10g，黄芪15g，鱼腥草15g，元胡15g，陈皮10g，浙贝10g，乌贼骨20g，茯苓15g，丹参10g，紫菀12g，白前10g，桔梗10g，甘草10g。7剂，水煎服。

二诊（2009年9月16日）：气短明显好转，仍咳嗽咳痰，舌暗，苔薄黄腻，上方加杏仁10g，薏苡仁20g。7剂，水煎服。

三诊（2009年9月23日）：气短明显减轻，仍咯少许黏痰，有时胃脘部疼痛，舌淡暗苔薄黄，脉细。9月16日方加甘松10g，苏梗10g。7剂，水煎服。

按：喘之为证，一为实喘，一为虚喘，虚喘又因脏器不同分为肺虚或肾虚，“肺虚者操劳后则喘”，该证为肺脾气虚。方中黄芪补肺益气，太子参、麦冬，益气养阴，五味子收敛肺气，紫菀、白前、陈皮、茯苓、浙贝化痰补肺，丹参活血，鱼腥草清热。全方共奏补肺健脾，益气养阴之功效。药进7剂，虑及因肺气虚弱，脾失健运，中焦运化失职，酿湿生痰，痰郁日久，入里化热，应扶正祛邪，标本兼治，故二诊佐以杏仁，薏苡仁健脾化湿。

（王玉栋）

案3　梁某　男　56岁　2009年2月6日初诊

主诉：喘息5年，活动后加重伴气短1个月。

患者5年前出现喘息胸闷，伴咳嗽咳痰，经治好转。每遇受凉感冒后均可诱发，秋冬季节明显。近1个月来症状加重并伴有气短，活动后明显。曾在外院诊为“喘慢支，肺气肿”，经用抗生素等抗炎平喘药后症状无明显缓解，为求中医调治而来李英杰专家门诊。既往吸烟史13年，已戒烟1个月。刻下证：喘息气短，胸闷，活动后加重，伴咽干，咳痰不爽，痰黏白不易咳出，纳差，大便偏干。面色晦暗，精神尚可，喘息声重，形体偏胖，舌质晦暗，舌苔黄，脉弦细。胸片示：肺气肿。心电图：心肌供血不足。血常规：白细胞（9.7×10^9）/L，N72%，L28%。

辨证分析：患者形体偏胖，素体多痰，痰蕴过久，且有吸烟嗜好，致痰热内蕴。复又外感风寒，肺气郁闭，不得宣降，故胸闷喘息，咳嗽、咳痰不爽。久病肺弱，咳伤脾气，故气短，活动后加重。舌质紫暗，舌苔黄腻，脉弦细均为气虚血瘀，痰热内蕴之证。

中医诊断：喘证（外感风寒，痰热内蕴）

西医诊断：慢性阻塞性肺疾病（喘息性慢支气管炎/肺气肿）

治法：清热宣肺，祛痰平喘

方药：定喘汤加减

炙麻黄6g，白果10g，款冬花10g，清半夏10g，桑白皮10g，黄芩10g，茯苓15g，浙贝10g，紫菀12g，白前10g，百部10g，当归10g，麦冬10g，乌梅10g，鱼腥草15g，太子参15g，甘草10g。7剂，水煎服。

二诊（2009年2月16日）：咳嗽、咳痰、胸闷、喘息均较前减轻。仍咽干，夜寝欠安，舌暗苔黄厚，脉细。2月6日方加石菖蒲10g，远志10g，夜交藤15g，酸枣仁20g，麦冬15g。7剂，水煎服。

三诊（2009年2月25日）：咳痰喘明显减轻，睡眠欠佳，胃内烧灼感，且咽部发紧，舌质红，苔薄黄，脉细。2月16日方加沙参15g。7剂，水煎服。

按：本例西医诊断为“慢性阻塞性肺疾病”，中医属“喘证”范畴，又感外寒，肺气郁闭，不得宣降，故出现咳嗽，喘息。日久肺虚气失所主，故气短不足以息而活动后加重。方中麻黄宣肺散邪以平喘，白果敛肺定喘而祛痰，乃李老常用之药。二药一散一收，祛邪而不伤正。款冬花、紫菀、白前、百部止咳祛痰，降气平喘，半夏、茯苓健脾化痰，黄芩、鱼腥草、桑白皮清泻肺热，麦冬、乌梅、太子参益气养阴。诸药合用，则肺气得宣，痰热得清，风寒得解，咳喘自除。三诊咳喘显减，但痰湿日久，损伤肺胃之阴，故口干咽干、胃内烧灼，故在宣肺平喘，化湿祛痰基础上加养阴益胃之品。

（王玉栋）

案4　马某　女　83岁　2009年8月10日初诊

主诉：间断咳嗽咯痰、喘息气短7年，加重2个月。

源于7年前感冒后出现咳嗽、喘息、气短，经治好转，后每年冬季均作，每次持续2~3个月不等。近2个月来受凉后症状再作，自服抗生素无效，为求李老治疗来我院。既往16年前曾患脑梗塞，无其他病史。刻下证：喘息，胸闷，气短，活动后加重，咳嗽，咯痰不爽，偶有心悸。面色晦暗，精神如常，步履蹒跚，慢性病容。舌红，苔黄稍腻，脉弦滑。胸片示：双肺纹理增重；心电图：大致正常。

辨证分析：患者以咳、痰、喘为主症，反复发作。素体多痰，复又感寒，肺气郁闭，不得宣降，故胸闷，喘息，咳嗽；痰湿日久，咳伤肺气，气阴不足，故气短心悸；舌红，苔黄厚略腻，脉弦滑为湿热内蕴之象；纵观舌脉症，其病位在肺，为本虚标实之证。

中医诊断：喘证（风寒外束，痰湿内蕴）

西医诊断：慢性阻塞性肺疾病

治法：清热宣肺，祛痰平喘，兼益气养阴

方药：止嗽散、定喘汤、生脉饮加减

鱼腥草15g，紫菀10g，白前10g，百部10g，浙贝10g，橘红10g，炙麻黄5g，白果9g，清半夏10g，桑白皮10g，葶苈子10g，苏子10g，太子参10g，麦冬10g，五味子10g，甘草10g。7剂，水煎服。

二诊（2009年8月17日）：喘息、咳嗽明显减轻，唯有气短，活动后加重，舌质暗红，舌苔薄白，脉弦细。8月10日方加丹参10g。7剂，水煎服。

三诊（2009年8月26日）：诸症皆减，饮食不慎可见纳差，胃脘不适，舌暗，苔薄白，脉细。8月10日方加焦三仙各10g，鸡内金15g。7剂，水煎服。

按：素有痰湿，复感外邪，肺气郁闭，肺失宣肃，故胸闷，喘息，咳嗽；肺气不足，肺阴亏耗，气阴两伤，故心悸，气短。方中紫菀、白前、百部止咳化痰，麻黄宣肺散邪，白果敛肺定喘，一散一收，则平喘之功尤著。半夏、橘红止咳化痰，桑白皮、葶苈子、苏子降气平喘，太子参、麦冬、五味子益气养阴，鱼腥草最清肺热。全方共奏清热宣肺，祛痰平喘之功。李老常谓肺病必用活血，故二诊中加用丹参活血行气，且“脾为生痰之源，肺为贮痰之器”，李老非常重视脾胃在肺病治疗当中的作用，故三诊中加健胃消食之品，一疗胃脘之不适，二亦培土生金之意也。

（王玉栋）

案5　邢某　女　68岁　2009年7月15日初诊

主诉：发作性胸闷喘息40年，加重7天。

40年前受凉后出现胸闷，喘息，经治好转，后反复发作，每年冬季或受凉感冒后均可诱发，1周前点蚊香后即感胸闷，喘息，为求李老治疗而来我院，既往五更泻病史1年。刻下证：胸闷，喘息，喉中哮鸣有声，气短，活动后加重。面色晦暗，精神尚可，舌红，苔黄腻，脉弦滑。胸片示：轻度肺气肿。血常规：白细胞（9×10^{9}）/L，N75%，L25%。心电图大致正常。

辨证分析：素患咳喘，内有伏痰，复加外感吸入烟雾刺激，痰随气升，气因痰阻，壅塞气道，肺失宣降，故胸闷，气息喘促；长期发作，肺脾肾三脏俱虚，脾虚摄纳无权，肾虚不能温养脾脏，故腹泻。

中医诊断：1. 喘证（痰湿阻肺，脏腑虚损）。2. 泄泻（脾肾两虚）

西医诊断：1. 喘息性慢性支气管炎。2. 慢性肠炎

治法：宣肺定喘，健脾祛湿止泻

方药：定喘汤加味

鱼腥草 15g，炙麻黄 6g，冬花 10g，桑白皮 10g，白果 10g，清半夏 10g，黄芩 10g，山药 20g，焦白术 10g，当归 10g，大腹皮 10g，茯苓 10g，厚朴 10g，浙贝 10g，陈皮 10g。10 剂，水煎服。

二诊（2009 年 7 月 24 日）：服药后咳喘减轻，仍活动后喘息，晨起腹泻，舌质紫暗，苔薄白，脉弦细。7 月 15 号方加煨肉蔻 3g，五味子 10g。10 剂，水煎服。

三诊（2009 年 8 月 7 日）：服药后已无明显咳嗽及喘息，晨起大便已成形，舌质暗，苔薄白，脉细。7 月 24 号方加木瓜 10g。7 剂，水煎服。

四诊（2009 年 8 月 19 日）：服药后症状明显好转，效不更方，原方继进 10 剂，水煎服。

按：患者为老年女性，患咳喘日久，西医诊断为“喘息性慢性支气管炎”、“慢性肠炎”。中医属“喘证”、“泄泻”范畴。胸闷喘息乃痰湿阻肺，肺失宣降之证。五更泄泻，乃痰湿日久，遏阻脾肾之阳之候。药用定喘汤宣肺平喘，四神丸加减温补脾肾。方中白果、麻黄，一散一收，宣肺定喘，半夏、冬花降气化痰，半夏、厚朴、陈皮、茯苓健脾燥湿化痰，山药、白术补脾益气。咳喘日久，损及脾肾之阳，肾阳虚衰，不能温养脾胃，黎明之前阳气未振，阴寒较甚，则晨起泄泻。故二诊、三诊加煨肉蔻、五味子、木瓜温补脾肾，涩肠止泻。方中肺脾肾三脏同治，寒温并用，虚实兼顾，药到病除，该案很好地体现了李老崇尚脾胃之治的思辨特点。

（王玉栋）

案6　卢某　女　67岁　2009年1月16日初诊

主诉：间断咳嗽喘息2个月。

患者于2个月前感受风寒出现鼻塞流涕，咳嗽，咯白黏痰，伴喘息。服药后减轻（药物不详），但未痊愈。刻下证：咳嗽，咯少许黏痰，不易咯出，喘息，有时呃逆。平素有胃脘不适，大便干。舌暗红，苔中后部稍黄厚，脉弦细，寸沉。2年前患支气管炎，服消炎药后缓解。体温36.7℃，形体肥胖。全身淋巴结无肿大。双肺呼吸音粗糙，可闻及痰鸣音。胸部X片：支气管炎。

辨证分析：风寒犯肺，肺失宣肃则发为咳喘，脾胃虚弱，痰湿内生，复因寒邪郁久化热，与痰湿胶结而成痰热蕴肺之证。故本病病位在肺，与脾、胃有关，为本虚标实之证。

中医诊断：喘证（风寒外束，痰热内蕴）

西医诊断：急性喘息性支气管炎

治法：宣肺降气，化痰平喘

方药：定喘汤加减

鱼腥草15g，炙麻黄6g，白果10g，款冬花10g，清半夏10g，桑白皮10g，黄芩10g，苏梗10g，丹参10g，茯苓15g，浙贝10g，乌梅15g，鸡内金15g，当归10g，麦冬10g，柴胡10g，甘草10g。7剂，水煎服。

二诊（2009年1月23）：咳嗽喘息明显减轻，但存咽干。舌暗红，苔黄厚，脉弦滑。1月16日方改麦冬15g，加生地15g，炒莱菔子6g。7剂，水煎服。

三诊（2009年2月2）：咳嗽喘息好转，尤感服完最后一剂药后病似已愈。舌暗红，苔稍黄厚，脉弦。体格检查：双肺呼吸音清，未闻及干湿性啰音。1月16日方改麦冬15g，加生地15g，炒莱菔子6g，远志10g，天花粉15g。7剂，水煎服。

按：患者初诊为痰热内蕴之象，二诊时咽干、大便偏干，一派阴液不足之象。一因肺胃阴伤，不得濡润，二因虚火上炎，灼津碍气之故。手太阴肺经出于肺，环循胃口下络大肠，和胃相通，所以往往出现气机逆则俱逆，降则俱降，肺气上逆则咳，胃气上逆则呃逆，故合麦门冬汤，滋养肺胃之阴，且清虚火，充分体现了李老治病注意病机演变，辨证论治的思想，麦门冬汤的伍用为本案之亮点。三诊阴津得充，虚火自降，咳喘、呃逆等肺胃气逆之证自解。

李老认为，乌梅敛性不大，且能生津润燥，尤其是久咳肺阴虚者用乌梅最效。生地味厚气薄，功专滋阴清热，生津止渴。肺热重者用鱼腥草。炒莱菔子辛，长于顺气开郁，下气定喘，消食化痰，通腑气。桑白皮既能清肺，又能降肺气，还有化痰作用。李老治久咳久喘病人，常于咳喘方药之中加当归一味而建奇功。咳喘日久，必伤肺气，气虚则血亦虚，甚则气虚血滞。加用当归养血和血，功效有加。半夏在方中有两方面作用：定喘汤中用半夏与麻黄相配，宣降协同，而且有较强的化痰作用。麦门冬汤中取其和胃降逆之意，和胃，使胃气和降下行也有助于肺气和降下行，同时，养阴药往往容易腻膈，辛温之半夏防其弊。

（曹清慧）

案7　牛某　29岁　2008年10月27日

主诉：咳嗽低热1个月。

患者1个月来持续咳嗽，咯白痰，流涕，咽痒、咽部不适伴间断低热，体温波动在37.5℃左右，大便干。曾静脉输液治疗（菌必治、青霉素等药物），效果不显。刻下证：咳嗽，咯白痰，咽痒、咽部不适，间断低热。咽部充血明显，舌暗红，苔薄黄，脉细。血常规：白细胞（14×10^9）/L。既往有抑郁病史。

辨证分析：肺卫失固，风热毒邪乘虚侵犯，从口鼻直伤咽喉，故鼻流涕、咽痒、咽部不适；肺失肃降，则咳嗽有痰；郁热伤阴，阴虚则热势绵绵；舌暗红，苔薄黄，脉细为肺阴津伤之候。

中医诊断：咳嗽（肺热阴伤）

西医诊断：急性咽炎

治法：清肺润肺，利咽解毒

方药：自拟方

射干9g，麦冬10g，青果10g，诃子10g，木蝴蝶3g，胖大海3g，菊花10g，桑皮10g，地骨皮10g，白薇10g，生地10g，银花10g，紫菀

10g，浙贝10g　桔梗10g，乌梅10g，黄芩10g，甘草10g。5剂，水煎服。咽炎乐口服液50ml，每日3次，汤剂合咽炎乐口服液服时要慢饮含化。

二诊（2008年11月1日）：咳嗽明显减轻，痰易咯出，痰量亦减，仍有少量白涕。体温波动在37.0℃～37.3℃。苔薄白，脉细。查：咽部稍红。2008年10月27日方加银柴胡10g，百合10g，改地骨皮15g，5剂，水煎服。咽炎乐口服液50ml/次，每日3次，慢饮含化。

三诊（2008年11月6日）：咳嗽明显减轻，痰量减少，体温正常，微觉手足心热。2008年10月27日方去黄芩，改地骨皮15g，加柴胡10g，白芍10g，百合10g。7剂，水煎服。

按：本病的服药方法较特殊，要求慢饮含化，取局部和整体治疗相结合。方中黄芩、菊花、金银花、青果清肺解毒利咽，胖大海、桔梗轻宣肺气，诃子敛肺气、利咽喉、止咳，宣敛相伍。生地、麦冬滋阴生津润肺，木蝴蝶清肺利咽、和胃，紫菀、浙贝化痰止咳，桑白皮清肺消痰，白薇、地骨皮养阴清热，乌梅敛肺生津。诸药合用共奏清肺利咽、滋阴润肺之功效。

二诊时肺热渐清，津液未复，加银柴胡清虚劳除骨蒸，而无苦泄之弊。百合，《神农本草经疏》云："百合得土金之气，而兼天之清和，味甘平，主邪气腹胀，所谓邪气者，即邪热也。喉痹者，手少阳三焦，手少阴心家热也。清三焦、心部之热则诸病自除。"

（李　萍　曹清慧）

肺　胀

吴某　女　61岁　2009年7月15日初诊

主诉：反复咳嗽咳痰10年，活动后气短2年，加重1个月。

患者10年前受凉后出现咳嗽咳痰，经治好转。每年冬季发作，感冒后亦可诱发。近2年来渐出现劳力性气短、喘憋。1个月前出现喘憋加重，曾用抗生素静点治疗，效果不佳。刻下证：喘憋，气短，活动后加重，偶有咳嗽。面色晦暗，桶状胸，双肺呼吸音低，两肺散在干鸣音，以呼气末为重。胸片示：肺气肿。心电图示：肺型 P 波。舌暗，苔黄稍干，脉弦细数。

辨证分析：《金匮要略·肺萎肺痈咳嗽上气病篇》云："咳而上气，此为肺胀，其人喘，目如脱状"。肺主气，司呼吸，肺病日久，肺气虚弱，主气功能失常，故气短。肺病及脾，脾失健运，痰浊内生，阻塞气道故喘憋、咳嗽；肺病及心，心气虚弱，气不帅血，气滞血瘀故面色晦暗、舌暗；痰浊化热，津不上乘，故舌苔偏黄略干。

中医诊断：肺胀（肺脾气虚）

西医诊断：慢性阻塞性肺疾病，肺心病

治法：补气健脾，祛湿化痰

方药：自拟方

太子参 15g，麦冬 10g，五味子 10g，丹参 10g，黄芪 15g，瓜蒌 15g，橘红 10g，白果 10g，冬花 10g，桑白皮 10g，清半夏 10g，葶苈子 6g，山药 20g，鱼腥草 15g，甘草 10g。7 剂，水煎服。

二诊（2009 年 7 月 27 日）：喘憋稍有减轻，时喉有哮鸣，舌脉同前。7 月 15 日方改太子参为 20g，加炙麻黄 6g，以加强益气宣肺定喘之力。7 剂，水煎服。

三诊（2009 年 8 月 3 日）：仍活动后气短、喘憋、乏力，舌暗红，苔薄，脉细。7 月 27 日方改丹参为 20g，黄芪 25g。7 剂，水煎服。

按：李老认为，本病之发生，多因久病肺虚，痰浊内留，再感外邪，诱使病情发作加剧，多为本虚标实之候。该病虽为肺系疾病，但"肺为贮痰之器，脾为生痰之源"，故在治疗时多用健脾化痰之品，培土以生金。另肺气不足，无力推动血行，故气虚而瘀，在治疗该病的同时，宜加活血化瘀之物。方中太子参、麦冬、黄芪补气养阴，清半夏、橘红、冬花、山药健脾祛湿化痰，桑白皮肃肺，瓜蒌宽胸，葶苈子泻肺祛痰，五味子、白果收敛肺气，丹参活血养血，全方共奏补气养阴、健脾祛痰、活血化瘀之功效。肺病日久，肺气虚弱，难以速效，故自二诊加重益肺之品治其本。肺主气，心主血，肺虚失节，久病及心，气不帅血，气滞血瘀，三诊又加重益气活血之品。

（王玉栋）

喉痹

案1　万某　男　26岁　2009年2月18日初诊

主诉：咽喉不适3个月。

3个月前感冒后出现咳嗽，咽痒不适，自服抗生素效果欠佳，曾在外院诊断为“慢性咽炎”，又间断应用金嗓子喉宝，双料喉风散等药，用后方舒，旋即再作。刻下证：咽喉不适，有异物感，咽痒，干咳无痰。面色荣润，精神如常，喉核肥大，周围发红，咽后壁可见滤泡增生，舌红苔薄，脉细。胸片（外院）示：双肺纹理增重。

辨证分析：喉痹日久，邪热伤阴，虚火上炎，故喉核肥大，连及周围，则周围暗红，舌红，苔薄，脉细均为肺阴亏耗常见之证。

中医诊断：喉痹（虚火喉痹）

西医诊断：慢性咽炎

治法：滋阴清肺，利咽止咳

方药：自拟方

射干10g，麦冬15g，桔梗10g，知母9g，紫菀10g，双花10g，木蝴蝶3g，乌梅15g，生地10g，白前10g，菊花10g，胖大海3g，浙贝10g，双皮10g，炒莱菔子10g，甘草10g。7剂，水煎服。

二诊（2009年2月25日）：咳嗽减轻，咽稍痒，异物感明显减轻，稍有胸闷，舌淡红，苔薄白，脉细。2月18日方加瓜蒌15g。7剂，水煎服。

三诊（2009年3月10日）：偶有咳嗽，已无咽痒及异物感。2月25日继用7剂，水煎服。

按：虚火上炎，阴虚津少，故咽喉不适，肺气上逆，故咳嗽；方中生地、麦冬、知母、双花、菊花养阴清肺；乌梅生津敛肺；紫菀、白前止咳化痰，射干、桔梗、木蝴蝶、胖大海利咽宣肺止痒；全方共奏滋阴清肺，利咽止咳之效。二诊服药后症减，说明药中病机。另因肺阴不足、胸阳不展、气机不舒而致胸闷，故加瓜蒌宽胸理气。

（王玉栋）

案2　曹某　男　44岁　2009年1月16日初诊

主诉：咽痛音哑1个月，腹泻2天。

患者于1个月前因劳累、过食辛辣及酗酒后出现鼻塞流涕，咽痛声音嘶哑，经静点青霉素、双黄连后鼻塞流涕缓解，咽痛音哑好转，间断服用六神丸等药仍不彻解。2天前饮食不慎复又感寒出现腹泻，大便3~4次/日，质清稀，伴食欲不振，无发热及腹痛。舌暗红，苔白略黄，脉弦细。平素喜食肥甘之品，饮酒多。

辨证分析：患者嗜食辛辣，伤阴劫液，复又感受风热之邪，热邪伤津耗阴，客于咽喉而咽痛、声嘶。平素多食肥美醇酒，湿邪内蕴，客邪外至，与内湿相合，困阻脾胃，则成中焦湿阻之证。湿阻中焦，则升降之机枢失司，可现腹泻。

中医诊断：1. 喉痹（外感风热）。2. 泄泻（湿阻中焦）

西医诊断：1. 急性上呼吸道感染。2. 急性肠炎

治法：疏风清热，化湿和中

方药：银翘散合藿香正气散加减

陈皮10g，清半夏10g，茯苓15g，藿香10g，草蔻6g，竹茹10g，苡仁20g，山药20g，苍术10g，桔梗10g，菊花10g，射干9g，胖大海3g，麦冬10g，银花10g，竹叶9g，甘草10g，焦三仙各10g，内金10g。7剂，水煎服。

二诊（2009年1月16日）：服药2天腹泻即愈。咽痛及声音嘶哑明显好转。舌暗红，苔薄黄。脉弦细。1月16日方去藿香、草蔻、苡仁、山药、苍术，加浙贝10g，木蝴蝶3g，桑皮10g，板兰根10g。7剂，水煎服。

按：本例为风、热合邪。治疗一方面需清而不凉，以防苦寒碍湿，故方选银花、菊花等性寒质轻兼宣散之品。银花味甘，性寒，质体轻扬，

气味芬香，既清气分之热，又解血分之毒，且在清热之中又有轻微宣散之功，善治外感风热。菊花质轻气凉，为疏风清热之要药。射干解毒利咽，为治咽之圣药。桔梗开宣肺气，而散外邪，又能宣通气血，载药上行。另一方面湿阻中焦，当以运脾为主，脾主升清降浊，职司运化，故药宜灵动，忌守中，用辛开苦降法，则湿热分消而去。化湿以二陈、平胃之类，为防苍、夏过燥，以银花、菊花之类凉而制之，竹叶透表清热，给邪以出路。

（曹清慧）

梅核气

韩某　女　56岁　2008年12月5日初诊

主诉：咽部堵塞伴咽痛3个月。

缘于3个月前，因生气后出现咽部堵塞。自觉咽中如有物阻，咳之不出，咽之不下，伴后背攻胀感，曾在外院做喉镜检查示：未见异常。刻下证：咽痛，咽部堵塞感，后背攻胀疼痛。舌质暗，舌苔薄黄，脉弦细。查体：咽部充血。

辨证分析：情志不畅，肝气郁结，肺卫宣降失常，津聚为痰，与气相搏，结于咽喉，发为梅核气。气机升降不利，上逆攻窜，致后背攻胀或有痛感。痰气搏结，日久化火，故见咽赤。舌质暗，舌苔薄黄，脉弦细为气滞、痰火互结之象。

中医诊断：梅核气（肝气郁结）

西医诊断：慢性咽炎

治法：疏肝行气散结，清肺化痰利咽

方药：半夏厚朴汤加减

射干10g，麦冬15g，菊花10g，清半夏10g，厚朴10g，苏梗10g，苏叶10g，胖大海3g，木蝴蝶3g，茯苓15g，生姜10g，甘草10g，鸡内金15g，焦三仙各10g，焦栀子10g，知母9g。7剂，水煎服。

二诊（2008年12月12日）：药后咽堵、咽痛及后背攻胀感明显减轻，但微现脘部不适泛酸之象。舌脉同前。12 月 5 日方加乌贼骨 20g，浙贝 10g。7 剂，水煎服。

三诊（2008 年 12 月 19 日）：咽部已无明显堵塞感，无咽痛及后背攻胀感，胃脘不适，泛酸明显减轻。舌质暗红，舌苔薄黄，脉弦细。12 月 12 日方继服 7 剂，水煎服。

按：《赤水玄珠·咽喉门》曰："梅核气者，喉中介介如梗状"。《古今医鉴·梅核气》曰："梅核气者，窒碍于咽喉之间，咳之不去，咽之不下，核之状是也……"。梅核气多因情志不畅，痰湿内生，痰气搏结，阻于咽喉而发。患者自觉咽中如有物阻，咳之不出，咽之不下，日久痰火内生，出现咽痛、后背攻胀感。李老以半夏厚朴汤行气散结、降逆化痰，然方中多温燥之品，患者伴有咽痛，此方恐有助热生火之弊，故加用射干、菊花、栀子、胖大海以清热祛痰利咽。木蝴蝶可清肺利咽，疏肝和胃，为李老临证治疗咽喉痰火证常用药物。麦冬、知母可清热润燥滋阴。焦三仙、鸡内金顾护胃气，以防辛凉温燥之品伤胃。甘草调和诸药。全方共奏疏肝行气散结，清肺化痰利咽之功。

（路志敏）

鼻　渊

案 1　刘某　13 岁　2008 年 12 月 5 日初诊

主诉：鼻塞流涕 1 年。

患者 1 年前因感冒后出现鼻塞流黄涕伴鼻堵、头痛，经治好转。此后每于感冒或劳累后发作，曾行鼻窦穿刺 2 次。刻下证：鼻塞流黄涕，伴鼻堵、头痛。舌尖红，苔黄，脉细。X 线示：筛窦、额窦炎。

辨证分析：风邪外袭，郁而化热，风热壅遏肺经，犯于鼻窍，邪毒蒸灼鼻内肌膜，肌腐为涕，见鼻流黄涕、鼻堵。风热上犯清窍，清窍不利，故头痛。舌尖红，苔黄，脉细均为风热内郁之象。

中医诊断：鼻渊（肺经风热）

西医诊断：上颌窦炎

治法：疏风清热，芳香开窍

方药：川芎茶调散合苍耳子散加减

鱼腥草15g，白花蛇舌草15g，炒苍耳子10g，辛夷10g，地丁10g，黄芩10g，荆芥10g，防风10g，川芎10g，细辛3g，白芷10g，薄荷9g，菊花10g，桔梗10g，桑皮10g，甘草10g，银花10g。7剂，水煎服。

二诊（2008年12月12日）：服药后本已减轻，但4天前又因感受外邪出现鼻塞，在哈院行穿刺术后仍无明显好转。舌尖红苔薄黄，脉细。12月5日方加公英15g，地丁15g。10剂，水煎服。

三诊（2009年1月2日）：鼻塞流涕头痛明显减轻，月经两月未至。舌尖红，苔薄黄，脉细。12月5日方加羌活6g，15剂，水煎服。加味逍遥丸6g，每日2次，口服。

四诊（2009年1月16日）：鼻塞流涕明显减轻，舌尖红，苔薄黄，脉细稍滑。12月5日方加焦栀子6g，15剂，水煎服。

按：《素问·太阴阳明论》曰："伤于风者，上先受之。"肺为华盖之脏，开窍于鼻，因此风邪外袭，郁而化热，风热壅遏肺经，肺失清肃，邪毒循经上犯，结滞鼻窍导致鼻渊。选用疏风清热、芳香开窍为治疗方法。方中苍耳子、辛夷、白芷、细辛、薄荷祛风通窍。盖头为清窍，为七窍所居，窍道不利，可致头痛。酌选上述五味清轻开窍之品，可速获良效。细辛，芳香最烈，故善开结气，宣泄郁滞，而能上达巅顶，通利耳目，旁达百骸，无微不至，内之宣络脉而疏百节，外之行孔窍而直透肌肤。荆芥、防风辛散上行，疏散上部风邪，鱼腥草、白花蛇舌草、金银花、地丁、菊花清热解毒，使风热之邪从表而解。桔梗宣降肺气，清利咽喉，与桑白皮共用泻肺以清郁热。诸药合用，共奏疏风清热，芳香开窍止痛之能。

患者平素学习紧张，情志时有焦虑，月经两月未至，舌尖红苔薄黄脉细，辨析为肝郁脾虚，化火生热，三诊时加服加味逍遥丸，以疏肝健脾，和血调经。

李老治鼻渊头痛善用"风药"，如防风、白芷、细辛等，因风药可升中焦清阳之气，使清气得升而浊阴自降，清空窍道得以通利。高巅之上，只能借风药以载药上达。借“风性善行”之性，用风气引导气血调达，经气畅通则病可速愈。

（李　萍）

案2　王某　女　45岁　2004年2月6日初诊

主诉：头痛、鼻塞、流涕4年，加重5天。

患者于4年前感冒后出现鼻塞、头胀痛等症状，口服感冒药后无明显缓解。在市内某医院就诊，经检查诊为：化脓性副鼻窦炎，给予静点抗菌素治疗，症状好转，后每遇感冒而发上症，尤在秋冬季节发作更频，嗅觉亦逐渐减退，后应用抗菌素效果不显。5天前因感冒再次出现头胀痛、鼻塞、鼻流黄涕，晨起咯少量脓痰，为求中医治疗来诊。刻下证：鼻塞流黄涕，头胀痛，晨起咯少量脓痰，便干，3～4日一行。眠差，小便黄。舌红，苔黄，脉弦滑。

辨证分析：患者初因感受风寒，后入里化热，邪热入脑，使清阳不展，出现头胀痛。鼻为肺窍，邪热蕴肺，致鼻塞流黄涕，并咯吐脓痰。邪热郁久伤肺，肺宣降不利，使嗅觉渐退。肺与大肠相表里，肺热移至大肠，灼津而便干，热扰心神，致睡眠不佳。结合舌脉，可知本病病位在肺，属实证。

中医诊断：鼻渊（肺经郁热）

西医诊断：化脓性副鼻窦炎

治法：清热解毒，宣肺通窍

方药：苍耳散合川芎茶调散加减

炒苍耳子10g，辛夷10g，黄芩15g，栀子15g，桔梗10g，地丁15g，鱼腥草20g，白花蛇舌草20g，银花15g，连翘15g，生地20g，麦冬15g，知母10g，薄荷10g，川芎6g，当归15g，荆芥10g，甘草10g。10剂，水煎服。

二诊（2004年2月16日）：头胀痛已不明显，鼻塞、流涕、咯痰及便干症状均较前好转。大便2日一行。2月6日方加桑叶10g，板兰根15g。10剂，水煎服。

按：本例患者初起因感受外邪所致，继尔出现一系列症状，诊为“鼻渊”。根据历代医家对本病的论述及《内经》对其病机、病位、症状及“脑渗为涕”的论述，故又有“脑漏”、“历脑”、“控脑痧”等病名，多由肺经郁热或胆腑郁热或脾胃湿热所致。老师辨此患者为肺经郁热，是以方中以苍耳、辛夷、荆芥、连翘、薄荷、桔梗疏风清热，宣通鼻窍为君，《本草备要》中述苍耳“善发汗，……治头痛，目暗，齿痛，鼻渊”。以银花、黄芩、栀子、鱼腥草、白花蛇舌草清热解毒为臣。以麦冬、知母、生地滋阴生津。稍加川芎、当归行气活血行窍，更促病愈。

（刘银鸿）

厌　食

王某　男　60岁　2008年11月27日初诊

主诉：食欲不振4个月，加重1个月。

患者于4个月前因情志不悦出现食欲不振，曾服健胃消食片等药后略有好转。1个月前因劳累后出现胸闷胸痛，在北京医院诊断为“心肌梗死”，安装支架后好转出院。此后因过多思虑更觉不欲饮食。刻下证：食欲不振，脘痞烧心，返酸。心烦，口干，乏力，大便不爽。面色萎黄，形体偏瘦，舌暗红，少苔无津，脉细。既往史：冠心病史5年。心电图示：陈旧性下壁心梗；空腹血糖5.8mmol/L；血脂正常。

辨证分析：本患者忧思恼怒，肝气郁结，郁久化火，复因嗜食辛辣，耗伤胃阴，胃阴不足，则譬如“中无水，不能熟物”，故见不思饮食甚或无食欲。胃之阴阳相互依存，胃气须依胃阴而存，故胃阴耗伤则胃气不能发挥其受纳、消化、顺降等正常功能。脾胃失于升降，则气机不行，壅阻于中，则见胃脘堵闷。阴虚津少，无以上承则见口干。《素问·至真要大论》云：“诸呕吐酸皆属于热”，胃气上逆则泛酸。气机郁滞，通降失常则大便不爽。舌暗红，少苔无津，脉细为热盛伤津之象。

中医诊断：1. 厌食（胃阴不足，脾气虚弱）。2. 胸痹（气虚血瘀）

西医诊断：1. 功能性消化不良。2. 冠状动脉粥样硬化性心脏病，陈

旧性下壁心梗

治法：滋阴通降，益气健脾，行气消滞

方药：益胃汤、枳术丸、乌贝散加减

太子参20g，沙参15g，枳实10g，焦白术15g，木香10g，元胡15g，焦三仙各10g，内金15g，乌贼骨20g，浙贝10g，焦栀子6g，麦冬10g，丹参10g，炒莱菔子6g，砂仁6g，甘草10g。7剂，水煎服。

二诊（2008年12月3日）：食欲有好转，精神转佳，心烦减轻。舌脉如前。11月27日方改丹参15g，加黄连10g，石斛10g，党参10g。7剂，水煎服。

三诊（2008年12月10日）：食欲明显好转，胃堵减轻，但以流食半流食为主，仍有胸闷大便不爽之感。舌暗稍红，舌面已生薄苔，脉沉细。11月27日方去焦栀子、元胡，改丹参15g，改焦白术为生白术20g，加生姜15g。7剂，水煎服。

四诊（2008年12月17日）：胃堵明显减轻，返酸烧心缓解，食量较前明显增多，精神明显好转，乏力缓解，每日下午后背痛，大便仍不爽。舌暗稍红，苔薄黄，脉细。12月10日方加葛根15g，大黄5g。7剂，水煎服。

按：胃阴与胃阳是互相依存的关系，胃阴是胃气的物质基础，胃气须依附于胃阴而存在，故胃阴耗伤则胃气不能发挥其受纳、消化、顺降等正常功能；胃阴虚衰，胃气必然难以舒展。该案以恢复胃阴与胃气的平衡、脾升与胃降的平衡为治疗切入点。

初诊方中沙参、麦冬、石斛养胃阴，生津液，木香、砂仁理气醒胃而不辛燥，也防药物阴柔碍胃。养阴方药多滞腻，李老临证常参入焦三仙、鸡内金、木香、砂仁等流通气机，助其运化。莱菔子味辛，长于顺气开郁，消食化痰。丹参养血活血。枳术丸中枳实长于破滞气、消积滞、除痞塞，为脾胃气分要药。白术甘温补中，益气生血，和中消滞。枳实辛散性烈，以泻为主。白术甘缓补中，以补为职，枳实以走，白术以守，二药相互为用，以助升降之枢机，使补而不滞，消不伤正。白术用量多于枳实，意在以补为主，乃补重于消，寓消于补。

二诊时考虑患者系气阴两虚，胃阴不足而兼脾气虚弱，经养阴辅以益气而病情好转，大便不爽非脾湿所致，为脾虚运化无力，加党参合白术以益气健脾。三诊时津液得复，热邪渐清，去栀子。白术生品入药，取其健脾之功而少燥气，且有治大便不爽之能。生姜辛而气薄，能升胃之津液，且辛而能散，温而能走，故以宣扬开发为主，流通其郁滞阴浊之气，鼓动其传化转运之机。四诊加葛根、大黄；葛根禀天地清阳发生之气，其味甘平，其性升而无毒，入足阳明胃经。大黄，《神农本草经疏》云："荡涤肠胃，通利水谷，安和五藏"，所谓安和五藏，指脏腑积滞既去，则实邪散而中自调，脏自安和也。诸药合用其旨在于使胃阴与胃气平衡协调，脾胃升降得以平衡。

（曹清慧）

呕 吐

案1　刘某　女　65岁　2009年3月2日初诊

主诉：胃脘不适半个月，伴恶心呕吐5天。

患者于半个月前因急性下后壁心梗在哈院住院治疗，出院后服多种西药治疗，半个月前渐觉胃脘不适，5天前又出现呕吐痰涎，质黏，吐后觉舒。刻下证：恶心呕吐，胃胀，攻胁肋后背，食欲不振，时有泛酸，少气乏力，大便少。舌暗红，苔黄稍厚，脉弦滑。既往高血压病史10年。心电图示：陈旧性下壁心梗。

辨证分析：患者素体虚弱，服多种西药后伤及脾胃，脾失健运，运化失司而聚湿生痰，痰浊内阻，脾胃不和，升降逆乱，胃气上逆则恶心呕吐，胃不纳脾不化则纳差、乏力、神疲，痰湿中阻气机不畅故见脘腹胀满。

中医诊断：1. 呕吐（痰湿内阻）。2. 胸痹（气虚血瘀、痰湿内阻）

西医诊断：1. 药物性胃炎。2. 冠心病，陈旧性下壁心梗

治法：和胃降逆，健脾化痰

方药：三仁汤、二陈汤、四君子汤、乌贝散合生脉饮加减。

乌贼骨15g，浙贝10g，焦三仙各10g，鸡内金15g，太子参15g，麦

冬15g，五味子10g，茯苓10g，陈皮10g，清半夏10g，厚朴10g，白蔻5g，苡仁20，焦白术10g，丹参10g。7剂，水煎服。

二诊（2009年3月13日）：药后恶心呕吐已明显减轻，乏力大为好转，精神转佳。舌红，苔薄黄，脉弦。3月2日方加藿香10g。7剂，水煎服。

按：大凡胃之病理，无非通降失调而已，胃不通则气不运，或胀、或痞，诸症蜂起。胃不降则胃气逆，或呕、或哕、或噫，诸症丛生。历来治胃病者，方法虽多，总以通降胃气为不二法门。陈皮、半夏降逆和胃，参、苓、术、草益气健脾祛湿。二诊加藿香以醒脾和胃，和中止呕。故脾气得升，胃气得降则呕吐止。

（曹清慧）

案2　唐某　女　59岁　2009年3月23日初诊

主诉：化疗后恶心呕吐1个月。

患者因脑瘤术后1个月后行化疗，逐渐出现恶心呕吐，胃脘胀满，食欲不振。刻下证：恶心呕吐，食欲不振，胃脘胀满，头晕昏懵，嗳气不畅，倦怠乏力，夜寐不安，大便黏滞不爽。形体肥胖，面色晦滞，舌暗红，苔黄腻，脉弦滑。

辨证分析："诸呕吐酸，皆属于热"，癌症放化疗后气阴两伤，湿邪易聚，久之蕴热上蒸，胃气上逆而出现恶心呕吐。湿性黏滞，则大便不爽。脾虚湿滞则胃脘胀满，痰浊上蒙清窍则现头晕、昏懵不清，痰浊阻窍则头晕。舌暗红苔黄腻，脉弦滑为湿热内蕴，痰瘀交阻之象。

中医诊断：呕吐（湿热内蕴，痰瘀互结）

西医诊断：药物性胃炎

治法：清热利湿，和胃降逆

方药：温胆汤、平胃散合三仁汤加减

橘红10g，清半夏10g，白蔻6g，杏仁10g，苡仁20g，厚朴10g，苍术10g，丹参10g，菊花15g，钩藤10g，焦栀子10g，茯苓15g，石菖蒲10g，远志10g，黄连10g，竹茹9g。7剂，水煎服。

二诊（2009年3月30日）：恶心呕吐减轻，胃胀、乏力好转，仍嗳气不畅，口中无味，舌暗红，苔黄薄腻，脉弦细。3 月 23 日方加苏梗 10g。7 剂，水煎服。

三诊（2009 年 4 月 6 日）：恶心呕吐明显好转，食量增加，胃脘胀满明显减轻。睡眠有好转，时有心烦。3 月 30 日方改焦栀子 15g，加香橼 10g。7 剂，水煎服。

按：温胆汤涤痰清热，和胃降逆；三仁汤宣畅气机，清利湿热；平胃散燥湿运脾，行气和胃。钩藤质轻气薄，菊花质轻气凉，二者轻清走上以疗头晕目眩。二诊加苏梗，合黄连、清半夏下气降逆定吐。三诊时湿祛热清，痰化瘀行，但时有心烦，故加栀子清心除烦，香橼舒肝和胃。诸药合用使胃纳脾运，清升浊降，燥润相济而病安。

（曹清慧）

吞　酸

案 1　张某　女　39 岁　2009 年 11 月 1 日初诊

主诉：泛酸胃胀 2 年。

患者于 2 年前因心情不畅、饮食不当后出现烧心泛酸，食道灼热感，胃胀胃痛，曾多方诊治，服中西药物无明显改善。刻下证：烧心泛酸，食道烧灼感，胃脘胀满，时有胃痛，睡眠欠佳。舌暗，苔薄黄，脉沉细。胃镜示：返流性食管炎，浅表性胃炎。

辨证分析：黄元御《素灵微蕴·脏象解》云："阳性动而阴性止，动则运而止则郁"，阳气健运则清升浊降，若阳虚而中气不运，则升降无主，故见气逆返酸，胃脘胀满之症。

中医诊断：吞酸（脾虚肝胃郁热）

西医诊断：1. 返流性食管炎。2. 慢性胃炎

治法：疏肝清热，健脾化湿

方药：加味逍遥散、平胃散合左金丸加减

柴胡 10g，焦栀子 10g，蒲公英 10g，焦三仙各 10g，鸡内金 10g，木

香 10g，砂仁 9g，白蔻 6g，黄连 10g，陈皮 10g，苍术 10g，吴茱萸 3g，半夏 10g，炒白芍 10g，川朴 10g，沙参 10g，炒莱菔子 6g，元胡 15g。7 剂，水煎服。

其他疗法：艾灸上脘、中脘、下脘、关元、气海，1 次/日。

二诊（2009 年 11 月 10 日）：烧心返酸减轻，舌脉如前。11 月 1 日方改焦栀子 15g，蒲公英 15g。10 剂，水煎服。

三诊（2010 年 1 月 6 日）：患者以上方连服 2 个月，烧心泛酸胃痛基本缓解，偶有胸骨后灼热感，胃胀明显减轻，但时有咽痛。11 月 1 日方加麦冬 10g，射干 10g，菊花 15g。7 剂，水煎服。

四诊（2010 年 1 月 21 日）：患者以 1 月 6 日方连服 15 剂，感觉病已大愈，如常人一般，可停药后每于饮食不慎后发作，但病情较前明显减轻。昨日参加婚宴时吃肉偏多导致胃脘不适，大便发黏，舌淡红，苔黄腻，脉弦细。1 月 6 日方去射干、菊花，改麦冬 15g，加苡仁 20g，杏仁 10g，茯苓 15g。7 剂，水煎服。

按：初诊方以加味逍遥散、左金丸清肝泻火并能疏肝健脾；平胃散燥湿健脾。李老治疗脾胃病善用木香配砂仁，因木香可升可降，通理三焦，尤善舒脾胃之气滞，为舒气、行气止痛之良药，兼能健脾消食。《本草纲目》云："木香乃三焦气分之药，能升降诸气"，"砂仁辛散温通，芳香理气，尤善理脾胃之气滞，为醒脾和胃之良药"。依"脾宜升则健，胃宜降则和"的原则，木香、砂仁"可升可降，升脾降胃"的性能功效正好与这一原则相吻合，且砂仁兼能醒脾和胃，临床用之每获良效。二诊时中气渐运而热势未清，故加焦栀子、蒲公英清解肝胃郁热。

黄元御《素灵微蕴·脏象解》云："升水木而降火金，其权在土，土气不运则四维莫转"。今中气不运则上热下寒，故咽痛易作；复因木火刑金则咽喉时痛。治疗咽痛，本案须慎用苦寒，以防苦寒太过徒伤胃气，三诊时以射干清利咽喉，菊花清肝利咽。

湿热中阻，脾胃气机升降失司，清者当升不升，浊者当降不降则胃脘痞塞，治当调理脾胃，遂其升降。中气善运则下温而上清，故而四诊时咽痛解，加苡仁、杏仁合原方取三仁汤清热燥湿，宣畅气机之义。

本案为寒热错杂，胃热脾寒，气机痞塞、肝郁化火之证。治疗若单纯清热更伤中阳，纯用辛温，又助邪火，所以必寒温同用，寒以清热，热以散寒，共成清热散寒、辛开苦降之用，正所谓“寒温同用为之和”。

（曹清慧）

案2　王某　女　58岁　2010年3月10日初诊

主诉：烧心泛酸8个月。

患者8个多月前因生气后出现烧心返酸，有时两胁攻胀，经治有所好转。刻下证：返酸、烧心，大便后烧心减轻，伴口干，两胁攻胀，颈部胀，有时嗳气，大便2~4日/次，寐差。舌暗红苔黄稍腻，脉弦滑。

辨证分析：肝主疏泄，脾主运化，若病者烦恼，情志不舒，凡此不达，皆可影响肝之疏泄，肝气横逆犯胃，致胃气失和，脾胃失调则发病。正如《临证指南》所云：“肝为起病之源，胃为传病之所”。《内经》认为：“诸呕吐酸，皆属于热”，凡是木郁化火，多是酸味。胃气壅滞日久亦可化热化火。

中医诊断：吞酸（肝胃郁热）

西医诊断：慢性胃炎

治法：疏肝泄热，清热利湿

方药：乌贝散、左金丸、柴胡疏肝散合三仁汤加减

乌贼骨20g，煅瓦楞20g，浙贝10g，黄连6g，吴茱萸3g，柴胡6g，陈皮10g，葛根10g，清半夏10g，沙参10g，白蔻6g，苡仁20g，厚朴6g，茯苓15g，鸡内金10g，旋覆花10g，代赭石15g，香附9g，炙甘草10g。5剂，水煎服。

二诊（2010年3月15日）：诸症明显好转。舌暗红，苔黄稍腻，脉弦稍滑。效不更方，继服上药7剂，水煎服。

按：李老治疗此证，常喜用乌贝散合左金丸，左金丸黄连、吴茱萸临证中不拘泥六比一，根据不同情况灵活调整。本案因肝胃郁热，又以柴胡疏肝散疏肝行气，三仁汤清热利湿，旋覆花、代赭石通降胃气，诸药合用，使肝气条畅、胃气和降，郁滞通则热自清，此即治得其本而酸自止矣。

（曹清慧）

嘈 杂

高某　女　64岁　2009年6月15日初诊

主诉：胃脘部嘈杂疼痛半年。

患者于半年前情志不舒出现食后嘈杂，伴胃脘部隐痛不适，胃脘堵闷，嗳气呃逆，服诸多药物不效。近段时间症状似有加重，并出现心悸，夜寐多梦。平素纳差，二便尚可。体格检查：胃脘部稍有压痛。舌淡，苔薄黄，脉弦细。

辨证分析：嘈杂是胃中饥嘈，或作或止，《景岳全书·嘈杂》曰："其为病也，则腹中空空，若无一物……或得食而暂止，或食已而复嘈，或兼恶心，而渐见胃脘作痛"，素有肝郁，日久化热，肝胃郁热，逆而上冲，故嘈杂泛酸，郁而不通，不通则痛，故胃脘疼痛。

中医诊断：嘈杂（肝胃郁热）

西医诊断：慢性胃炎

治法：降逆和胃，疏肝泻火

方药：黄连温胆汤、旋覆代赭汤、左金丸、生脉饮加减

旋覆花10g（包），代赭石20g，陈皮10g，清半夏10g，茯苓15g，焦三仙各10g，内金15g，蒲公英15g，太子参15g，麦冬10g，五味子10g，丹参10g，黄连10g，吴茱萸3g，白蔻6g，生姜10g，大枣10g，甘草10g。10剂，水煎服。

二诊（2009年6月26日）：胃中嘈杂明显好转，仍打嗝，夜寐差，易惊易恐，舌淡红，苔薄，脉细。6月15日方加酸枣仁20g。7剂，水煎服。

三诊（2009年7月3日）：胃纳好转，食欲转佳。多梦，噩梦纷纭，仍时有气短、心悸、胆怯，舌淡红，苔薄黄，脉细。6月26日方加生龙齿20g镇静安神。7剂，水煎服。

按：素有肝郁，情志不遂，郁久化热，肝胃郁热上冲，故似饥不饥，

似辣非辣，嘈杂之证也。方中旋覆代赭汤降逆和胃，左金丸疏肝泻火，谨守病机，故致显效。肝藏魄，心藏神，心虚则心神不安，胆虚则善惊易恐，故多梦易醒，故用生脉饮益气养阴，酸枣仁宁心安神，《本经》云“酸枣仁，能收敛精液，疗胆虚不得眠”，生龙齿镇静安神。诸药合用，效显而收功。

（王玉栋）

痞 满

案1　王某　女　28岁　2008年11月29日初诊

主诉：胃脘痞胀1个月。

患者于1个月前因工作不顺出现胃脘胀满不适，并伴烧心返酸，时急躁易怒。刻下证：胃脘痞胀，烧心返酸，急躁易怒，舌质暗，苔黄厚，脉弦细。

辨证分析：患者已四七之年，尚未婚配，又加工作不顺、七情郁结，气机郁滞不畅，肝气被郁失其条达，扰及于心，故心烦急躁易怒。胃失和降，故出现胃脘胀满，烧心返酸。脾失健运，痰湿内生，加之肝郁日久化热，故而出现苔黄厚腻之候，脉弦细也为肝郁日久之象。

中医诊断：痞满（肝郁困脾，胃失和降）

西医诊断：慢性胃炎

治法：疏肝解郁，祛湿清热，理气和胃

方药：自拟方

柴胡10g，枳壳10g，木香10g，陈皮10g，白蔻仁6g，焦白术10g，苍术10g，薏苡仁20g，元胡15g，砂仁9g，乌贼骨20g，浙贝10g，焦栀子10g，蒲公英10g，当归10g，益母草10g，生姜15g，甘草10g。7剂，水煎服。

二诊（2008年12月1日）：药后胃脘胀满明显好转，烦躁易怒之症亦减轻。11月29日方去益母草，加炒白芍10g，茯苓20g，山药20g。7剂，水煎服。

按：本案虽痞满之小疾，可涉及四脏（肝、脾、心、肾）。但由肝而起。肝郁扰心，肝克脾土，而现诸症。用药及配伍是导师多年之经验。乌贝疗烧心。香枳解肝郁，白蔻醒脾困，术薏祛脾湿，蒲公英化热毒，和胃用生姜。另，一诊有益母草一味，此月经正值，取其通经益母之意也。二诊时去之。

（马艳东）

案2　王某　女　53岁　2003年4月8日初诊。

主诉：脘腹痞满伴呕恶1个月。

患者于1个月前因饮食不慎出现脘腹痞满，自服健胃消食片和复方鸡内金片无明显好转，给予西药治疗，症状无缓解，时时呕恶，泛吐酸水，求李老来诊。刻下证：脘腹痞满，呕恶，泛吐酸水，头晕目眩，眠差，小便黄，舌暗红，苔黄厚腻，脉弦滑。胃镜示：慢性浅表性胃炎；B超示：胆囊炎。

辨证分析：胆属木，为清净之府，喜温而主和降，失其常则郁而不达，胃气因之不和，进而化热生痰，痰气交阻，中焦气机不利，升降失司则脘腹痞满。痰热内阻，胃气上逆则呕恶，泛吐酸水，并睡眠差，正如《素问·逆调论篇》所说“胃不和则卧不安”。舌暗红，苔黄厚腻，脉弦滑亦为痰湿内阻之象。

中医诊断：胃痞（胆胃不和）

西医诊断：慢性胃炎，胆囊炎

治法：疏肝利胆，和胃安神

方药：黄连温胆汤加味

陈皮10g，半夏10g，茯苓15g，枳壳10g，竹茹10g，黄连6g，郁金10g，元胡15g，蒲公英10g，鸡内金15g，干姜10g，柴胡6g，乌贼骨20g，浙贝10g，木香10g，酸枣仁20g，夜交藤15g，甘草10g。6剂，水煎服。

二诊（2003年4月14日）：脘腹痞满症状大减，呕恶及泛吐酸水消失。头晕目眩，夜寐不安明显好转。舌淡红，苔薄黄，脉弦细。4月8日方继服5剂，水煎服。

按：本例之所以辨为痞满，正如《景岳全书》中所谓“痞者，痞塞不升之谓。满者，胀满不行之谓。”而痞满又有虚、实之分，本例应为实痞之“胆胃不和”。因胆喜温而主和降，选用黄连温胆汤加味，方用柴胡、元胡、郁金、鸡内金疏利肝胆。陈皮、半夏降逆和胃，竹茹清热化痰，止呕除烦。枳壳、木香行气消痰，使痰随气下。佐以酸枣仁、夜交藤以宁心安神。诸药同用共奏清化痰热，疏肝利胆，和胃安神之功。

（刘银鸿）

案3　白某　男　47岁　2009年5月15日初诊

主诉：胃胀3年。

患者于3年前因饮食不节复又受凉后出现胃脘胀满，伴嗳气频作，服中西药物后有好转，但每因饱食、受寒或情绪不悦后又作。刻下证：胃脘胀满，食欲不振，面色萎黄，倦怠乏力，手足不温，心情郁闷，多梦亦醒。形体消瘦。舌淡红，苔薄黄，脉弦细。胃镜示：浅表性胃炎。

辨证分析：心情抑郁后胃脘胀满加重，此为肝气郁结，横逆犯胃。脾胃虚寒，则受纳运化失常，故食纳较差。脾主肌肉而健运四旁，中阳不振，则健运无权，肌肉筋脉皆失其温养，所以疲乏，手足不温。

中医诊断：痞满（脾胃虚寒，肝胃不和）

西医诊断：慢性胃炎

治法：健脾和胃，温中散寒，疏肝理气

方药：理中汤、香苏饮合香砂六君子加减

焦三仙各10g，鸡内金15g，木香10g，香附10g，香橼10g，苏梗10g，炒莱菔子10g，枳壳10g，槟榔10g，党参15g，砂仁9g，陈皮10g，元胡15g，甘松10g，干姜10g，甘草10g。7剂，水煎服。

二诊（2009年5月22日）：胃脘胀满好转。舌暗红，苔黄，脉细。5月15日方去槟榔、枳壳，加肉桂10g，丁香3g，焦白术20g。7剂，水煎服。

三诊（2009年6月5日）：胃胀好转，心郁不解，舌暗稍红，苔薄黄，脉细。5月22方加柴胡10g。7剂，水煎服。

四诊（2009年6月12日）：胃胀堵明显减轻，仍时有入睡困难。舌淡红，苔薄白，脉细。6月5日方加酸枣仁20g，黄芪15g，7剂，水煎服。

按：脾主升，胃主降，肝主疏泄，三者互为影响。木不疏土则肝胃不和，肝脾不调。脾不升，胃不降则升降之机痞塞而气滞中脘。脾胃不和则木可贼之，使气机乖常而生痞胀。

初诊方焦三仙、鸡内金消食导滞；苏梗入胃，顺气开郁和胃，治胃脘胀满有效；香附入肝，解郁理气止痛，治胸脘胀满痛效佳；陈皮理气和胃化湿，为脾胃宣通疏利的要药，三药相伍，既能和胃气，又可舒肝止痛。配香橼芳香味辛而能行散，苦能降逆，有疏肝理气、和中止痛之效。木香气味芳香，能升降诸气，为李老所习用。合砂仁辛散温通，醒脾和胃，行气止痛。枳壳配槟榔、炒莱菔子行气消胀。甘松温而不热，甘而不滞，其气芳香，功专醒脾健胃、顺气消食、理气止痛。党参甘温补中，和脾胃，促健运。《神农本草经疏》云：干姜禀天地之阳气，故味辛而气温，辛可散邪理结，温可除寒通气。甘草益气补中。全方疏补结合，升降并用。

二诊加肉桂温中降气，疗脾胃之虚寒。丁香温脾胃而呕呃可疗，理壅滞而胀满宜疗。白术健脾进食，消谷补中，化胃经痰水，理心下急满。

三诊加柴胡，取其升散。因阳气下陷则为饮食积聚，阳升则清气上行，脾胃之气行阳道，则饮食积聚自消散矣。

四诊加酸枣仁宣通肝胆二经之滞，以通利血脉，宁心安神。加黄芪补中气、益脾阳。李老教导："补药要把握好尺度，因补药多甘味，甘能生满壅湿，如何做到补而不滞，临证要细心揣磨。"

（曹清慧）

案4　史某　女　33岁　2009年3月27日初诊

主诉：胃胀10年，加重3天。

患者10年前因生气、饮食不节后出现胃脘胀痛，经服中西药物后好转，但时有反复。3天前因生气后再现胃胀，食欲欠佳，饥饿时痛，烧心。食后缓解，平素急躁易怒，在当地查胃镜示"浅表性胃炎"。刻下证：胃脘胀满、烧心，时有胃痛，食欲不振，稍感乏力，睡眠尚可，大便正常。舌淡红，苔薄黄，脉弦细。胃镜示：浅表性胃炎。

辨证分析：情志不遂，肝木不调，疏泄失职，木郁土壅，胃气壅滞不通，轻则为胀，重则为痛。“六腑以通为用”，通则气机顺畅，胃气才能降和。

中医诊断：痞满（肝胃不和）

西医诊断：慢性胃炎

治法：疏肝解郁，和胃健脾

方药：香苏饮、乌贝散、四君子汤加减

乌贼骨 20g，浙贝 10g，焦三仙各 10g，内金 10g，木香 10g，苏梗 10g，枳壳 10g，香附 10g，党参 10g，元胡 10g，香橼 10g，陈皮 10g，焦白术 15g，生姜 10g，甘草 10g。7 剂，水煎服。

二诊（2009 年 4 月 3 日）：胃胀明显好转，烧心减轻，胃痛缓解。食欲好转，精神转佳。舌脉如前。3 月 27 日方加石斛 10g，黄连 6g，吴茱萸 3g，菊花 10g。10 剂，水煎服。

三诊（2009 年 4 月 13 日）：稍有烧心，余症解除。3 月 27 日方加蒲公英 10g。10 剂，水煎服。

按：“木郁达之”乃调肝之大法，疏气令调，脾胃自安。李老谓：“香苏饮（香附、苏梗、陈皮三味），不燥不腻，不寒不热，既能理气导滞，又能疏肝解郁”。香橼芳香味辛而能行能散，苦能降逆，有疏肝理气、和中止痛之效。枳壳破气消积，利膈宽中，能消胃脘胀满，通大小肠。焦三仙、鸡内金健胃消胀化滞。二诊加左金、菊花，取其黄连泻心，使心不克肺，金不受克，菊花力制肝木之意。气郁化火伤阴，加石斛养胃阴，清肝火，生津液。

本案之核心是个“滞”字，经以疏肝解郁，和胃健脾治疗，使胃气通降，气机通顺则病情向愈。

（曹清慧）

案 5　王某　女　58 岁　2009 年 5 月 20 日初诊

主诉：胃胀 3 个月。

患者于 3 个月前因饮食不慎后出现胃脘胀痛，以胀为主。伴食少嗳气，无泛酸。倦怠乏力，大便时溏，3～4次/日。舌淡红，苔黄稍厚，脉弦细。胃镜示：浅表性胃炎；心电图示：大致正常。

辨证分析：饮食不节，损伤脾胃，湿从内生，湿阻气机则胃脘痞满。脾气虚弱，运化无权，升降失常，则大便时溏。湿浊困阻脾胃，运化失司则食少，倦怠乏力。

中医诊断：痞满（湿滞脾胃）

西医诊断：慢性胃炎

治法：燥湿运脾，行气和胃

方药：平胃散、二陈汤合香砂六君子汤加减

厚朴10g，苍术10g，木香10g，砂仁10g，元胡15g，陈皮10g，黄连10g，清半夏10g，茯苓15g，太子参15g，山药20g，焦三仙各10g，鸡内金15g，甘草10g。7剂，水煎服。

二诊（2009年5月27日）：诸症明显好转，大便1～2次/日，精神佳，舌淡红，苔较前薄，脉弦细。5月20日方加大腹皮10g。10剂，水煎服。

按：苍术运脾燥湿，厚朴苦温燥湿。陈皮疏理气机，且能化湿，遇升则升，遇降则降，遇补则补，遇泻则泻。补药用之可以补而不滞，泻药用之可以舒展气机。本案虑及厚朴、陈皮行气之力尚欠不足，故加木香、砂仁行气和胃即合香砂六君子之意。焦三仙、鸡内金消食导滞，通因通用。二诊加大腹皮，以其辛散破气而走阳明，该药质体轻浮，辛温行散，专行无形之滞气而行气宽中。全方燥润相济，升降相宜，切中病机，故取效甚捷。

（曹清慧）

案6　邢某　女　40岁　2009年8月19日初诊

主诉：脘胀半年。

患者半年前因生气后出现胃脘胀满，胸骨后堵，自觉气窜，嗳气频作，月经约2月一至，量少色暗，末次月经2009年8月1日。刻下证：胃脘胀满，周身有气攻窜，嗳气频频，心烦多梦。舌暗，苔黄，脉弦细。胃镜示：浅表性胃炎。

辨证分析：月经后期，多见肝郁气滞。肝气郁结，横逆犯脾则脾胃升降失常，胃脘胀满。

中医诊断：1. 痞满（肝胃不和）。2. 月经后期（肝郁脾虚）

西医诊断：1. 慢性胃炎。2. 月经不调

治法：疏肝健脾，燥湿化痰，和血调经

方药：加味逍遥散合二陈汤

柴胡10g，当归10g，炒白芍10g，焦白术10g，茯苓10g，生姜10g，大枣10g，薄荷9g，丹皮10g，焦栀子10g，焦三仙各10g，鸡内金15g，陈皮10g，香附10g，香橼10g，清半夏10g，甘草10g。5剂，水煎服。

二诊（2009年8月26日）：胃脘胀满略有好转，仍嗳气频作。舌暗，苔薄黄，脉细。8月19日方加菊花10g，浙贝10g，旋覆花10g，代赭石20g。7剂，水煎服。

三诊（2009年9月2日）：嗳气减轻，但夜寐仍不佳。脉弦细。8月26日方加酸枣仁20g，远志10g，菖蒲10g。10剂，水煎服。

四诊（2009年9月11日）：脘胀嗳气明显减轻，9月9日月经来潮。舌暗，苔薄黄，脉细。9月2日方去菊花，远志，加党参15g，黄芪10g。10剂，水煎服。

按：肝胃不和要注重调畅脾胃肝三脏腑之气机。方中柴胡疏肝解郁，当归、白芍养血柔肝，白术、茯苓健脾生血，薄荷助柴胡疏肝解郁，丹皮泻血中伏火，栀子导热下行。陈皮理气燥湿，茯苓健脾渗湿。加旋覆花，性温下气消痰，降逆除噫。代赭石体重沉降镇冲逆。酸枣仁养肝安神，菖蒲、远志开窍宁神。终致肝复其疏泄之职，脾胃得升降有序，不但脘胀可消，冲脉亦按时而盈，月事以时下。

（曹清慧）

案7　王某　女　32岁　2009年3月30日初诊

主诉：脘痞3年。

患者3年前因受寒后出现胃堵硬不适，经治有好转。刻下证：脘痞，遇冷或饥饿时重，喜温喜按，手足不温，寐差，大便时溏。月经后期量少，色暗。舌淡红有齿痕，苔薄白，脉沉细。胃镜示：浅表性胃炎。

辨证分析：脾阳不振，胃降失司，中气不运，气机不畅则脘腹胀满。命门火衰，火不生土，肾阳不能温煦脾土则见脘腹冷痛。寒得温而散，气得按而行，故喜温喜按。

中医诊断：痞满（中焦虚寒）

西医诊断：功能性消化不良

治法：温中补虚，温阳散寒

方药：黄芪建中汤加减

党参15g，黄芪15g，桂枝10g，木香10g，砂仁9g，干姜10g，炒白芍15g，焦白术15g，茯苓15g，焦三仙各10g，内金10g，炒谷芽15g，肉桂6g，山药20g，甘草10g，大枣10g。7剂，水煎服。

二诊（2009年4月6日）：饿时已无不适，舌尖红，质暗，苔薄黄，脉沉细。3月30日方改炒谷芽30g。7剂，水煎服。

三诊（2009年4月13日）：胃脘堵硬明显好转。舌稍红，苔薄黄，脉沉细。3月30日方改肉桂10g。7剂，水煎服。

按：清·程钟龄《医学真传》云："夫通则不痛，理也，但通之之法，各有不同。调气以和血，调血以和气，通也；下逆者使之上行，中结者使之旁达，亦通也；虚者助之使通，寒者温之使通，无非通之之法也。若必以下泻为通，则妄矣"。该证是虚者助之使通，寒者温之使通的具体体现。

（曹清慧）

案8　孟某　女　55岁　2009年6月22日初诊

主诉：胃胀半月。

患者于半个月前因情志不遂出现胃脘胀满，口苦，返酸，嗳气频频，食欲不振。形体偏胖，寐可，二便调。舌淡红，苔薄黄，脉细。胃镜示：浅表性胃炎。

辨证分析：林佩琴云："肝木性升散，不受遏郁，郁则经气逆，为嗳，为胀……，皆肝气横决也。且相火附木，木郁则化火，为吞酸胁痛"。情志不遂，肝气犯胃，胃气不降，则见胃脘胀满。

中医诊断：痞满（肝胃不和）

西医诊断：慢性胃炎

治法：疏肝和胃，行气导滞

方药：柴胡疏肝散、平胃散合乌贝散加减

乌贼骨 20g，浙贝 10g，焦栀子 10g，木香 10g，厚朴 10g，枳壳 10g，旋覆花 10g，代赭石 20g，焦三仙各 10g，鸡内金 15g，柴胡 10g，元胡 15g，陈皮 10g，香橼 10g，苏梗 10g，炒莱菔子 6g，生姜 10g，甘草 10g。7 剂，水煎服。

二诊（2009 年 6 月 26 日）：诸症有减，舌淡红，苔黄厚，脉细。6 月 22 日方改炒莱菔子 10g，加焦槟榔 10g，清半夏 10g。7 剂，水煎服。

三诊（2009 年 7 月 6 日）：胃脘胀满明显减轻，嗳气偶作，食欲好转，舌红，苔薄黄偏干，脉细。6 月 26 日方改焦栀子 15g，加地骨皮 10g。7 剂，水煎服。

按：七情内伤，木乘脾胃。胃土久伤，肝木愈横，此为乘其所胜也，故叶天士有“肝为起病之源，胃为传病之所”之说，故治以疏肝和胃健脾之剂。

仲景有治肝当先治脾之说，叶桂有醒胃必先制肝之论。迭进疏肝和胃之剂，三诊时肝木得以升散，胃气得以和降则痞满好转。又因“年四十而阴气自半也”，阴虚则内热，故加地骨皮养阴清热。

（曹清慧）

案 9　牛某　男　44 岁　2008 年 3 月 7 日初诊

主诉：胃脘胀满半年，加重 7 天。

患者于半年多前因受寒后出现胃脘胀满，当地医生予“食母生”后好转，此后每于饮酒或受凉后发作。7 天前因吃香蕉又饮凉茶后出现胃脘胀满，食欲不振，咽干，倦怠乏力，自服健胃消食片后无明显缓解。大便不爽，形体肥胖。舌淡红，苔黄微腻，脉弦细。上消化道造影示：慢性胃炎。

辨证分析：脾困则清阳不升，胃滞则浊阴不降，清浊混杂滞于心下，故痞满作焉。

中医诊断：痞满（湿阻中焦）

西医诊断：慢性胃炎

治法：燥湿和胃

方药：二陈汤合平胃散加减化裁

清半夏10g，焦白术10g，苍术10g，厚朴10g，茯苓15g，焦三仙10g，鸡内金15g，木香10g，干姜10g，栀子10g，枳壳10g，炒莱菔子6g，甘草10g。7剂，水煎服。

二诊（2008年3月19日）：胃胀、乏力、咽干明显减轻，仍食欲欠佳。舌红，苔黄微腻，脉弦细。3月7日方去栀子加白蔻6g，薏苡仁20g，浙贝10g。7剂，水煎服。

三诊（2008年4月8日）：胃脘胀满明显好转，继用下方10剂收功。

焦三仙各10g，鸡内金15g，党参15g，木香10g，砂仁9g，檀香6g，香附10g，干姜10g，白术15g，苍术10g，厚朴10g，炒莱菔子6g，枳壳10g，肉桂10g，甘草10g。10剂，水煎服。

按：脾困则清阳不升，胃滞则浊阴不降，交结中焦，阻滞气机，引起升降失常。于是清浊混杂，阻于中焦而心下痞满作焉。本案投药具，一、注重畅运中焦气机，利用多种方法，解决湿阻中焦问题，恢复脾胃升降平衡。二、待湿去后改以益气健脾、温阳散寒之剂而收功。充分体现了“有是证用是药，易一证则易一药”的辨证特点。

（曹清慧）

案10　靳某　男　59岁　2009年2月20日初诊

主诉：脘胀半年。

患者半年前出现胃脘胀满，食后加重伴烧心。情志不畅或受凉后症状加重。嗳气频作，二便正常。舌暗红，苔薄黄，脉弦细。胃镜示：浅表性胃炎，返流性食管炎。

辨证分析：忧思恼怒，七情不和，肝气郁结，疏泄失常，横逆犯胃，胃失和降则生胀满。气机不畅则嗳气不除。肝气郁结，日久化火化热。

中医诊断：痞满（肝胃郁热）

西医诊断：1. 慢性胃炎。2. 胆汁返流性食管炎

治法：清肝和胃

方药：柴胡疏肝散合乌贝散加减

乌贼骨20g，浙贝10g，鸡内金15g，枳壳9g，陈皮10g，蒲公英10g，焦栀子10g，木香10g，白蔻6g，香附9g，柴胡10g，郁金10g，沙参10g，元胡10g，炒莱菔子6g，生姜10g。7剂，水煎服。

二诊（2009年2月27日）：胃脘胀满有减，仍嗳气不除。舌暗红，苔薄黄，脉弦细。2月20日方加旋覆花10g，代赭石20g。7剂，水煎服。

三诊（2009年3月11日）：胃胀返酸明显减轻。舌暗红，苔薄白，脉弦细。2月27日方改沙参15g。10剂，水煎服。

按：痞满的主因为肝郁化火，胃失和降，泄肝可以清热，和胃可以降逆。这样肝气条达，脘胀得除，郁热得清。

（曹清慧）

案11　郑某　23岁　2003年7月21日初诊

主诉：胃脘胀满5天。

患者5天前因精神紧张引起胃脘胀满，恶心，纳差。刻下证：胃脘胀满、恶心胃堵，大便黏滞不爽。舌淡红，苔黄厚，脉弦细。上消化道造影示：慢性胃炎。

辨证分析：胆属木，为清净之府，喜温和而主生发，失其常则木郁不达，胃气因之不和，进而化热生痰。痰热内阻，胃气上逆则恶心。胆气郁结，胃失和降，故痞满，纳差。舌质红，苔黄厚，脉弦细为胆胃不和，痰热内扰之证。

中医诊断：痞满（胆胃不和）

西医诊断：慢性胃炎

治法：清热化痰，利胆和胃

方药：温胆汤、藿香正气散加减

陈皮10g，半夏10g，茯苓10g，枳实10g，竹茹20g，苏梗10g，栀子6g，砂仁6g，藿香10g，苍术10g，焦三仙各10g，乌梅10g，蒲公英10g，鸡内金10g，甘草10g，生姜10g。5剂，水煎服。

二诊（2003年7月25日）：恶心减轻，仍痞满。舌淡红，苔薄黄，脉细。7月21日方蒲公英加至15g。9剂，水煎服。

三诊（2003 年 8 月 7 日）：恶心基本缓解，胃堵明显减轻，稍有胀满。舌淡红，苔薄黄，脉细。7 月 25 日方加佩兰 10g。7 剂，水煎服。

按：辨证抓住精神紧张这一诱因以及舌质红，苔黄厚，脉弦细的舌脉表现。根据病因定位，郁怒伤肝胆。根据功能定位，肝胆主疏泄，肝郁主要表现为胃脘胀满，而胆郁表现为易呕，失眠等。据《内经·病机十九条》说："诸呕吐酸，暴注下迫，皆属于热。"舌脉表现也符合热象。因此，辨析为胆胃不和，痰热内扰。胆为清净之府，失其常则木郁不达。胃气失和，化生痰热，胆热胃逆。治法选用和法与清法，西周末年史伯曾说："和实生物，同则不继，以他平他谓之和"。他，指各种事物或一个事物各方面的本身。以他平他是指两个他相互作用，协调统一，即"和"。和法又基于五脏一体观，正如《素问·玉机真藏论篇》所说："五脏相通，移皆有次"。清法即清热。治疗选用温胆汤与藿香正气散合用。李老指出：温胆汤名为温胆，实为清胆，理气化痰，清胆和胃。方中半夏降逆和胃，燥湿化痰；竹茹清热化痰止呕；枳实行气消痰，使痰随气下；陈皮理气燥湿，茯苓健脾渗湿；藿香芳香避秽，醒脾止呕；苍术、砂仁芳香祛湿、行气，佐乌梅养胃阴，又可防苍术、砂仁太燥；栀子、蒲公英清胆热；苏梗行气宽中，性温，与清热药同用防止过于苦寒。诸药合用共奏清热化痰、调和胆胃之目的。

（李　萍）

案 12　阴某　女　56 岁　2009 年 7 月 10 日初诊

主诉：胃胀半年，胸闷 3 个月。

患者于半年前因饮食不慎后出现胃脘胀满，时有胃痛，经治有所好转，但时有反复。3 个月前因劳累后出现胸闷，后背沉。当地诊所予"消心痛"等药口服后好转。刻下证：胃脘胀满，时有胃痛，胸闷气短，劳累或激动时胸痛，伴后背痛，食欲不振，大便时干，形体偏瘦，舌淡，苔薄黄，脉弦细。体格检查：血压 120/75mmHg，心率 75 次/分，心脏各瓣膜听诊区未闻及病理性杂音。上消化道造影：胃炎、十二指肠降部憩室。心电图示：非特异性 T 波异常。肝胆 B 超未见异常。

辨证分析：气机贵乎调畅顺达，滞则成病。饮食不节损伤脾胃，脾胃升降失司，胃气壅滞，湿浊中阻则胃脘胀满。张璐玉云：“五脏之滞，皆为心痛”，脾虚生痰，阻塞血脉，而致胸痹心痛。

中医诊断：1. 痞满（脾虚湿滞）。2. 胸痹（脾虚湿滞）

西医诊断：1. 慢性胃炎。2. 冠状动脉粥样硬化性心脏病，心绞痛

治法：益气健脾祛湿，行气化痰导滞

方药：香砂六君子汤合生脉饮加减

太子参 15g，麦冬 10g，丹参 10g，五味子 10g，焦三仙各 10g，鸡内金 20g，枳壳 10g，木香 10g，白蔻 6g，陈皮 10g，清半夏 10g，元胡 15g，菊花 10g，茯苓 10g，苡仁 20g，炒莱菔子 10g，生姜 10g，甘草 10g。7 剂，水煎服。

二诊（2009 年 7 月 22 日）：胃胀明显好转，胸闷气短减轻。舌淡红，苔薄黄，脉细。7 月 10 日方去苡仁，加黄芪 15g，瓜蒌 15g，石菖蒲 10g，远志 10g。10 剂，水煎服。

三诊（2009 年 8 月 3 日）：胃胀基本缓解，胸闷气短好转，睡眠不实，舌脉如前，效不更法，酌加养心安神之品。

太子参 20g，麦冬 15g，五味子 10g，黄芪 20g，丹参 10g，酸枣仁 20g，夜交藤 15g，焦白术 15g，茯苓 15g，生地 10g，焦三仙各 10g，内金 10g，菊花 10g，远志 10g，甘草 10g，菖蒲 10g。7 剂，水煎服。

按：中医认为“胃络通心”，因此很多脾胃疾病可以影响到心。还有“治中央”，可使五脏得安之能。《景岳全书》谓：“脾为土脏，灌溉四旁是以五脏中皆有脾气，而脾胃中亦有五脏之气，此其互为相使……，故善治脾者，能调五脏，即所以治脾胃也。”本例胃心同治，脾心并调，不但胃脘痞满得解，而且胸闷之症亦除。充分体现了李老万病崇脾治的学术思想。

（曹清慧）

案 13　吴某　女　54 岁　2010 年 3 月 1 日初诊

主诉：胃胀 12 年，加重伴胃痛半年。

患者于 12 年前出现胃脘胀满，症状时轻时重。于半年前因劳累受寒后症状加重。曾用中药治疗，终不见效。刻下证：胃胀，食后为甚，喜

温喜按，胃脘隐痛，时有嗳气，倦怠乏力，语声低微，四肢不温，面色萎黄，形体消瘦，大便稀软。舌暗，苔稍腻，脉关弦。解放军总医院病理：胃窦幽门型黏膜，慢性萎缩性胃炎。

辨证分析：脾胃阳虚，纳运不健，升降失宜，胃气壅滞则胃脘胀满；胃失温煦，中寒内生，故胃脘隐痛，喜温喜按，脾主四肢，脾胃虚寒则手足欠温，脾阳不振，神疲乏力，大便易溏。

中医诊断：痞满（脾胃虚寒）

西医诊断：慢性萎缩性胃炎

治法：温中散寒，补气健脾

方药：理中汤、吴茱萸汤、良附丸、丹参饮加减

党参15g，砂仁9g，良姜6g，香附9g，檀香6g，丹参10g，旋覆花（包）10g，代赭石20g，干姜9g，山药20g，焦白术15g，乌药10g，肉桂6g，吴茱萸3g，炙甘草10g，木香10g。7剂，水煎服。

二诊（2010年3月10日）：胃胀明显好转，但仍胃痛隐隐，乏力明显减轻，嗳气减轻，面色较前有光泽。舌暗，苔根黄，脉关弦。3月1日方改丹参15g，代赭石15g，干姜3g，加元胡15g。7剂，水煎服。

三诊（2010年5月3日）：以上方稍作加减调治2月余，现诸症好转。舌淡稍暗，苔黄稍腻，脉关弦。3月10日方去旋覆花、代赭石，加茯苓10g，苏梗10g，陈皮10g，清半夏10g，黄芪10g。7剂，水煎服。

按：寒则凝而不通，故方中以理中汤温中祛寒，补气健脾。良附丸行气疏肝，祛寒止痛；吴茱萸汤温中补虚，降逆止呕。全方通补兼施，以通为主，使疏而不伤正气，补而不碍气机。

（曹清慧）

胃脘痛

案1　霍某　男　37岁　2004年8月16日初诊

主诉：胃痛10天。

患者于10天前因食生冷之物出现胃脘部隐隐作痛，时发时止，伴脘腹胀满，呃逆泛酸，大便不实。刻下证：胃痛隐隐，时发时止，呃逆，脘腹胀满，喜暖畏寒，大便不实。舌淡有齿痕，苔白，脉沉缓。

辨证分析：患者胃痛，时发时止，呈隐隐之状，且喜暖畏寒，大便不实，是脾胃阳微所致，中寒不温使然。呃逆，脘腹胀满，舌淡有齿痕，苔白亦为脾胃虚寒之象。

中医诊断：胃脘痛（脾虚胃滞）

西医诊断：慢性浅表性胃炎

治法：温运脾阳，和胃降逆，散寒止痛

方剂：四君子汤、旋覆代赭汤加减

乌贼骨20g，党参15g，茯苓10g，白术15g，甘草10g，黄芪15g，旋覆花10g（包），代赭石20g，干姜9g，木香10g，甘松10g，檀香9g，肉桂10g，乌药10g，砂仁9g，元胡15g，鸡内金15g，丹参10g。7剂，水煎服。

二诊（2004年8月23日）：胃痛脘胀略减，仍脘部怕冷。8月16日方加良姜6g，焦三仙各10g，蒲黄10g。7剂，水煎服。

三诊（2004年8月30日）：胃痛已除，微有脘胀、呃逆，大便转实。舌淡红有齿痕，苔薄白。8月23日方加山药20g。10剂，水煎服。

按：本案特点：1. 证候特点：（1）表里同病，脾胃同病；（2）虚实并见，脾虚胃实；（3）因虚致实，因脾虚而致胃滞；（4）升降反作，脾降（泄泻）胃升（呃逆）。2. 施治特点：无效不更方，二诊症状无明显减轻，但辨证无疑，仍守前法施治，三诊症状大减。3. 用药特点：乌贼骨，导师对胃痛、泛酸吐清水（胃、十二指肠溃疡、胃炎）多习用之。他说："胃喜燥恶湿，乌贼骨性微温是为除湿敛疮之圣药也。"

（马艳东）

案2　张某　男　30岁　2008年11月17日初诊

主诉：胃脘痛半年，加重半月。

半年前因生气后出现胃脘疼痛，时伴呃逆，善太息，半月前上述症状加重，并伴有右胁肋疼痛不适。刻下证：胃脘疼痛，时伴呃逆，善太息，右胁肋疼痛不适。舌淡红，苔薄黄，脉弦。

辨证分析：该患者因情志不舒而起病，肝气郁滞横逆犯胃，而现胃脘胀痛痞闷，胃失和降则现呃逆，肝之经脉布两胁，肝经郁滞故有两胁胀痛之感，肝郁日久则可化热耗阴。苔脉已现肝胃郁滞化热之征兆。

中医诊断：1. 胃脘痛（肝胃郁热）。2. 胁痛（肝胃郁热）

西医诊断：1. 慢性胃炎。2. 慢性胆囊炎

治法：疏肝解郁清热，护脾和胃止痛

方药：加味逍遥散、化肝煎加减

柴胡10g，白芍10g，白术10g，茯苓15g，陈皮10g，半夏10g，川楝子10g，郁金10g，元胡15g，党参10g，香附9g，焦栀子10g，蒲公英10g，焦三仙各10g，鸡内金15g，生姜10g，甘草10g。7剂，水煎服。

二诊（2008年12月3日）：药后胃痛胁痛已除，昨日又因饮食不调出现胃脘胀痛，嗳气，胃中喜温。舌淡红，苔薄黄，脉弦关滑。上方去蒲公英、郁金之寒凉，加温胃散寒之甘松10g，枳壳10g。10剂，水煎服。

三诊（2008年12月19日）：药后脘胀明显减轻，近日轻度烧心、泛酸。舌淡红，苔薄白，脉弦细。12月3日方加乌贼骨20g，浙贝10g。15剂，水煎服。

按：本案初诊症状实属胆胃同病（胃脘痛、胁痛），且有化热之征，治法治则：一是疏肝解郁、和胃止痛，二是清泄肝胃之化热征象，三是实土以抑土受侮，用柴胡疏肝散，顺其条达之情，发其郁遏之气，且不忘实土护中，服药7剂后，症状明显改善，停止治疗。二诊因饮食不调又出现脘胀嗳气，胃中喜温之象，此寒邪客于肝胃之脉，与初诊有别，治疗以柴胡疏肝散加温胃散寒之品收效。时隔半月，证型有变，虽为同病，治法各异，此同病异治之典示。

（马艳东）

案3　田某　女　42岁　2004年7月9日初诊

主诉：胃痛3年，加重伴恶心泛酸1个月。

患者于3年前因饮食不节出现胃脘疼痛，后每因饮食不慎或受凉即感胃疼痛，多自行或服元胡止痛片缓解。1个月前又食生冷食物出现胃脘

痛伴恶心泛酸，大便偏稀，剑突下有堵塞感，痛时喜温喜按，服元胡止痛片症状未见好转。刻下证：胃脘痛，恶心欲吐，泛酸，腹泻，形体畏寒。舌淡红有瘀斑，苔白，脉沉弦。

辨证分析：患者因食生冷而作，并伴恶心欲吐，便不成形，喜暖喜按，此虚寒可知，望之面色萎黄，苔白，闻之言语无力，脉之沉细更证脾胃虚寒之象，舌上有瘀斑，乃久病多瘀之征。

中医诊断：胃脘痛（脾胃虚寒）

西医诊断：慢性浅表性胃炎

治法：健脾和胃，理气消瘀，散寒止痛

方药：香砂六君子汤、二陈汤、旋覆代赭汤加减

党参10g，苍术10g，茯苓15g，甘草10g，山药20g，陈皮10g，半夏10g，厚朴10g，甘松10g，乌药10g，木香10g，檀香6g，肉桂6g，干姜6g，元胡15g，砂仁6g，浙贝10g，乌贼骨20g，蒲黄6g，代赭石20g，旋覆花10g（包煎）。7剂，水煎服。

二诊（2004年7月16日）：胃痛、恶心均明显减轻，泛酸腹泻止。仍觉胃中有冷感，咽喉有不适。治以健脾和胃，理气消瘀，散寒止痛，稍佐利咽之剂。今减香燥之品，加丹参、香橼、内金、百合、蒲公英，整理如下：

党参15g，茯苓15g，甘草10g，甘松10g，乌药10g，干姜6g，元胡15g，浙贝10g，乌贼骨20g，蒲黄6g，香橼10g，鸡内金15g，百合10g，蒲公英10g，代赭石20g，丹参10g，旋覆花10g（包煎）。7剂，水煎服。

三诊（2004年7月23日）：脘痛未作，纳谷渐香，偶有恶心，咽仍不爽。7月16日方继服7剂，水煎服。

按：本案起因为寒凉所致，病久寒凝气滞，且有入血入络之象，故治以健脾和胃，理气散寒祛瘀。温补并用，兼以通络。二诊时据四诊所得，虚寒之象有减，咽喉不适，虑其二香一桂芳香温燥使然，故多去之。三诊时虚寒之象渐除，仍咽不利，香燥之品所致也，食不当出现恶心，乃胃气不和之象。临床灵活并施，切中病机，用之效佳。

（马艳东）

案4　支某　男　47岁　2004年8月10日初诊

主诉：胃痛1天。

患者于1天前因食冷饮出现胃痛且胀，呃逆，欲吐不吐，喜热饮。舌淡红，苔薄黄，脉弦滑，既往有胃溃疡病史。

辨证分析：患者因食冷饮而突然出现胃痛，寒为阴邪，其性凝滞，阳气遇寒，气机不运，胃失通降，而发胃痛。弦脉主痛，滑为食滞、痰饮之象。

中医诊断：胃脘痛（寒邪客胃）

西医诊断：1. 胃炎。2. 胃溃疡

治法：温胃散寒，理气止痛，佐以化瘀通络

方药：旋覆代赭汤、乌贝散加减

甘松6g，干姜10g，檀香6g，百合15g，乌药10g，木香10g，砂仁6g，元胡15g，炒蒲黄10g，丹参10g，乌贼骨20g，浙贝10g，旋覆花10g（包），代赭石20g，党参10g，焦三仙各10g，鸡内金10g，甘草10g。7剂，水煎服。

二诊（2004年8月16日）：服药后胃痛即除，现仍觉胃脘胀满，时呃逆。8月10日方加炒莱菔子6g，枳实10g。7剂，水煎服。

按：本案寒邪客胃，处方为何加炒蒲黄、丹参，重用元胡，是虑其瘀血在胃（有溃疡病史）恐与寒和合为痛，此谓祛瘀止痛。此加甘平之百合，一、防辛温药过燥；二、用其缓急止痛，《药性论》中述百合可除心下急满痛。《本经》主邪气腹胀。李老认证思路之宽，辨证之准，用药之精当由此可见一斑。

（马艳东）

案5　石某　男　48岁　2009年3月30日初诊

主诉：胃脘胀痛1年。

患者于1年前出现胃脘部胀满疼痛，未予注意，后经常反复发作，病势不重，喜温喜按，曾于外院诊断为浅表性胃炎，经治疗效不明显，为求中医治疗而来诊。刻下证：胃脘部胀满疼痛，遇凉加重，遇温减轻，无嗳气呃逆，无烧心泛酸，纳差，寐不佳，二便尚可。神疲乏力，面色晄白，形体偏瘦，舌淡，苔薄白，脉沉细。胃镜示：浅表性胃炎。

辨证分析：《景岳全书·心腹痛》云“痛有虚实……辨之之法，但当察其可按者为虚，拒按者为实，久痛者多虚，暴痛者多实”。该患者胃痛日久，喜温喜按，故证属脾胃虚寒。脾胃虚寒，受纳运化失司，故胃脘胀满，纳差。寒得温而散，遇寒而凝，故喜温喜按，舌淡，苔薄白，脉沉细，皆为脾胃中焦虚寒之证。

中医诊断：胃脘痛（脾胃虚寒）

西医诊断：慢性浅表性胃炎

治法：温中健脾，和胃止痛

方药：理中丸合香砂六君子汤加减

党参 15g，焦白术 15g，木香 10g，砂仁 9g，干姜 10g，苏梗 10g，厚朴 10g，元胡 15g，甘松 10g，丁香 3g，焦三仙各 10g，内金 15g，清半夏 10g，茯苓 10g，甘草 10g，石菖蒲 10g，远志 10g，酸枣仁 20g。7 剂，水煎服。

二诊（2009 年 4 月 6 日）：胃胀稍有好转，寐差，舌淡，苔薄白，脉细。3 月 30 日方去苏梗，半夏，加肉桂 10g，柴胡 10g，乌药 10g。7 剂，水煎服。

三诊（2009 年 4 月 13 日）：胃胀痛明显减轻，寐差，梦多，口干，大便不爽，舌淡，苔薄黄，脉弦细。4 月 6 日方去乌药，加枳实 10g，酸枣仁改为 20g。7 剂，水煎服。

按：脾主运化而升清阳，胃主受纳而降浊阴，中焦虚寒，升降失职，故胃脘胀满疼痛，程应旄说：“理中者，实以燮理之功，予中焦之阳也”。故李老用理中丸温中祛寒，补气健脾，香砂六君子汤健脾和胃，另加甘松开郁醒脾，理气止痛。诸药合用，温中祛寒，和胃止痛功效更甚。寒气收引，得阳则散，遇阴则凝，阳虚日久，一时难去，故病势减退不显，宜温运脾阳，行气止痛，故二诊中加肉桂祛寒温阳，乌药行气止痛，药专力宏而效果更佳。

（王玉栋）

案 6　王某　女　25 岁　2009 年 7 月 29 日初诊

主诉：胃痛6个月。

患者缘于6个月前因情志不舒引起胃脘部疼痛，伴有纳差，时有恶心，无明显烧心、泛酸，偶有嗳气，疼痛，以食后或情志不舒时加重。刻下证：胃脘部疼痛，攻窜两胁，纳差，时有恶心，无烧心泛酸。舌淡红，苔薄黄，脉弦细。上消化道造影示：胃炎。体格检查：胃脘部有压痛。

辨证分析：患者以胃脘部疼痛为主证，因为情志不舒而起病，伴攻窜两胁。肝气郁结不得疏泄，横逆犯胃而作痛，舌淡红，苔薄黄，脉弦细乃肝气犯胃常见之证。

中医诊断：胃脘痛（肝气犯胃）

西医诊断：慢性浅表性胃炎

治法：疏肝理气止痛

方药：逍遥丸加减

焦三仙各10g，内金15g，柴胡10g，当归10g，炒白芍15g，焦白术15g，茯苓15g，陈皮10g，元胡15g，生姜10g，木香10g，白蔻6g，香附9g，枳壳10g，太子参15g，益母草10g，甘草10g。7剂，水煎服。

二诊（2009年8月7日）：服药后胃脘痛稍好转，现痞满，晨起偶有恶心，纳差。舌淡红，苔薄黄，脉弦细。7月29日方去益母草，加半夏10g，黄芩10g，苍术10g。7剂，水煎服。

按：胃脘疼痛，攻窜两胁是肝胃不和常见之证。《沈氏尊生书·胃痛》说："胃痛，邪干胃脘病也……唯肝气相乘为尤甚，以木性暴，且正克也"。方中柴胡疏肝解郁，当归、白芍养血柔肝，白术、茯苓健脾去湿，陈皮、木香、枳壳、香附理气止痛，久病必瘀，加元胡祛瘀止痛，太子参健脾益气，全方共奏和胃止痛，疏肝理气之功效。

（王玉栋）

案7　张某　女　44岁　2009年9月11日初诊

主诉：胃痛胃胀11年，加重6个月。

患者于11年前因受寒后出现胃胀胃痛，经治好转。6个月前因饮食不慎后病情再次发作。刻下证：胃胀胃痛，食欲不振，烧心泛酸，畏寒，便溏，时有寐差，经期腰痛。舌暗稍红，苔白腻，脉弦细。体格检查：

胃脘部有轻压痛。胃镜示：慢性浅表性胃炎。

辨证分析：脾胃虚弱，脾虚不运，胃纳呆滞则饮食减少，食欲不振。脾虚湿滞胃肠则大便溏泄。气滞湿阻则脘腹胀满疼痛。胃失和降则呕恶泛酸。脾虚肝郁则烦躁易怒，脾虚湿盛则舌苔白腻。

中医诊断：胃脘痛（脾胃虚弱，湿滞胃肠）

西医诊断：慢性浅表性胃炎

治法：健脾和胃，理气止痛

方药：香砂六君子汤、平胃散合乌贝散加减

乌贼骨20g，浙贝10g，苏梗10g，木香10g，砂仁9g，焦三仙各10g，内金15g，元胡10g，香附9g，茯苓15g，党参15g，蒲公英10g，陈皮10g，苍术10g，生姜10g，甘草10g，厚朴10g，山药20g。7剂，水煎服。

二诊（2009年9月25日）：症状明显好转，近日因感外邪又现咽痛，头痛，头昏沉，舌淡红，苔黄，脉浮。以疏散风热为法。桑菊饮合银翘散加减。

桑叶10g，菊花15g，银花10g，桔梗10g，连翘10g，薄荷9g，麦冬15g，地骨皮10g，黄芩10g，板兰根15g，牛蒡子10g，陈皮10g，浙贝10g，甘草10g。3剂，水煎服。待感冒愈后可继服9月11日方7剂，水煎服。

按：本案乃脾胃虚弱所致胃脘痛。李老治脾胃虚弱证常以香砂六君子汤健脾和胃、理气止痛，如湿滞脾胃，脘腹胀满，舌苔厚腻，则配合平胃散燥湿运脾。乌贝散乃李老治疗胃十二指肠溃疡及慢性浅表性胃炎常用之品，乌贼骨制酸止痛，浙贝清化痰热、开郁散结，二者合用制酸止痛之力更宏。二诊是因风热之邪外袭，急则治其标，以疏散风热为大法，辛凉解表，待外邪解除后继以调理脾胃。

（王玉栋）

案8　康某　女　33岁　2009年8月21日初诊

主诉：胃痛伴恶心40天。

患者因过食肥甘而发胃痛，时轻时重，且伴胃脘胀满，食欲不振，嗳气恶心，右胁隐痛，大便秘结，2～3天一行，寐差。月经量多色黑，经前腹痛。舌暗稍红，苔黄稍腻，脉弦细。既往史：风湿病史7年。胆囊炎、脂肪肝病史4年。胃镜示：浅表性胃炎。

辨证分析：《金匮翼》云："肝郁胁痛者，悲哀恼怒，郁伤肝气"，肝胃不和一证，多由七情郁结于中所致也。胃居中焦，气机阻滞，故见胃脘疼痛，胃气反逆则嗳气恶心。

中医诊断：胃脘痛（肝胃不和）

西医诊断：慢性胃炎

治法：舒肝和胃，活血行气止痛

方药：柴胡疏肝散、温胆汤、失笑散合乌贝散加减

柴胡10g，青皮10g，陈皮10g，枳壳10g，元胡15g，焦三仙各10g，鸡内金15g，乌贼骨20g，浙贝10g，清半夏10g，蒲公英10g，焦栀子15g，藿香10g，竹茹10g，生姜10g，香附10g，片姜黄10g，甘草10g，蒲黄10g，五灵脂10g。7剂，水煎服。

二诊（2009年8月28日）：胃痛及恶心减轻，舌暗红，苔薄黄，脉细。8月21日方去竹茹，加砂仁6g，甘松10g，苏梗10g。10剂，水煎服。

三诊（2009年9月21日）：患者服上药后胃痛明显减轻，遂以上方连服21剂，病瘥。

按：李老评说：柴胡配枳实一升一降，是调理肝脾气机的常用组合。陈皮辛散升浮，偏于理脾肺气分，青皮苦辛酸烈，沉降下行，偏于疏肝胆气分，兼能消积化滞。香附为行气开郁之要品。藿香醒脾开胃、和中止呕，行气止痛。竹茹性偏凉，长于清利热痰而止呕。蒲公英、焦栀子清热而不伤胃。焦三仙、鸡内金开胃消食。片姜黄除秽消瘀，肃清气血之病邪。蒲黄活血散瘀。《本草纲目》云：蒲黄"凉血，活血，止心腹诸痛"。五灵脂行血止痛，《本草纲目》说："治男女一切心腹、胁肋、少腹诸痛，疝痛，血痢，肠风腹痛"，二药伍用，对中焦有瘀血阻络而发生的心腹疼痛有良好疗效。组方中既有气药，又有血药，相得益彰。

二诊加苏梗，苏梗走气分，以行气宽中，合香附一气一血，气血双调，理气解郁，行气止痛；砂仁辛散温通，芳香理气，醒脾消食；甘松

温而不热，甘而不滞，其气芳香，功专醒脾健胃，理气止痛。

（曹清慧）

案9　高某　男　40岁　2009年6月8日初诊

主诉：胃痛1年。

患者于1年前在外地打工时，因居处潮湿，又食生冷，时常出现胃痛，服药后有所好转。刻下证：胃痛，烧心，胃脘胀满，食欲不振，心烦口干，夜寐欠安，大便偏干。形体消瘦，面色滞暗，舌光红质稍暗，无苔，脉弦细稍数。体格检查：上腹部轻压痛。北京怀柔医院胃镜示：胃溃疡、十二指肠球部溃疡，返流性食管炎。

辨证分析：久病多郁，郁久化热，胃阴耗伤，胃气不醒则不思饮食。久病入络，络血瘀阻，痛有定处，面色滞暗。舌光红，无苔，脉弦细稍数，为阴虚内热之象。

中医诊断：胃脘痛（胃阴不足，瘀血阻络）

西医诊断：1. 胃、十二指肠球部溃疡。2. 返流性食管炎

治法：养阴和胃止痛

方药：益胃汤、乌贝散和左金丸加减

乌贼骨20g，煅瓦楞20g，浙贝10g，沙参15g，石斛10g，麦冬10g，元胡15g，蒲公英10g，黄连10g，吴茱萸3g，柴胡6g，陈皮10g，鸡内金15g，清半夏10g，甘草10g，三七粉1g。7剂，水煎服。

二诊（2009年6月17日）：胃痛烧心明显减轻，精神转佳，舌红稍暗，少苔，脉弦细。6月8日方改蒲公英15g。10剂，水煎服。

三诊（2009年8月12日）：患者因在北京打工就诊不便，以上方连服50剂，胃痛已消，夜寐亦有好转。今来诊，观舌稍红偏暗，少苔，脉弦细。6月17日方加百合15g，丹参10g。10剂，水煎服。

按：李老体会：用养阴之药，要虑及阴柔凝重之嫌，多伍以辛通和降之药，如半夏等，以取阴凝非阳不化，胃气非降不通之义，崇胃气以降为和，以通为补的法则。三七活血化瘀，元胡行气活血止痛，二者相伍，对瘀血阻络（胃、十二指肠溃疡）之胃痛效果极佳。

（曹清慧）

案10　于某　男　30岁　2008年3月4日初诊

主诉：胃痛2年，加重1个月。

患者于2年前因劳累，过食生冷出现胃痛，胀满不适，在我院行上消化道造影诊断为慢性胃炎，服中西药物好转，此后每于受寒即发作。本次因吃西瓜后发病，自服疏肝健胃丸后出现大便稀，且胃痛无好转。刻下证：胃脘胀满疼痛，胃部喜暖畏寒，偶有泛酸。小便清长，大便偏稀。舌淡红，苔白，脉沉弦细。胃镜示：浅表性胃炎。

辨证分析：盖胃为阳土，主受纳，腐熟水谷，为多气多血之腑。所以无论外感六淫或内伤饮食，胃腑受伤，多气机壅滞，为痛为胀。今因生冷之品伤及胃腑，胃气阻滞，日久及血，而成气滞寒凝血瘀之证。

中医诊断：胃脘痛（气滞寒凝血瘀）

西医诊断：慢性浅表性胃炎

治法：温胃散寒，理气活血止痛

方药：良附丸、百合汤、丹参饮、失笑散加味

乌药10g，百合10g，丹参10g，檀香9g，砂仁9g，木香10g，干姜10g，香附10g，元胡15g，焦白术15g，肉桂10g，甘松10g，蒲黄10g，五灵脂10g，甘草10g。5剂，水煎服。

二诊（2008年3月8日）：患者服药后痛势大减，精神转佳，睡眠好转，舌淡红，苔薄白，脉沉细。予上方7剂继服。

按：《素问·举痛论》云："寒邪客于肠胃之间，膜原之下，血不得散，小络引急，故痛。"本病初起因暴食生冷而伤脾胃。良附丸、百合汤、丹参饮、失笑散四方合用共奏散寒、行气、活血、祛瘀之用，药中病机，直达病所，取效甚捷。

李老有言：慢性胃炎兼有瘀血证型者，法宜祛瘀，祛瘀即所以生新，具有"以通为补"之意。化瘀法治胃，或温或凉，当随症而定，不可操之过急，以达胃络渐通，瘀阻缓化之目的。

（曹清慧）

案11　崔某　男　46岁　2005年7月18日初诊

主诉：胃痛伴胸部烧灼感2个月。

患者于2个月前因饮食不慎出现胃脘部堵闷疼痛，以食后为甚，间断自服西药及中成药，症状无明显缓解，并有加重趋势，求李老诊治。刻下证：胃脘部疼痛堵闷，伴胸部灼热、脘胁胀满，口苦夜间甚，睡眠欠佳，小便黄，大便时干。舌淡红，苔薄黄，脉弦细。上消化道造影示：1. 食道炎。2. 慢性浅表性胃炎。肝胆B超示：胆囊炎。

辨证分析：患者因嗜食肥甘油腻之品出现胃脘部疼痛堵闷，且治未得法，致邪热蕴积于胃，胃随胆降，热袭胆腑，胆失泄降，胃气受阻，失其通降致胆胃不和，出现口苦、胸部灼热、脘胁胀满、小便黄、大便时干，热扰心神，致夜寐不佳。

中医诊断：胃脘痛（胆胃蕴热）

西医诊断：1. 食道炎。2. 慢性浅表性胃炎。3. 胆囊炎

治法：清胆和胃降逆

方药：左金丸合二陈汤加减

黄连10g，吴茱萸3g，柴胡10g，栀子10g，枳壳10g，木香10g，白蔻仁6g，蒲公英15g，厚朴10g，鸡内金20g，茯苓15g，陈皮10g，半夏10g，甘草10g。7剂，水煎服。

二诊（2005年7月25日）：患者胃脘疼痛堵闷减轻，口苦、胸部灼热、脘胁胀满、睡眠欠佳等诸证好转，二便可。继用前方加疏肝之品，处方：

柴胡10g，栀子15g，枳壳10g，木香10g，白蔻仁6g，蒲公英15g，厚朴10g，黄连10g，吴茱萸3g，鸡内金20g，茯苓15g，陈皮10g，半夏10g，甘草10g，檀香9g，炒莱菔子10g，元胡15g，甘松10g，砂仁9g，苏梗10g，香附10g，川楝子10g，郁金10g。7剂，水煎服。

三诊（2005年8月17日）：患者服前药后，胃脘疼痛基本消失，口苦、胸部灼热及脘胁胀满明显好转，二便调，睡眠可。7月25日方继服7剂，水煎服。

按：本例患者起病以胃脘疼痛、胸脘满闷为主症，伴口苦、小便黄、大便时干、睡眠不佳等，参其舌脉辨为“胆胃蕴热”，治疗中首诊予以清胆和胃降逆，诸症有减。二诊时虑脾胃与肝之关系，加以疏肝之剂，则

明显见效，是以治脾胃不能忘记调理肝胆。三诊时胆汁循行常道，脾胃运化功能得以恢复，病情大为好转。方如前继服以资巩固。

（刘银鸿）

案12　李某　48岁　2003年4月1日初诊

主诉：胃脘胀痛伴烧心2天。

患者2天前因感冒输液后，出现胃脘胀痛，伴烧心，咽痒，咳嗽，少痰。刻下证：胃脘胀痛伴烧心，咽痒，咳嗽，少痰。舌淡红，苔薄白，脉弦细。

辨证分析：患者感冒后过用寒凉药物，寒伤脾阳，阳主动，主温煦，主运化，脾阳受伤，滞而不运，胃失和降，寒凝气滞，故胃脘痛，烧心。苔薄白，脉弦细为阴寒内盛，寒阻气机之象。咽赤、咽痒为外感风热，余邪未尽所致。

中医诊断：胃脘痛（脾胃虚寒）

西医诊断：急性胃炎

治法：温胃散寒，和胃止痛

方药：百合乌药散、乌贝散

乌药10g，百合10g，乌贼骨20g，浙贝10g，木香10g，砂仁9g，檀香9g，枳壳10g，白蔻5g，干姜10g，肉桂6g，元胡10g，苏梗10g，炒莱菔子6g，鸡内金15g，蒲公英15g，射干10g，半夏10g，甘草10g。5剂，水煎服。

二诊（2003年4月7日）：胃脘痛、烧心、咽痒症状消失，胃脘胀满减轻，因饮酒后出现右胁肋痛。舌淡红，苔薄黄，脉弦细。B超示：胆囊壁毛糙，考虑慢性胆囊炎。治以清泄胆胃湿热，行气止痛。方药：左金丸、金铃子散、乌贝散加减。

柴胡10g，金钱草15g，枳壳10g，蒲公英15g，白蔻5g，青皮10g，黄连6g，吴茱萸6g，乌贼骨20g，浙贝10g，川楝子10g，元胡15g，鸡内金15g，焦栀子10g，炒莱菔子6g，甘草10g。5剂，水煎服。

三诊（2003年4月12日）：右胁肋痛明显减轻，胃脘胀满大减，。舌淡红，苔薄白，脉弦细。4月7日方继服。

按：本例患者素体脾胃虚寒，因感冒后过用寒凉药物伤及脾胃阳气而发病，病初为脾胃虚寒之胃脘痛。治疗以温胃散寒、和胃止痛为主，兼清余邪而利咽喉。二诊脾胃虚寒症状渐缓解，复因饮食不节，湿热内生，肝气失于疏泄，胆汁失于通降而致右胁肋胀痛。胆，附着于肝，所贮之胆汁，乃借肝之余气而成，以疏泄、条达、通降为顺，中清不浊，故称中清之府，今湿热内生，使中清之府反为中浊不清，并有胆移热于胃之征象，故二诊改以清泄胆胃湿热、行气止痛为主。两诊虽症候相同，但成因各异，故治法施药有别。此乃法随证立，方随法出的具体体现。

（李　萍）

案13　韩某　男　49岁　2005年6月5日初诊

主诉：胃脘疼痛1个月。

患者于1个月前因进食寒凉引起胃痛，曾于红十字医院就诊，胃肠超声示：1. 胃下垂，2. 胃窦炎，3. 十二指肠球部炎症。给予药物治疗，疗效不明显，为求中医治疗来我院就诊。刻下证：胃脘疼痛，饥饿时明显，伴呃逆，时有烧心泛酸、胃脘胀满。舌质紫暗，苔薄白，脉细涩。上消化道造影示：十二指肠球部溃疡。肝胆B超示：肝胆脾胰未见异常。

辨证分析：患者以胃脘部疼痛为主症，因饮食寒凉起病。“寒凝则气滞”，气滞不通，不通则痛，病程已有月余，病久入血入络，致瘀血阻络，疼痛甚；胃气壅滞则胃脘胀满，胃以降为和，胃气不降而反上逆则呃逆。气郁化火则烧心泛酸。舌紫暗，苔薄白，脉细涩亦为气滞血瘀之象。

中医诊断：胃脘痛（寒凝气滞血瘀）

西医诊断：十二指肠球部溃疡

治法：温中散寒，理气和胃，化瘀止痛

方药：丹参饮、失笑散、百合乌药散合乌贝散加减

乌贼骨20g，浙贝10g，乌药10g，百合10g，丹参10g，木香10g，砂仁9g，甘松10g，元胡15g，檀香6g，蒲黄10g，五灵脂10g，干姜10g，茯苓10g，甘草10g。7剂，水煎服。

二诊（2005年6月17日）：胃痛明显减轻，仍偶有烧心、泛酸及胃

脘胀满、打呃等症，而较前有所减轻。6 月 5 日方加旋覆花 10g（包），代赭石 20g，黄连 10g，吴茱萸 3g，炒莱菔子 6g，枳壳 10g，厚朴 10g。7 剂，水煎服。

三诊（2005 年 6 月 25 日）：胃痛症状消失，胀满、烧心泛酸等症明显减轻。舌质暗，苔薄白，脉弦细。6 月 17 日方继服 7 剂，水煎服。

按：本例西医诊断为“十二指肠球部溃疡”，中医属“胃脘痛”范畴，其胃痛兼胀为气滞不行，舌质紫暗，脉细涩是为瘀血征象，胃气上逆出现烧心泛酸、呃逆等。药用丹参、乌贝散活血化瘀，厚朴、枳壳、木香、砂仁、炒莱菔子等理气除胀，旋覆花、代赭石降逆止呃，元胡、蒲黄、五灵脂等化瘀止痛，乌贼骨甘温酸涩以通血脉，因本病由寒凝气滞所起，是以佐干姜、檀香温中散寒，而左金丸是用以解郁止酸。本案是寒温并用，虚实兼顾的典型案例。

（刘银鸿）

案 14　马某　男　56 岁　2003 年 4 月 5 日初诊

主诉：胃脘胀痛 2 年，加重 10 天。

患者于 2 年前因胃脘部疼痛不适，到某医院就诊，确诊为胃癌，手术治疗。术后一直胃部不适，间断口服中药治疗，10 天前因饮食不慎再次出现胃脘不适，以食后为甚，伴咳嗽，咯吐白痰，经其他医院中医治疗后效果不显，邀李老求治。刻下证：胃脘胀痛堵闷不适，偶有咳嗽咯白痰，纳食一般，眠可，乏力，大便溏薄，2～3 次/日。舌暗淡边有齿痕，苔白稍腻，脉沉细涩。

辨证分析：本患者为胃癌术后反复发作胃脘胀痛。此类患者术后多气血亏虚，因而脏腑失养，致肺脾气虚，脾虚健运失司，痰湿内生，阻滞中焦气机则胃脘堵闷不适；上渍于肺，壅遏肺气，则咳嗽，咯痰；湿阻中焦，中焦升降失常，清阳不升则大便溏薄。气虚不能推动血行则停而为瘀；中焦气郁日久可化火生热。

中医诊断：胃脘痛（脾虚痰瘀内结）

西医诊断：残胃炎

治法：健脾益气和胃，活血祛瘀

方药：香砂六君子汤加减

黄芪20g，党参10g，白术15g，茯苓15g，陈皮10g，蒲公英6g，木香10g，砂仁6g，苏梗10g，半夏10g，半枝莲15g，白花蛇舌草15g，丹参10g，薏苡仁30g，鸡内金10g，焦三仙各10g。15剂，水煎服。

二诊（2003年4月11日）：患者服药后，胃脘胀痛堵闷症状明显好转，大便仍不成形，但次数减少，咳嗽，咯痰亦轻，舌脉如前。4月5日方继服15剂以巩固之。

按：本案为胃癌术后患者，气血亏虚为本，痰湿、瘀血、热毒内停为标，为虚实夹杂证。李老用药标本兼顾，以黄芪、党参、白术、茯苓健脾益气为君，陈皮、半夏、木香、砂仁、苏梗、薏苡仁祛湿化痰，理气和中为臣，佐以蒲公英、半枝莲、白花蛇舌草清热解毒，丹参活血祛瘀，鸡内金、焦三仙消食和胃，以助正气尽快恢复。诸药共用达扶正祛邪之目的。

（刘银鸿）

案15　步某　男　60岁　2009年3月9日初诊

主诉：间断胃痛4年，加重6个月。

患者4年前因饮食不慎后出现胃痛，症状时轻时重。6个月前过食生冷后又出现胃痛。刻下证：胃痛，遇寒或进食生冷后疼痛加重，得热稍舒，无烧心泛酸、呃逆等症，大便溏薄。舌质淡，苔薄白，脉弦。4年前胃镜示：浅表性胃炎。

辨证分析：《病因脉治》明确："多感胃脘痛之因，其人中气寒，偶触时令之寒，则寒凝胃口而痛"。《素问·举痛论》曰："寒邪客于肠胃之间，膜原之下，血不得散"。患者外感寒邪，内客于胃，阳气被寒邪所遏而不得舒展，气机阻滞，不通则痛。气为血之帅，气滞则血行不畅，寒凝更加重血行之滞涩，胃中寒凝血瘀，故胃脘疼痛。寒邪得阳则散，遇阴则凝，所以得温痛减，遇寒则痛增。寒伤脾阳，运化失司，食不化津，下渗肠间，故大便溏薄。舌淡，苔薄白，脉弦均为寒凝之象。

中医诊断：胃脘痛（寒凝血瘀）

西医诊断：慢性浅表性胃炎

治法：温中散寒，行气活血，和胃止痛

方药：良附丸、丹参饮、失笑散、百合乌药汤加减

乌药10g，百合10g，丹参10g，檀香9g，砂仁6g，干姜10g，香附10g，蒲黄10g，五灵脂10g，焦三仙各10g，内金15g，元胡15g，陈皮10g，茯苓15g，甘草10g。7剂，水煎服。

二诊（2009年3月16日）：胃痛明显好转，仍有胃凉感，大便仍不成形。舌淡红，苔薄白，脉弦。3月9日方去陈皮、丹参、百合、干姜，加良姜9g、肉桂6g、甘松10g、焦白术15g。7剂，水煎服。

三诊（2009年3月23日）：胃痛好转，胃凉、腹泻减轻，大便成形。舌淡红，苔薄白，脉弦。3月16日方继服7剂。

按：李老治疗寒凝血瘀之胃脘痛证，习用百合乌药汤、丹参饮、良附丸、失笑散加减治疗。乌药理气温经散寒止痛，配檀香、砂仁、香附、元胡、陈皮加强行气止痛之力。干姜温胃散寒。丹参、蒲黄、五灵脂活血化瘀。茯苓健脾。百合养阴益胃，因寒气犯胃，脾阳被遏，阳不化阴，故胃阴必有不足，胃为阳土，喜润而恶燥，为防胃燥之伤，为益肺胃之阴，百合为李老所首选。因百合润而不腻，为滋胃之要药。二诊胃痛大减，寒邪消去大半，邪退而正气待复，虑其大便溏泻无好转，系由病及脾肾两脏，阳虚不能温煦，则水寒土湿，故加肉桂益火暖土，焦白术健脾止泻而收功。

（路志敏　曹清慧）

案16　侯某　男　18岁　2008年4月14日初诊

主诉：胃痛半年，加重1天。

半年前无明显诱因出现胃痛，受寒或餐后易作，痛势剧烈，得热则舒。手足不温，胃纳差。1天前因着凉后，胃痛复发，痛势较剧，不能缓解，今日特来诊治。舌质暗红，苔白，脉弦细。

辨证分析：患者禀赋不足，脾胃素虚，中阳不振。每遇受寒，中阳为寒邪所遏不得伸展而痛。进食则更加耗损阳气，故食后痛甚。手足不温，胃纳差，苔脉均为脾胃阳虚之象。

中医诊断：胃脘痛（中焦虚寒）

西医诊断：慢性胃炎

治法：温中散寒，理气止痛

方药：理中丸合五磨饮子加减

焦三仙各10g，鸡内金15g，木香10g，厚朴10g，炒莱菔子6g，焦槟榔6g，枳实10g，干姜10g，肉桂10g，焦白术15g，元胡15g，白蔻6g，党参15g，甘草10g，甘松10g。4剂，水煎服。

二诊（2008年4月18日）：胃痛减轻，食欲好转。4月14日方继服5剂，水煎服。

三诊（2008年4月22日）：胃痛缓解，食纳转佳。4月14日方加黄芪10g，5剂，水煎服。

按：《素问·举痛论》曰："寒气客于肠胃之间，膜原之下，血不得散，小络急引，故痛"。本例患者形体偏瘦，禀赋不足，中阳不振，复感寒邪而发胃脘疼痛，治以温中散寒，理气止痛，此正治之法。方中党参、干姜、白术、甘草组成理中丸，四药相配，中焦之寒得辛热而去，中焦之虚得甘温而复，清阳升而浊阴降，运化建而中焦治。肉桂补火助阳，散寒止痛，助理中一臂之力。《本草会编》云："木香，与补药为佐则补，与泄药为君则泄也"。焦三仙、鸡内金为李老常用药对。他的体会是，二药既可消食滞以和胃，又可防气、血、痰、湿、寒、热诸邪与食相结，更可启动脾胃纳运之机，恢复脾胃气化之能。护脾保胃是李老临证时时没有忘记的。

（路志敏　曹清慧）

案17　裴某　女　17岁　2009年1月23日初诊

主诉：胃痛2年，加重1周。

患者于2年前因学习压力过大，精神紧张出现胃痛且胀、无烧心泛酸，自服"胃药"，症状稍有减轻，此后每因情绪变化而症状加重，曾查胃镜示：浅表性胃炎。近1周来，因学习紧张再次出现胃痛胃胀，攻及两胁，嗳气频频，大便干，小便正常，食纳欠佳。今日慕名前来请李老诊治。刻下证：胃痛、胃胀、嗳气、大便干。舌质红，苔薄黄，脉弦细。

辨证分析：患者平素情志不舒，肝气郁结明矣。肝郁不得疏泄，横逆犯胃，胃失和降而致胃痛、胃胀。胃失和降，胃气上逆则嗳气。中焦升降失职，传导失常，糟粕不得下行，因而大便秘结。

中医诊断：胃脘痛（肝胃不和）

西医诊断：浅表性胃炎

治法：疏肝理气，和胃降逆

方药：柴胡疏肝散合旋覆代赭汤加减

柴胡10g，旋覆花（包）10g，枳壳10g，青皮10g，香附10g，代赭石20g，元胡15g，木香10g，炒白芍10g，白蔻6g，焦栀子10g，焦三仙各10g，鸡内金15g，蒲公英10g，生姜10g，甘草10g。10剂，水煎服。

二诊（2009年2月2日）：胃痛、胃胀、嗳气缓解，药后大便偏软，舌脉如前。1月23日方去青皮、栀子，加苍术10g，茯苓10g。7剂，水煎服。

按：木曰曲直，其性升发，贵在畅达疏泄；土曰稼穑，其性中和，贵在升降运化。肝胆主气机，脾胃主升降。学习紧张，多七情内伤，尤肝为甚。肝气横逆犯胃则发病。故治肝可以安胃，既肝气条达，胃不受侮，则胃自和，其痛自止。诸药合用，以取“木郁达之”之意，收止痛除胀之效。

（路志敏　曹清慧）

案18　任某　女　42岁　2009年6月5日初诊

主诉：胃痛2个月。

患者2个月前因情志不舒出现胃痛、胃胀，伴胁痛，未予诊治。刻下证：胃痛，胃胀，胁痛，嗳气，烧心，口苦口干。舌质红，苔黄，脉弦细。肝胆B超示：胆囊壁毛糙。胃镜示：浅表性胃炎。

辨证分析：肝为刚脏，性喜条达而主疏泄，胃主纳谷，以降为合。因忧思恼怒，气郁伤肝，肝木失于疏泄，横逆犯胃，致胃气不降，木郁土壅，气滞中脘，发为胃痛、胃胀。《沈氏尊生书·胃痛》云：“胃痛，邪干胃脘病也。……唯肝气相乘为尤甚，以木性暴，且正克也”。胁肋为肝经循行之处，肝胃气滞，则见两胁痛。肝胃气逆，则现嗳气。气郁日久化火，可见口苦、口干、烧心。

中医诊断：胃脘痛（肝气犯胃）

西医诊断：慢性胃炎

治法：疏肝理气，和胃止痛

方药：金铃子散、柴胡疏肝散合乌贝散加减

柴胡10g，陈皮10g，青皮10g，郁金10g，栀子10g，蒲公英15g，川楝子10g，佛手10g，白蔻6g，鸡内金15g，元胡15g，乌贼骨20g，浙贝10g，黄连10g，沙参10g，菊花15g，生姜10g，甘草10g。7剂，水煎服。

二诊（2009年6月15日）：胃痛、胃胀明显好转，胁痛缓解，嗳气明显减轻。舌淡红苔薄黄，脉弦细。6月5日方加用石斛10g。7剂，水煎服。

三诊（2009年6月22日）：胃痛、胃胀基本消失，余症亦除。舌淡红，苔薄黄，脉弦细。6月15日方继服5剂，水煎服。

按：《类证治裁·胃脘痛》曰："因肝乘而脘痛者，气冲胁胀"。本案患者以胃痛攻胀，连及两胁为特点，病在胃而痛，胀则来源于肝。李老以金铃子散、柴胡疏肝散、乌贝散加减治疗。方中柴胡、青皮疏肝解郁。川楝子、元胡、郁金、佛手行气止痛。陈皮、白蔻芳香醒脾。栀子、公英、菊花清肝泻火。蒲公英一味，是李老治疗胃痛之常用药物。李老认为，蒲公英既可清肝泻火，又可清胃定痛。《朱良春用药经验》中亦提到"蒲公英的镇痛作用不仅在于它能清胃，还在于它能消瘀，凡胃脘因瘀热作痛，用其最为相宜"。全方合用，可清肝火、解肝郁，降胃气，理气而不燥，养阴而不腻。

（路志敏）

案19　王某　男　40岁　2003年11月7日初诊

主诉：胃痛2年，加重1周。

患者2年前因大量饮酒后出现胃痛、胃胀、伴呃逆，食后尤甚，1年前在当地医院查上消化道造影显示：胃炎。间断服药，效果不著，1周前复因饮酒而症状较前加重。刻下证：胃痛、胃胀、呃逆。舌质暗红，苔黄，根部稍腻，脉弦滑。既往胆囊炎病史5年。

辨证分析：患者因嗜酒，过食肥甘厚味，伤及脾胃，湿邪阻滞气机，与寒搏结于中，故胃痛。胃络瘀滞，亦可发生胃痛。脾胃升降失常，胃气不降反上逆，则发呃逆。舌暗红苔黄，根部稍腻，脉弦滑，亦为湿邪内蕴，气滞血瘀之象。

中医诊断：胃脘痛（湿邪蕴结、气滞血瘀）

西医诊断：慢性胃炎

治法：祛湿和中，行气活血，佐以清热

方药：二陈汤、平胃散、旋覆代赭汤、丹参饮加减

丹参 10g，甘松 10g，元胡 15g，旋覆花（包）10g，代赭石 20g，党参 15g，陈皮 10g，半夏 10g，木香 10g，砂仁 9g，厚朴 15g，苍术 10g，干姜 10g，茯苓 15g，甘草 10g，焦三仙各 10g，鸡内金 10g，薏苡仁 20g，蒲公英 15g，枳壳 10g。5 剂，水煎服。

二诊（2003 年 11 月 13 日）：胃胀痛减轻，呃逆减少，大便不成形，苔黄腻稍厚。11 月 7 日方去枳壳，加木瓜 10g，草蔻 10g，乌药 10g。7 剂，水煎服。

按：《临证指南医案·湿门》谓："酒湿郁伤，脘中食阻而痛"。本例患者长年嗜酒，致湿邪阻滞中焦脾胃，胃气不和而发胃脘痛，《类证治裁》论胃脘痛："初病邪在经，久病必入络，经主气，络主血也"。叶天士进一步提出："胃痛久而屡发，必有凝痰聚瘀"。故本例为湿邪内蕴，湿郁化热，气滞血瘀之胃脘痛。李老以二陈汤、平胃散燥湿运脾，行气和中，旋覆代赭汤降逆化痰，益气和胃；丹参饮中丹参一味，功同四物，与元胡合用可活血祛瘀，行气止痛，配甘松、木香、枳壳辛香理气。其中甘松一味，为李老治疗胃脘痛之常用，其性辛甘温，具有温而不热、甘而不滞、香而不燥之特点，能疏畅气机，有开郁醒脾、行气止痛之功。二诊加用木瓜，王好古云："去湿和胃，滋脾益肺"，并能酸敛止泻。《本草经疏》称草蔻为："辛能破滞，香能入脾，温热能祛寒燥湿；又散一切冷气，消酒毒者，亦燥湿破滞、行气健脾开胃之功也"。可谓李老用甘松、草蔻之据也。

（路志敏　曹清慧）

案 20　刘某　女　67 岁　2009 年 6 月 1 日初诊

主诉：胃痛1年，加重2个月。

患者于1年前因受寒引起胃痛，曾于哈院查腹部B超：肝、胆、胰、脾未见明显异常。胃镜示：浅表性胃炎。服用中西药物治疗有效。刻下证：胃痛，嗳气，烧心，偶有返酸，大便溏，日一行。舌暗苔薄黄，脉沉细。

辨证分析：中焦属土，土性为湿，湿易留阻于中，影响脾胃运化，脾升胃降为顺，升降不得，气机阻滞，不通则痛。气能行血，气虚则血瘀，寒则血脉凝泣，均可导致胃痛。

中医诊断：胃脘痛（脾虚湿滞，气虚血瘀）

西医诊断：慢性胃炎

治法：温胃散寒，行气活血

方药：香砂六君子汤、失笑散、乌贝散、左金丸加减

木香10g，砂仁9g，陈皮10g，法半夏10g，茯苓10g，甘松10g，檀香6g，香附9g，生姜10g，蒲黄10g，五灵脂10g，焦白术15g，白蔻6g，乌贼骨20g，浙贝母10g，黄连10g，吴茱萸3g，元胡15g，甘草10g。7剂，水煎服。

二诊（2009年6月8日）：胃痛明显减轻，烧心返酸减轻，嗳气无明显好转，接触凉水后腹泻，舌暗红苔黄，脉沉细。6月1日方加旋覆花10g，代赭石10g，防风10g。10剂，水煎服。

按：《医学真传·心腹痛》云“所痛之部，有气血阴阳之不同。若概以行气消导为治，漫云通者不痛，夫通者不痛理也，但通之之法，各有不同。调气以和血，调血以和气，通也。”本案素体脾胃虚弱，因受寒而致胃气壅滞，气虚则血瘀，以胃痛为主症，受寒后加重，法当温胃散寒，行气活血，必待寒邪祛、气血通则病自愈。方中以香砂六君子健脾和胃，理气止痛；失笑散活血祛瘀，散结止痛。香附通行十二经脉；左金丸清肝泻火，合乌贝散制酸；白蔻芳香醒脾化湿；檀香辛香温通，为气分之药，能引胃气上升，温中散寒，行气止痛。二诊加旋覆花、代赭石镇逆下气，加防风，取“风能胜湿”之意。诸药合用，气血双调，邪祛则正安。

（刘梅举）

李英杰医案

案21　高某　男　39岁　2009年1月19日初诊

主诉：胃痛2年。

患者2年前因工作紧张、饮食不规律出现胃脘阵发性疼痛，攻及右胁部，饮凉后加重。曾于哈励逊国际和平医院查胃镜示：慢性萎缩性胃炎。曾服中西药物，效不著。近一周来因情志不佳有所加重。刻下证：胃脘阵发性疼痛、胀满，攻及右胁部，自觉胃中发凉，舌尖红，苔黄，脉弦滑。胃镜示：慢性萎缩性胃炎。

辨证分析：情志不舒，肝气郁结，不得疏泄，横逆犯胃则作痛；气病多游走，胁为肝之分野，故疼痛攻撑连胁。气机不利，胃失和降，则嗳气。脉弦亦主肝病，主痛。

中医诊断：胃痛（肝气犯胃）

西医诊断：慢性胃炎

治法：疏肝解郁，理脾和胃

方药：四逆散、金铃子散、百合乌药散合丹参饮加减

乌药10g，百合10g，丹参10g，檀香9g，木香10g，柴胡10g，郁金10g，蒲公英15g，枳壳10g，川楝子10g，元胡15g，焦栀子10g，生姜15g，甘草10g，白蔻6g，焦三仙各10g，炒谷芽10g，鸡内金15g。10剂，水煎服。

二诊（2009年2月2日）：胃痛胁痛大减，纳食增加，偶有心慌。舌质暗红，苔边偏黄。脉弦滑。1月19日方去乌药，加黄连10g。7剂，水煎服。

三诊（2009年2月16日）：胃脘隐痛，饮食不慎后稍有胁胀。舌质淡红，苔薄白。脉弦滑。1月19日方去乌药，加黄连10g，焦白术10g。7剂，水煎服。

按：本案为肝气犯胃之胃痛。抓住胃痛攻胁之主证，肝胃气滞是病机之关键，采用疏肝解郁、理脾和胃治疗大法，导师习用四逆散疏肝理脾。叶天士认为："脾宜升则健，胃宜降则和"。胃为水谷之腑，以通为用，以降为顺。降则和，不降则滞，故本案治疗旨在使脾胃复其升降之职。肝气疏，胃气降，则一身之气皆顺也。

（刘梅举）

腹痛

案1 刘某 男 86岁 2009年12月31日初诊

主诉：腹痛2个月。

患者于2个月前因饮食不慎后出现腹痛，腹胀，下坠，多方诊治无效。既往史：高血压病史20余年；糖尿病史10余年。体格检查：血压140/85mmHg，腹部柔软，无压痛反跳痛。胃镜示：浅表性胃炎。B超示：肝囊肿。舌暗红，苔黄腻，脉弦滑。

辨证分析：章虚谷云："胃为戊土属阳，脾是巳土属阴，湿土之气，同类相召，故湿热之邪，始虽外受，终归脾胃"，湿热相搏，干扰肠胃，气机阻滞而腹痛腹胀。

中医诊断：腹痛（湿热内蕴）

治法：清热燥湿

方药：三仁汤合泻白散加减

炒苡仁30g，炒白芍15g，茯苓15g，厚朴15g，元胡15g，枳壳10g，生白术20g，清半夏10g，木香10g，苍术10g，乌药10g，杏仁10g，桑皮10g，地骨皮10g，炙甘草10g。7剂，水煎服。

二诊（2010年1月7日）：腹痛基本缓解，腹胀嗳气减轻，舌暗红，苔黄薄腻，脉弦小滑。12月31日方加苏梗10g，炒莱菔子6g。7剂，水煎服。

三诊（2010年1月18日）：腹胀明显减轻，舌暗稍红，苔薄黄微腻，脉弦稍细。1月7日方加黄连6g。10剂，水煎服。

按：欲清其热，应化其湿，欲化其湿，当宣通气机。本方旨在苦寒与辛温并进，芳香与燥湿并施，因热为阳邪，非苦寒不能解其热；湿为阴邪，非辛温不能宣通。故辛开湿滞，苦泄热壅。李老教示：临床中务必掌握清与化之分寸，只有清化合度，方能湿去热孤，热除湿化。但要以顾护胃气为先，组方宜灵动，防壅滞，宜精简、忌庞杂。

（曹清慧）

案2　李某　女　40岁　2009年7月13日初诊

主诉：黎明时腹痛腹泻3年。

患者3年来因劳累、饮食不规律而出现黎明时腹痛，时有腹泻。刻下证：黎明时腹痛，时有腹泻，大便不成形，受凉或紧张后加重。舌质淡暗，舌苔薄黄，脉沉细。

辨证分析：患者因劳累、饮食不节而致脾肾阳虚。脾主运化，肾主温煦。黎明之前阳气未振，气机壅滞，而发腹痛腹泻。舌质淡暗，舌苔薄黄，脉沉细均为脾肾阳虚之象。

中医诊断：腹痛（脾肾阳虚）

西医诊断：慢性肠炎

治法：温肾健脾

方药：自拟香蔻止泻汤合痛泻要方加减

煨肉蔻3g，木香10g，木瓜10g，丁香3g，赤石脂20g，元胡15g，炒白芍10g，炒防风10g，苍术15g，焦白术15g，乌药10g，茯苓10g，薏仁20g，甘草10g。7剂，水煎服。

二诊（2009年7月20日）药后腹痛有减，舌脉如前。7月13日方去薏仁，加厚朴10g，山药20g。10剂，水煎服。

三诊（2009年7月31日）腹痛减轻但不著，大便已成形。舌质淡，苔白，脉弦细。7月13日方去薏仁、赤石脂、苍术，加干姜10g，肉桂10g，党参10g，黄芪20g，以加强温肾健脾之力。10剂，水煎服。

按：《诸病源候论·腹病诸候》说："久腹痛者，脏腑虚而有寒，客于腹内，连滞不歇，发作有时。"说明脾肾阳气不足，可使脏腑虚寒，而致腹痛。肝脾不和，土木气郁，可出现木郁陷土之证；木赖土培，若土虚木乘，可致肝强脾弱；若肝失疏泄，脾失运化，可致肝脾失调，故治以痛泄要方，泄肝木制其胜，伍以温肾健脾以收其功。方中防风之用有二：一则因风气通于肝，肝为春升之气，主疏泄升发，肝能疏土以助脾运；二则"风能胜湿"，并能使清阳之气上升，促脾胃之斡旋之能。

（路志敏　曹清慧）

嗳　气

孙某　女　30岁　2009年8月19日初诊

主诉：胃脘部痛胀，伴嗳气15天。

缘于15天前饮食生冷后出现胃脘部胀满，嗳气频作，自服快胃片、吗丁啉效果不佳，现仍嗳气频频，胃脘胀满，纳食不馨，进食后尤甚，形体偏瘦，平素白带量多。舌尖红，苔薄黄，脉细。

辨证分析：《灵枢·口问篇》曰："寒气客于胃，厥逆从下上散，复出入胃，故为噫"。患者饮食不节，损伤脾胃，脾失健运，酿湿生痰，痰气郁阻，则胃失和降，故噫气，胃中胀满。

中医诊断：嗳气（痰气郁阻，胃气上逆）

西医诊断：慢性胃炎

治法：降逆化痰，祛湿和胃

方药：旋覆代赭汤合二陈汤加减

旋覆花10g，代赭石20g，陈皮10g，清半夏10g，茯苓10g，元胡10g，生姜10g，苍术10g，蒲公英15g，焦三仙各10g，内金10g，白蔻8g，藿香10g，薏苡仁20g，甘草10g。7剂，水煎服。

二诊（2009年8月26日）：症状减轻，稍有胃胀，苔薄黄，脉濡细。8月19日方加焦栀子10g，苏梗10g。7剂，水煎服。

按：《伤寒论》云："伤寒发汗，若吐若下，解后，心下痞硬，噫气不除者，旋覆代赭汤主之"，此患者虽未经汗、吐、下三法，但素体脾胃虚弱，复加饮食不节，中气更伤，痰涎内生，中焦不运故脘腹胀满，胃失和降，胃气上逆则嗳气，所以旋覆花下气除痰、降逆除噫为君药，代赭石平肝降气为臣药，二陈汤及白蔻、薏苡仁、藿香、苍术健脾去湿，焦三仙、内金消食导滞。苏梗行气宽中为佐使。

（王玉栋）

泄　泻

案1　贡某　男　25岁　2008年12月15日初诊

主诉：腹泻5个月。

患者于5个月前无明显诱因出现阵发性腹痛、腹泻，且痛必即泻，泻后痛减，伴腹胀。刻下证：腹痛即泻，泻后痛减，轻度腹胀。舌尖红，苔薄黄，脉弦细关沉。

辨证分析：脾虚运化无权，水谷不化，下趋肠腑而泻，脾虚湿胜所致也。另外，脾虚胃弱，肝易乘之，每遇情志不调，忧郁恼怒或精神紧张，肝来克脾，脾胃受制，使之运化更加失常，痛泻作矣。正谓叶天士所言“阳明胃土已虚，厥阴肝风振动”。腹胀脉弦亦为脾胃运化功能不健，肝失疏泄使然。

中医诊断：泄泻（肝气乘脾）

西医诊断：慢性结肠炎

治法：抑肝扶脾，和中止泻

方药：痛泻要方、平胃散、乌药甘草汤加减

炒白芍15g，炒防风10g，焦白术15g，柴胡10g，枳壳10g，苍术10g，茯苓15g，厚朴10g，草蔻6g，木香10g，元胡15g，木瓜10g，焦三仙各10g，鸡内金10g，生姜15g，甘草10g。7剂，水煎服。

二诊（2008年12月22日）：腹痛腹泻明显好转，但有轻度腹胀下坠。舌淡红，苔薄黄，脉弦细。12月15日方加丁香3g，煨肉蔻3g。7剂，水煎服。并嘱可再进15剂，以巩固之。

按：本案之腹泻，以痛即泻、泻后痛减为辨证要点，此肝脾二脏之病也，盖以肝木克土，脾气受伤使然，《景岳全书》痛泻要方主之。本方乃疏风、补土、泻木之剂。导师恐力不从证，配四逆加木香助其舒肝解郁，配平胃加茯苓，强其燥湿健脾。白芍、甘草（四逆散中有二药）加元胡增其缓急止痛，配木瓜援其祛风和胃化湿。焦三仙、鸡内金、生姜健胃消食、温中散寒。纵观全方乃痛泻要方之大剂也。健脾、运脾、醒脾、舒脾、抑肝、散肝、疏肝、泻肝。导师谓："求其中和矣"。

（马艳东）

案2　孔某　男　63岁　2004年8月24日初诊

主诉：腹泻伴脘胀3年，加重5天。

患者于3年前出现腹泻，大便日2~4次，其中夜间2~3次，并伴脘腹胀满，5天前症状加重邀李老诊治。刻下证：腹泻，昼2次，夜2次，脘胀，喜温，无明显腹痛。舌淡，苔薄白。

辨证分析：患者年事已高，脾肾阳气渐微，脾虚运化无权，不能散精，水湿内生，因而致泻。肾阳衰微，釜底无薪，下焦无火以温运中焦，因而脾肾虚寒，发生泄泻。脘胀喜温，夜泄明显，均显脾肾两虚之候，但重在脾虚。

中医诊断：泄泻（脾肾虚寒）

西医诊断：1. 结肠炎。2. 十二指肠炎

治法：健脾温肾，固肠止泄

方药：香蔻汤加减

煨肉蔻3g，草蔻6g，白蔻仁5g，干姜10g，丁香3g，薏苡仁20g，茯苓15g，山药20g，白术15g，木瓜10g，木香10g，乌贼骨20g，焦三仙各10g，鸡内金10g，甘草10g。7剂，水煎服。

二诊（2004年8月30日）：大便次数明显减少，夜间已不更衣，仍有脘胀。8月24日方加檀香9g，砂仁9g，党参15g。7剂，水煎服。

三诊（2004年9月7日）：大便日一次，近成形，唯脐上小胀，余无不适。8月30日方继服7剂。

按：本案腹泻3年，脘胀喜温，甚时夜多于昼，此脾肾阳虚可知。导师多年总结一泄泻方"一香三蔻汤"。无不效验，方中丁香醒脾暖胃散寒温肾助阳止泻为君，肉蔻、草蔻、白蔻、干姜温中补肾收敛固涩为臣。山药、薏苡仁、茯苓、白术补气健脾。焦三仙、鸡内金消食和胃，木瓜和胃化湿，木香行气宽中为佐使，全方共奏健脾温肾固肠止涩之能。

（马艳东）

案3　张某　女　18岁　2009年4月20日初诊

主诉：腹泻1年。

患者1年前无明显诱因出现腹泻，多时日泻3～4次，伴腹痛肠鸣。曾服氟哌酸胶囊和止泻药物，症状时轻时重，每遇受凉或情绪紧张诱发或加重。刻下证：腹泻，日3～4次，痛则即泄伴肠鸣，平素畏寒怕凉。面色㿠白，气短乏力，四肢发凉，舌淡，苔薄白，脉沉细。便常规：白细胞（+），潜血（阴性）。

辨证分析：患者以泄泻为主症，平素脾胃虚弱，运化无权，水谷不化，清浊不分而成泄泻，土虚木克，肝气郁滞，肝失调达，横逆侮脾，故腹痛腹泄，泄泻日久，脾肾两伤，故形寒肢冷，故本证为脾肾阳虚，肝逆侮脾之证。

中医诊断：泄泻（脾肾阳虚，肝逆侮脾）

西医诊断：慢性肠炎

治法：温补脾肾，抑肝扶脾，涩肠止泻

方药：自拟香蔻汤加减

炒防风10g，炒白芍10g，柴胡6g，焦白术10g，木香10g，元胡15g，苍术10g，草蔻6g，木瓜10g，丁香3g，煨肉蔻3g，山药20g，茯苓15g，生姜10g，甘草10g，焦三仙各10g，鸡内金10g，黄连6g。7剂，水煎服。

二诊（2009年5月8日）：患者连服上药14剂，腹泻明显减轻，舌脉如前。

太子参10g，白术10g，山药15g，茯苓10g，焦三仙各10g，鸡内金10g，炒扁豆15g，甘草10g，生姜10g，大枣10g，黄芪10g，生龙牡各20g，防风10g。7剂，水煎服。

三诊（2009年5月15日）：大便日一次，无腹痛，仍疲倦乏力，面色萎黄，舌淡苔薄白，脉细。给予参苓白术散每次6g，每日2次，连服一个月以巩固之。

按：素体虚弱，劳倦内伤，脾胃运化无权，日久损及肾阳，脾肾阳虚故胃寒肢冷，大便泄泻。方中煨肉蔻、丁香、木香、木瓜乃李老常用治疗泄泻之药，习称谓类四神丸。煨肉蔻、丁香温中散寒，木香理气止痛，防风、白芍、白术、陈皮抑肝扶脾，白蔻、木瓜、苍术燥湿健脾，山药、白术、茯苓健脾去湿止泻，黄连厚肠止泻。方中共奏健脾温肾、祛湿止泄之功效。二诊以益气健脾为法，五脏健，中土和，则五脏安。

（王玉栋）

案4　刘某　女　40岁　2008年11月3日初诊

主诉：腹泻5年，头痛2年。

患者近5年来间断腹泻，完谷不化，伴腹痛，无恶心呕吐，2年前出现头痛，时发时止。舌淡红，苔薄，脉弦细。

辨证分析：患者素体脾虚湿盛，水谷不化，清浊不分，故泄泻。寒凝血滞，故腹痛。脾胃虚弱，气血乏源，卫气虚则卫外不固，风邪外袭，阻遏清阳，故头痛。

中医诊断：1. 泄泻（脾虚夹湿）。2. 头痛（风寒头痛）

西医诊断：1. 肠易激综合症。2. 血管神经性头痛

治法：健脾止泻，疏风散寒

方药：川芎茶调散、苍耳子散、自拟香蔻汤加减

荆芥10g，防风10g，川芎12g，细辛3g，白芷10g，炒苍耳子10g，辛夷10g，薄荷6g，羌活10g，木香10g，木瓜10g，草蔻6g，丁香3g，赤石脂20g，茯苓15g，甘草10g，鱼腥草15g。7剂，水煎服。

二诊（2008年11月19日）：服药后第2天腹泻即明显减轻，大便2次/天，已成形，头痛缓解。停药4天后，又出现头部不适，两腿沉凉。舌淡红，苔薄，脉弦细。11月3日方改赤石脂30g，加独活10g，藁本10g。10剂，水煎服。

按：《景岳全书·泄泻》说："泄泻之本，无不由于脾胃。"此患者素体脾胃虚弱，湿盛于内，正值冬季外感风寒之邪而发病，以此确立健脾祛湿止泻，祛风胜湿止痛的治疗方法。初诊方中荆芥、防风辛散上行，祛风邪；川芎、白芷、羌活疏风止痛；细辛散寒止痛；薄荷清透目，搜风散热；鱼腥草清肺、利尿通淋；辛夷、苍耳子祛风通窍；木香行气调中止痛；木瓜祛湿和胃、止泻；赤石脂甘温调中，涩肠止泻；茯苓健脾

渗湿；草蔻醒脾化湿、祛浊；丁香温中散寒。诸药合用达到脾健湿去则泻自止，风寒得祛而头痛愈之目的。

二诊时湿邪已祛大半，腹泻明显减轻。风寒之邪渐疏散，清阳之气得以上注，头痛消失。风寒湿邪痹阻经络，气血不通，故头顶凉、麻木，小腿两侧凉。腿沉，加独活祛风湿止痛，以独活一味尤以治下肢之痹症也。藁本发表散寒，上达巅顶。李老指出："赤石脂不苦不寒不热，性平稳而不像其它收涩药，可加大量应用，涩肠止泻作用很好"。

风药的应用为本案重要特点：风药胜湿，防风本身芳香，有化湿作用。防风既能治内湿又能除外湿，且防风性升散，与利湿药相合，升降相因，以恢复脾胃升降平衡之职，使清升浊降，俾湿邪祛，清阳升则泄泻即止。充分体现李老从脾胃论治的思想。

（李　萍　曹清慧）

案5　崔某　男　25岁　2008年1月23日初诊

主诉：泄泻6年。

患者6年前出现腹泻肠鸣，时伴腹痛，每日3~4次，无脓血及黏液。曾在当地服中药治疗后好转，但饮食稍有不慎或受寒后即发病。舌淡红，苔薄黄，脉弦细。

辨证分析：据《景岳全书》所云"泄泻之本，无不由于脾胃"，土虚木乘，脾受肝制，升降失常则发为腹泻肠鸣。

中医诊断：泄泻（肝脾不和）

西医诊断：慢性肠炎

治法：健脾疏肝，燥湿止泻

方药：痛泻要方、香连丸、平胃散加减

炒白芍10g，炒防风10g，木香10g，草蔻6g，云苓15g，苡仁20g，苍术10g，山药20g，元胡15g，甘草10g，焦白术10g，黄连10g，干姜10g，厚朴6g，乌梅10g。7剂，水煎服。

二诊（2008年1月30）：患者以上方服7剂后病情明显好转，大便虽不成形但次数明显减少。舌淡红，苔薄黄，脉弦细，遂以上方继服10剂，水煎服。

三诊（2008 年 2 月 14 日）：患者服药后自觉病情日渐好转。大便日 1 次，已成形，舌淡红，苔薄黄，脉弦。继用上方 10 剂，水煎服，巩固之。

按：唐容川云：“木之性主于疏泄，食气入胃，气赖木之气以疏泄之，而水谷乃化，设肝之清阳不升，则不能疏泄水谷，渗泄中满之症，在所不免。”肠鸣，是风行地中之象，所谓“肝木克脾土”，主用风药，风灭则肠亦不鸣了。肠鸣为泄泻先行，必定有湿邪阻滞，或者是湿热郁积，要用导滞清化药。

木香气味芳香，能升降诸气，善于泄肺气、疏肝气、和脾气，故为宣通上下、畅利三焦气滞的要药。黄连苦寒，气薄味厚，清热燥湿，泻火解毒，厚肠止泻。二药伍用，一温散、一寒折，调升降、理寒热，共奏调气行滞、厚肠止泻之效。

李老教示：脾虚久泻夹滞之人，治当权衡虚实，攻补兼施。其清热燥湿苦寒之味，应根据湿热轻重，掌握药味、剂量之多寡；急性发作时，用健脾扶正之品，不宜用参、芪之类味重易壅中之品。故本案选干姜温阳，白术、山药益气。另外，李老治疗泄泻选用痛泻要方、平胃散时均去陈皮，而改用枳壳、厚朴、木香等品，是考虑陈皮为脾、肺气分之药，肠病时多不用。治疗腹泻时适当加以酸敛收涩之药，不仅能收敛耗散之正气，亦有截断邪势之发展，李老常习用乌梅、五味子等药，他认为这些药物具有收敛正气及驱除邪毒双重作用。

（曹清慧）

案 6　马某　男　28 岁　2003 年 3 月 19 日初诊

主诉：腹泻 6 年。

6 年来间断腹泻，进食生冷食物或着凉时易加重，大便日 3～4 行，腹痛即泻，泻后痛减，肛门有下坠感，四肢不温，怕冷。舌质淡红，苔薄白，脉弦细。结肠镜示：直肠炎。

辨证分析：患者泄泻日久，脾阳虚损及肾，致脾肾两虚，故腹泻、腹痛、四肢不温、怕冷。脾虚气滞，故肛门有下坠感。综合舌、脉、症为脾肾两虚之泄泻。

中医诊断：泄泻（脾肾两虚）

西医诊断：慢性直肠炎

治法：温肾健脾止泻

方药：香蔻汤加减

煨肉蔻 3g，木香 10g，木瓜 10g，丁香 3g，赤石脂 20g，炒扁豆 20g，怀山药 20g，茯苓 15g，乌贼骨 20g，草蔻 6g，炒枳壳 15g，甘草 10g。7 剂，水煎服。

二诊（2003 年 3 月 26 日）：药后大便次数减少，日 1～2 行，腹痛减轻，无明显下坠。舌淡红，苔薄黄，脉弦细。3 月 19 日方加白蔻仁 5g。7 剂，水煎服。

按：初诊方中煨肉蔻辛温，丁香芳香性温，二者温补脾肾；经云："湿胜则濡泻"，故止泻必祛湿，又脾喜燥恶湿，祛湿才能脾健，故以炒扁豆、怀山药、茯苓健脾运湿，草蔻醒脾化湿，木瓜性酸涩，"既于湿热可疏，复于耗损可敛"，与炒扁豆、怀山药相伍亦有滋脾之功。赤石脂、乌贼骨涩肠止泻，木香、炒枳壳调气行滞除胀。诸药合用，共奏温肾健脾、醒脾化湿、滋脾、涩肠止泻之功用。二诊加白蔻仁醒脾化湿。

本例患者为迁延日久，脾肾两虚之泄泻。在辨证中把握脾肾两虚的病理关键，确立温肾健脾止泻的治疗大法，并贯穿于疾病治疗的始终。治疗方面注意三点：一、脾肾同治。正如汪昂所说："久泻皆由肾命火衰，不能专责脾胃"。应益火生土，温补脾肾。二、温涩同用。泄泻日久，谷道滑利，宜补而兼涩。三、温脾与滋脾同用。泄泻日久损及脾阴，温脾与滋脾药同用，刚柔相济。

（李　萍）

案 7　韩某　男　32 岁　2009 年 6 月 22 日初诊

主诉：腹泻 3 年，加重伴腹痛 2 个月。

患者 3 年前因长期饮酒出现腹泻，经治好转，间断发作。2 个月前又因饮酒过量后出现腹泻伴腹痛。面色无华，舌尖红，舌苔薄黄，脉弦细。

辨证分析：嗜烟饮酒，损伤脾胃，可致脾胃虚弱，运化无权，水谷不化，清浊不分，混杂而下，发为泄泻。正如《素问·阴阳应象大论》

篇所云："清气在下则生飧泄，……湿胜则濡泄"。脉弦细亦为肝强脾弱之象。

中医诊断：泄泻（脾胃虚寒，肝乘犯脾）

西医诊断：慢性肠炎

治法：健脾祛湿止泻

方药：自拟方

焦三仙各10g，内金10g，木香10g，黄连10g，木瓜10g，茯苓15g，草蔻6g，苍术10g，焦白术15g，元胡15g，炒白芍15g，炒防风10g，干姜10g，山药20g，甘草10g。7剂，水煎服。

二诊（2009年6月29日）：腹泻缓解，腹痛已除。舌淡红，苔薄黄，脉细。6月22日方加厚朴10g，肉桂10g。7剂，水煎服。

三诊（2009年7月10日）：腹泻止，胃脘稍有不适。舌淡红，苔薄黄，脉细。6月22日方去木瓜，加菖蒲10g，远志10g，党参15g。7剂，水煎服。

按：久泻多责之于脾，常夹有湿滞、食积，且以寒化为主。久泻之人也常出现肝气乘脾或命门火衰。故本案治疗能以速愈，是以健脾利湿为主，加用抑肝扶脾，益火暖土之剂。李老有言，泄泻之由不能离脾，但肝肾两脏决不可忽视。因二者对脾有乘侮之关系。

（路志敏　曹清慧）

案8　徐某　女　40岁　2003年7月8日初诊

主诉：腹泻1个月。

患者1个月前因饮食不当出现腹泻，每日2～3次，伴肠鸣，时有泛酸，舌淡红，苔黄腻，脉沉弦。

辨证分析：患者于长夏季节感受湿邪，腹泻、肠鸣为湿邪困脾的表现；湿邪化热，出现胃中发酸，舌苔黄腻等症。

中医诊断：泄泻（湿邪困脾）

西医诊断：肠易激综合症

治法：健脾祛湿止泻

方药：三仁汤、香连丸加减

乌贼骨20g，草蔻6g，木香10g，黄连10g，茯苓15g，薏苡仁20g，白蔻5g，蒲公英15g，木瓜10g，焦白术15g，山药20g，甘草10g。5剂，水煎服。

二诊（2003年7月23日）：服药5剂后腹泻肠鸣缓解，近日来易疲劳，出虚汗，动则益甚，伴腰酸，月经提前7~8天，经量较多。

中医诊断：汗证（气阴两伤，肝肾阴虚）

治法：补脾益气，滋养肝肾

方药：补中益气汤、二至丸加减

柴胡10g，陈皮10g，黄芪20g，焦白术15g，升麻10g，党参15g，当归10g，杜仲15g，桑寄生15g，女贞子10g，旱莲草10g，地骨皮10g，五味子10g，生龙牡各20g，焦三仙各10g，鸡内金10g，甘草10g。7剂，水煎服。

按：首诊抓住发病季节为长夏泄泻这一特点，长夏主湿，湿盛则濡泄。脾旺于长夏，辨析为湿邪困脾之泄泻，夹有湿郁化热之表现，方选三仁汤合香连丸加减。再诊，脾主肌肉、四肢，脾气虚则易疲劳，失于固摄则出汗，其病位在脾；腰酸、月经提前提示病位在肝肾。由于患者病程较长，长期泄泻耗伤气阴，方选补中益气汤、二至丸加减，辨证准确，用药合理，效果良好。

（李　萍）

案9　李某　男　35岁　2009年2月16日初诊

主诉：腹泻3年，加重2个月。

患者缘于3年前因受寒后出现腹泻，2个多月前因饮食不节后加重，日1~2次，呈稀水样便，偶有腹胀，自觉四肢冷凉，倦怠乏力，舌质淡稍暗，苔薄白，脉沉细。既往有慢性胆囊炎病史7年。便常规：未见异常。

辨证分析：《景岳全书·泄泻》云：“泄泻之本，无不由于脾胃。”《素问·至真要大论》云：“澄澈清冷，皆属于寒。”久泻为脾虚生湿，健运无权，脾虚及肾，命门火衰，不能助脾腐熟水谷则泄泻加重。舌质淡稍暗，苔薄白，脉沉细，为脾肾阳虚兼有湿滞。

中医诊断：泄泻（脾肾虚寒）

西医诊断：慢性肠炎

治法：健脾温肾，渗湿止泻

方药：参苓白术散合理中丸加减

焦三仙各10g，内金15g，柴胡6g，焦白术15g，陈皮10g，茯苓15g，山药20g，党参15g，炒扁豆20g，薏苡仁20g，仙灵脾10g，砂仁6g，干姜10g，木瓜10g，芡实15g，木香10g，草蔻6g，甘草10g。7剂，水煎服。

二诊（2009年2月23日）：腹泻减轻，乏力好转，舌脉如前。2月16日方加肉桂10g，丁香3g。7剂，水煎服。

三诊（2009年3月6日）：大便成形，日1次，时有烧心。舌淡，苔薄，脉稍细。2月23日方加黄连6g，吴茱萸3g。7剂，水煎服。

四诊（2009年3月23日）：大便正常，吃肉食过多后出现右胁胀满。舌暗稍红，苔薄，脉弦细。2月16日方改柴胡10g，加郁金10g，金钱草15g，元胡15g。7剂，水煎服。

按：泄泻之由多为脾肾两脏功能失健使然，或脾不健运，或火不暖土，该案属脾肾两脏虚寒并现，故治以健脾温肾。方中以参苓白术散益气健脾，渗湿止泻，理中丸温中祛寒，补气健脾，伍用仙灵脾补肾助阳，助火生土。佐以辛香醒脾助运之木香，行气整肠，畅利三焦。久泻伤阴，治用酸味收敛之木瓜敛阴柔肝，与甘缓补益药配伍，酸甘化阴。本案治疗一是不忘补而不滞，加木香行气，运利三焦。二是温而不燥，方中不用乌附之品。三是防久泻伤阴，采用酸甘化阴法。如此处理，不但久泻可愈，他变也防在其中。由此可见，李老临证经验之丰富，治法之高明。

（路志敏　曹清慧）

案10　李某　男　34岁　2004年3月15日初诊

主诉：间断腹泻3年，加重10天，乏力2天。

患者3年前因受寒后出现腹泻，症状时轻时重。10天前因饮食不节出现大便溏泻，日3~4行，夹有不消化食物。近2日自觉周身乏力，肌肉酸痛，活动后心悸、头晕、出汗。今日特来诊治。刻下证：大便日2

次，不成形，周身乏力，肌肉酸痛，活动后心悸、头晕、出汗，有时口干。舌质淡，苔白，脉缓。

辨证分析：患者素体虚弱，复因饮食不节，更伤脾胃，脾胃运化无权，水谷不化，清浊不分，发为泄泻。腹泻日久，津液耗伤，而致气阴两虚，脾主四肢，脾气虚则见周身乏力，活动后更加耗气伤津，以致心悸汗出。舌淡，苔白，脉缓，亦为脾胃虚弱之象。

中医诊断：泄泻（脾胃虚弱，气阴两虚）

西医诊断：慢性肠炎

治法：健脾利湿，益气养阴

方药：参苓白术散合生脉饮加减

太子参 15g，白术 10g，黄芪 15g，茯苓 15g，山药 20g，五味子 10g，羌活 10g，葛根 10g，麦冬 15g，甘草 10g，焦三仙各 10g，鸡内金 10g。6 剂，水煎服。

二诊（2004 年 3 月 22 日）：大便日 1 次，仍不成形，乏力，心悸，头晕，出汗明显减轻，腰痛。舌淡，苔白，脉沉。3 月 15 日方去葛根、羌活，加炒杜仲 15g，寄生 15g，桂枝 10g。7 剂，水煎服。

按：本案除泄泻之主证外，兼有倦怠乏力等气虚见症，口干之阴液不足见症，又有心悸、汗出等气阴两虚见症，故治疗时健脾利湿止泻与益气养阴并进是本案之特点。

（路志敏　曹清慧）

案 11　朱某　女　55 岁　2009 年 6 月 29 日初诊

主诉：间断腹泻 2 年。

患者于 2 年前出现间断腹泻，日 3～4 次，便前小腹隐痛下坠，腰部不适。平素胃脘部撑胀，偶有返酸、头晕等症。舌淡红，苔薄黄，脉弦滑。1 年前查结肠镜示“结肠黏膜充血”。

辨证分析：本案兼症胃脘部撑胀，返酸，小腹隐痛下坠，均现肝郁气滞之象，横逆犯脾而致泄泻。吴鹤杲云：“泻责之脾，痛责之肝，肝责之实，脾责之虚，脾虚肝实，故令痛泻。”

中医诊断：泄泻（肝气乘脾）

西医诊断：慢性结肠炎

治法：抑肝扶脾，行气止泻

方药：痛泻要方、乌贝散合香连丸加减

炒白芍10g，炒防风10g，枳壳10g，木香10g，黄连10g，焦三仙各10g，内金15g，乌贼骨20g，浙贝10g，苍术10g，焦白术15g，陈皮10g，党参10g，元胡15g，甘草10g。7剂，水煎服。

二诊（2009年7月8日）药后大便日1次，已成形，仍有腰骶部不适和头晕症状。舌淡红，苔薄黄，脉弦滑。6月29日方加炒杜仲15g，菊花10g。7剂，水煎服。

按：《景岳全书·泄泻》云："泄泻之本，无不由于脾胃"，但要注意与五脏之关系。他脏之病均可伤及脾胃而致泄泻。本案病位在脾，与肝有关，是他脏之病及脾的典型案例。正如《血证论·脏腑病机论》所云："木之性主于疏泄，食气入胃，全赖肝木之气以疏泄之，而水谷乃化。设肝之清阳不升，则不能疏泄水谷，渗泄中满之症，在所不免"。故治以痛泻要方抑肝扶脾。

（路志敏　曹清慧）

案12　沈某　男　42岁　2008年10月31日初诊

主诉：腹泻10年，加重1个月。

患者于10年前因喝汽水引起腹泻，之后每于受凉即现大便稀溏，1个月前腹泻又作。刻下证：腹泻肠鸣，烧心泛酸，胃寒肢冷，时腹自痛，时有烧心，两胁不适，面色萎黄。舌质淡红，苔薄白，脉细弱。乙状结肠镜示：直肠炎。

辨证分析：脾胃虚弱则运化无权，水谷不化，清浊不分。今肝郁来克，又命火不旺，更加重泄泻之状。此三脏合并，故泄泻久矣。

中医诊断：泄泻（肝郁脾虚）

西医诊断：直肠炎

治法：疏肝健脾温肾

方药：逍遥散、参苓白术散、自拟香蔻汤合乌贝散加减

柴胡10g，炒白芍10g，苍术10g，焦白术15g，茯苓15g，木香10g，

木瓜10g，丁香3g，仙灵脾10g，党参15g，苡仁20g，山药20g，乌贼骨20g，浙贝20g，甘草10g，干姜10g。7剂，水煎服。

二诊（2008年11月17日）：患者以上方连服14剂，腹泻明显好转，但仍腰疼，胃寒肢冷。舌淡红，苔薄白，脉细弱。10月31日方去柴胡、党参、苡仁，加煨肉蔻3g，仙灵脾10g，赤石脂20g，元胡15g，甘松10g。10剂，水煎服。

三诊（2008年12月8日）：大便已正常，为巩固疗效继服上方15剂，水煎服。

按：肝郁则乘脾，使脾阳愈加不振，故以逍遥散舒肝木之郁。以四君健脾益气。苍术燥湿健脾，苡仁健脾渗湿，佐仙灵脾温肾阳以补脾阳，肉蔻辛温气香，温补脾肾，涩肠止泻。全方共奏舒肝、健脾、温肾而泻止。

（刘梅举　曹清慧）

案13　闫某　男　17岁　2009年6月5日初诊。

主诉：腹泻1年，加重1个月。

患者1年前因过食生冷引起腹泻，便稀，日3~4行，未予系统治疗。以后每受凉后病情加重。刻下证：腹泻，日3~4行，时有黏液，伴有肠鸣，泻前稍有腹痛，泻后痛减，倦怠乏力。舌质淡红，苔薄白，脉沉细。

辨证分析：患者系住宿学生，平素饮食多有不慎，久则伤及脾胃，脾胃受纳运化功能失职，清浊不分，混杂而下成泄泻。

中医诊断：泄泻（脾胃虚弱）

西医诊断：慢性肠炎

治法：益气健脾，渗湿止泻

方药：参苓白术散、香连丸合痛泻要方加减

苍术10g，焦白术15g，茯苓15g，草蔻5g，苡仁20g，山药20g，炒白芍10g，炒防风10g，木香10g，黄连10g，生姜10g，大枣10g，丁香3g，元胡15g。7剂，水煎服。

二诊（2009年6月12日）：患者服上药后腹痛腹泻缓解，时有肠鸣。便日一行。面色稍红润，舌质淡红，苔薄白，脉沉细。原方继服5剂，水煎服。

按：本案为长期饮食失调，学习紧张，劳倦内伤导致脾胃虚弱，受纳运化功能失职而成泄泻。正如《医宗必读·泄泻》所说："脾土强者，自能制湿，无湿则不泄"；《杂病源流犀浊·泄泻》云："苟脾强无湿，四者均不得而干之，何自成泄?"方中焦白术、山药健脾益气以止泻，茯苓、苡仁、健脾渗湿以止泻，草蔻、苍术燥湿健脾以止泻，丁香芳香化湿以止泻，且辛散温通，既能暖脾胃、散寒止痛，又能温肾助阳。元胡、白芍行气止痛。防风配白术可使肠中湿滞袪除以达止泻之目的。黄连配木香清热燥湿、泻火解毒。在辨证中确立益气健脾，渗湿止泻的治疗大法，并贯穿于疾病始终。正所谓"脾土强者，自能制湿，无湿则不泄。"

（刘梅举）

案14　李某　男　42岁　2009年6月22日初诊

主诉：腹泻3年。

患者于3年前因饮食不慎后出现腹泻，曾服中西药物，略有好转，但饮食稍有不慎后病情即有反复。刻下证：大便3~4次/日，便前稍有腹痛，便后腹部觉舒，不畏凉，平素急躁易怒，食欲尚可，睡眠可。舌暗，苔黄腻，脉弦细。结肠镜示：直肠炎。

辨证分析：《杂病源流犀烛·泄泻源流》曰："湿盛则飧泄，乃独由于湿耳。不知风寒热虚，虽皆能为病，苟脾强无湿，四者均不得而干之，何自成泄？是泄虽有风寒热虚之不同，要未有不原于湿者也"。肝郁脾滞，水湿不化，故发为泄泻。不畏寒凉，说明体阳不虚，平素急躁易怒表示有肝经郁热之象。

中医诊断：泄泻（肝郁脾滞，湿热内蕴）

西医诊断：慢性肠炎

治法：舒肝润脾，清热利湿止泻

方药：自拟香蔻汤、痛泻要方加减

炒枳壳10g，苍术10g，焦白术10g，败酱草15g，苡仁20g，地丁10g，茯苓15g，炒白芍15g，元胡15g，黄芪15g，防风10g，木瓜10g，丁香3g，草蔻6g，甘草10g。7剂，水煎服。

二诊（2009年8月19日）：患者服上药2剂后，大便次数减为2次/日，服药7剂后腹泻完全缓解。2天前因贪凉饮冷后又出现腹泻，大便2~3次，伴腰部酸痛。舌暗红，苔黄稍厚，脉沉细。6月22日方加炒杜仲15g。10剂，水煎服。

按：清代王旭高云："风药升清，故兼能治泄泻。"苍术苦温辛烈，燥湿力胜，散多于补，白术甘温性缓，健脾力强，补多于散，二药伍用，一散一补，一胃一脾则中焦得健，脾胃纳运如常。茯苓甘淡，甘则能补，淡则能渗，既能扶正，又能祛邪，白术甘温补中，补脾燥湿，茯苓配白术，一健一渗，水湿则有出路，故脾可健，湿可除。白芍养血敛阴，柔肝止痛；木瓜味酸，得木之正气最多，主走肝经，能和胃化湿，补肝体制肝用；草豆蔻燥湿温中；败酱草、地丁清热利湿解毒。苡仁甘淡渗利除脾湿。

本方寒热并用，温而不燥，补而不滞，利湿水而不伤阴，清热而不伤阳。功专疏肝健脾，清热利湿止泻。

（曹清慧）

案15　赵某　女　55岁　2009年1月2日初诊

主诉：腹泻月余。

患者1个月前因过食寒凉出现腹泻，甚时如水样便，2~4次/日，味酸，时有黏冻。服药后（药物不详）有所好转，停药后经常反复。刻下证：腹泻，遇寒加重，2~4次/日，味酸，时有黏冻。平素烧心泛酸。舌淡红，苔黄稍厚，脉弦细。

辨证分析：《医宗必读·泄泻》云："脾土强者，自能制湿，无湿则不泻"。经云："诸呕吐酸，皆属于热"，湿热蕴结，热为寒郁，气血壅滞则泻下黏冻。舌质红，苔黄稍厚为湿热内蕴之象。

中医诊断：泄泻（湿热内蕴）

西医诊断：慢性肠炎

治法：清热化湿，整肠止泻

方药：香连丸、平胃散合三仁汤加减

木香10g，黄连10g，陈皮10g，苍术10g，厚朴10g，白蔻6g，苡仁

20g，败酱草 15g，茯苓 15g，元胡 10g，藿香 10g，生姜 15g，滑石 10g，清半夏 10g，乌贼骨 20g，浙贝 10g，焦三仙各 10g，鸡内金 10g，甘草 10g。7 剂，水煎服。

二诊（2009 年 1 月 12 日）：大便日 1 次，偶有 2 次，余症明显减轻，口干舌燥，便后肛门微痛。舌质红苔黄，根部稍厚（较前减轻），脉弦细。1 月 2 日方去黄连、苍术、滑石、清半夏，加草蔻 6g，公英 10g，山药 20g。10 剂，水煎服。

按："无湿不成泻"，《医学心悟·泄泻》云："湿多成五泻也，明矣。然有湿热，有湿寒，有食积，有脾虚，有肾虚，皆能致泻，宜分而治之"。泄泻多虚实互见。须谨审病机，细查寒热虚实，本案辨证以湿热为主，故治疗主以清化。香连丸清热化湿，行气止痢；三仁汤清利湿热，宣畅气机；平胃散燥湿运脾，行气和胃。全方温清并用，燥化兼施。二诊加山药 20g，其意在于健脾、固脾、护脾。

（刘梅举）

便　秘

案 1　李某　女　26 岁　2009 年 4 月 10 日初诊

主诉：便秘 3 年。

患者于 3 年前出现大便秘结，须常服"肠清茶"、"果导片"等药，否则无便意。1 个月前因服减肥药后出现胃胀，偶有胃痛。刻下证：大便秘结，数日不行，不服泻药则无便意，临厕时努挣乏力，仍解不净，大便量少。胃胀，稍痛。平素夜寐多梦，手脚发凉。舌红，苔根黄厚，脉弦细。

辨证分析：患者由于情志失和，肝脾之气郁结，导致传导失常，故大便秘结，欲便不得，糟粕内停，气机郁滞则胃脘胀痛。阳气内郁，不能达于四末则手足逆冷。苔黄厚为脾虚生湿，郁久化热故也。

中医诊断：便秘（气秘，肝郁脾虚，湿热内蕴）

治法：疏肝健脾，清热利湿

方药：加味逍遥散、四逆散合三仁汤加减

柴胡10g，当归10g，生白术20g，苍术10g，炒白芍15g，丹皮10g，栀子15g，生姜10g，薄荷9g（后下），甘草10g，苡仁20g，杏仁10g，厚朴10g，枳壳10g，炒莱菔子10g。7剂，水煎服。

二诊（2009年4月17日）：患者自服中药后未再服用泻药，大便3～5日一行，有便意，并注意定时如厕。舌尖红，苔薄黄，脉细。4月10日方加太子参15g，麦冬10g，刺蒺藜10g。7剂，水煎服。

三诊（2009年4月26日）：大便3～4日一行，不干，便意渐明显，排便较前通畅。胃胀痛也有缓解，舌淡红偏暗，苔薄黄，脉沉细。4月17日方加葛根15g，炒白芍10g。7剂，水煎服。

四诊（2009年5月8日）：大便日1次，量少不干，舌淡红，苔薄黄，脉沉细。调整处方如下：

柴胡10g，当归10g，生白术30g，苍术10g，炒白芍15g，丹皮10g，栀子15g，生姜10g，薄荷9g（后下），甘草10g，厚朴10g，枳壳10g，炒莱菔子10g，瓜蒌20g，大黄6g，太子参20g，桂枝15g，仙灵脾10g，黄芪10g。7剂，水煎服。

按：脾胃消化有赖于肝气疏泄，肝气舒展，脾能运化，腑气自然得通。用疏肝理气法运转气机，肝脾得以舒畅，便闭亦自好转。四逆散中柴胡和枳壳相配，也有调整气机，肝脾兼顾，一升一降的作用。李老使用大黄，往往根据患者体质从3g开始，一般用量不超过6g，且于取效后及时减量或停用。

李老治疗便秘必嘱患者注意饮食调摄，慎服泻下药，以免导致服药则便畅，不服药则便秘。赖药通便，久而久之，以致必增大剂量始效，终有服药仍不便之日矣。本例初以加味逍遥散、四逆散疏肝健脾，后抓住患者周身冰凉、口唇青紫这两个主症而从温补脾肾入手，药中病机，效如桴鼓，充分体现了李老抓主症，抓病机，治病求本的治疗思想。

（曹清慧）

案2　刘某　女　19岁　2009年9月2日初诊

主诉：大便干3年，食欲不振1个月。

患者于3年前因读高中饮食不规律，饥饱无常，渐出现大便干，3～4日一行，服三黄片等药后有所好转，但停药后便秘又现。1个月前因学习紧张出现食欲不振，伴胃脘不适，月经正常。刻下证：大便干，食欲不振，时有胃痛。面色萎黄，形体消瘦。舌淡红，苔薄黄，脉细。胃镜示：慢性浅表性胃炎，返流性食道炎伴糜烂，十二指肠炎。

辨证分析：《兰室秘藏·大便燥热》中指出："饥饱失常，损伤胃气及食辛热味厚之物而助火邪，伏于血中，耗散真阴，津液亏少，故大便燥结"。饥饱失常，损伤脾胃，脾虚不化则气血不足，不能润肠，复因传送无力而排便困难。胃气壅滞，气郁日久化火，胃失和降，胃不纳，脾不化则食欲不振。

中医诊断：便秘（气阴两虚，胃中郁热）

西医诊断：1. 便秘。2. 慢性胃炎

治法：益气养阴，清泻胃热

方剂：自拟方

焦三仙各10g，内金15g，厚朴10g，炒莱菔子6g，栀子10g，太子参15g，木香10g，黄芩10g，大黄5g，当归10g，炒白芍10g，生白术15g，陈皮10g，黄芪10g，甘草10g。7剂，水煎服。

二诊（2009年9月14日）：食欲明显好转，大便稍干，排便较前明显顺畅，正值经期第5天，无痛经等症。舌稍红苔薄黄，脉细。9月2日方去大黄，加益母草10g，公英10g。7剂，水煎服。

三诊（2009年9月22日）：食欲佳，大便正常，时有胃痛，舌淡红，苔薄黄，脉细。9月14日方加元胡15g。10剂，水煎服。

按：本案气血津液皆虚，气虚则大肠无力传送，津少血虚则大肠干涩不润，此虚秘可知。细责之，乃脾脏气阴两虚，兼胃中郁热使然，为虚实夹杂，治宜攻补兼施。

《丹溪心法·燥结》中说："燥结血少，不能润泽，理宜养阴"，使气血充足则便难得解。二诊腑气通，热得泻，故去大黄，加公英清热解毒。三诊加元胡行气活血止痛。方中在芪、术、草补气之同行，加当归、白芍养血润燥，并以太子参气阴两补。本方立足于补气养血，保津通腑，使清阳得升，浊阴得降，不但便干得解，食欲亦增。

（曹清慧）

肠 痈

艾某 女 46岁 2008年12月29日初诊。

主诉：右下腹疼痛伴腰骶部不适6个月。

患者于6个月前无明显诱因出现右下腹疼痛，并牵及腰骶部不适，曾做妇科检查未见明显异常。现主症：右下腹疼痛，牵及腰骶，心烦失眠多梦。舌质暗，苔白稍厚，脉细。20年前曾患右侧结核性胸膜炎，3年前患神经衰弱及乳腺囊性增生。

辨证分析：此患者右下腹疼痛无白带增多，无漏下之表现，月经正常，当不考虑妇科之证；无小溲频数短涩，滴沥刺痛、血尿之症状，淋证可除。此证肠痈无疑，疼痛六个月且固定不移，乃湿瘀久滞，气血郁结所致也。然为何又牵及腰骶，此带脉不和使然，因带脉横束于腰腹而系诸脉（尤厥少二经）。《难经·二十八难》曰：“带脉者，起于季肋，回身一周”，带脉不和，经气不畅，故腹中痛并及腰背不适。二症似不相及，实乃一脉之病也。肝主疏泄，久病多郁，木郁不达，母病及子（心），子病及母（肾）而现心烦、失眠多梦等证。细而分之，由肝肾心，广而括之焉能离带脉乎。

中医诊断：1. 肠痈（湿热瘀结，带脉不和）。2. 失眠（肝气郁结，心肾不交）

西医诊断：慢性阑尾炎

治法：泻热破瘀，散结消肿佐以宁心安神

方药：大黄牡丹汤、小承气汤、远志丸加减

大黄5g（后下），丹皮10g，冬瓜仁15g，厚朴10g，枳实10g，薏苡仁20g，败酱草15g，炙乳香3g，没药3g，茯苓15g，菖蒲10g，远志10g，甘草10g。7剂，水煎服。

二诊（2009年1月5日）：患者服前药后右下腹疼痛减轻，腰骶部不适亦减，心烦、失眠、多梦无明显改善。舌质暗，苔薄白，脉细。初诊方加酸枣仁 20g，夜交藤 10g，生龙牡各 20g。7 剂，水煎服。

三诊（2009 年 2 月 2 日）：服前药后右下腹疼痛又减，腰骶部仍有不适，睡眠较前好转，但梦多心烦改善不著。舌暗红，苔薄黄，脉细。方用二诊方加杜仲 15g，独活 10g，丹参 10g。7 剂，水煎服。

四诊（2009 年 2 月 9 日）：服前药后右下腹疼痛明显减轻，腰骶部无明显不适，仍有失眠，多梦，月经将来故双乳胀痛。

治法：舒肝理气，交通心肾，佐以活血通络。

方药：柴胡疏肝散合酸枣仁汤加减。

柴胡 10g，枳壳 10g，青皮 10g，陈皮 10g，香附 9g，郁金 10g，百合 10g，合欢皮 10g，炒酸枣仁 20g，夜交藤 15g，茯神 15g，生龙牡各 20g，菖蒲 10g，元胡 15g，炙乳没各 3g，冬瓜仁 10g，薏苡仁 20g，甘草 10g。10 剂，水煎服。

按：本案即有新病，又有久疾，属标本同病，按先病后病分之，失眠为本，肠痈为标。根据二病缓急，治疗开始，以治标为主，辅以治本，施以泻热破瘀，散结消肿，佐以宁心安神。7 日后复诊，肠痈症状减轻，失眠症仍存。腹痛减轻说明瘀结见化，但心烦失眠之症未减，此肝肾亏乏，水火仍不相济。二诊、三诊增宁心安神，交通心肾之药，此标本同治，各不偏颇。四诊肠痈症状明显减轻，失眠多梦成为主要矛盾，又加之月经将至，乳胀痛，肝郁气滞，心肾不交已成为该证之重点。治疗原则重在治本交通心肾，舒肝理气，辅以治标活血通络。柴胡疏肝散、酸枣仁汤加减 10 剂后，电话随访失眠改善，腹痛已除，月经来潮，双乳不胀。

（马艳东）

狐惑病

孙某　男 7 岁　2009 年 1 月 5 日初诊

主诉：口腔、生殖器、肛周溃疡 20 天。

患者于20天前因发烧咳嗽出现口腔溃疡，16天前出现肛周溃疡。体温37℃左右，5天前又出现生殖器溃疡。颈部左右各出现一个如蚕豆大淋巴结。精神不振，食欲欠佳，大便不干，面色萎黄，形体消瘦，舌尖红苔薄黄，脉细。既往史：5个月时因慢性肉芽肿、烟曲霉菌感染在北京儿童医院行右肺下叶切除术。体格检查：四肢皮肤无红斑结节。口腔、肛周及生殖器可见多个绿豆大溃疡。

辨证分析：口为脾窍，舌为心苗，口舌生疮，心脾二经积热化火，循经上炎所致。由于脾土不健，运化失司，水湿内停，湿郁不解化热，而致湿热蕴结。又患儿自出生后即多次患病，此先天不足可致。故本病虚实夹杂，涉及心、肾、脾三脏。

中医诊断：狐惑病（阴虚火旺，湿热蕴结）

西医诊断：白塞氏综合征

治法：养阴清热，清心健脾

方剂：玉女煎、导赤散加减

太子参10g，麦冬6g，百合6g，生地6g，竹叶5g，黄连6g，山药10g，甘草10g，焦三仙各10g，内金10g，生石膏6g，地骨皮10g，浙贝10g，苡仁10g，知母5g。10剂，水煎服。

新黄片3片研面醋调敷于淋巴结表面。

二诊（2009年1月14日）：口腔溃疡已愈，肛周及生殖器溃疡好转，淋巴结减小，面色仍偏黄，但较前有光泽。舌尖红苔薄黄，脉细。1月5日方加元参6g。10剂，水煎服。

三诊（2009年1月23日）：口腔溃疡、肛周及生殖器溃疡仍反复出现，以口腔居多，但愈合明显加快，淋巴结明显缩小，如黄豆大。面色有光泽。舌红苔黄稍厚，脉细。1月5日方加五倍子5g。10剂，水煎服。

四诊（2009年2月19日）：患者上方连服25剂，口腔仍多处反复出现溃疡，但2~3天可缓解。近2个月未感冒。精神明显好转，右侧淋巴结减小。左侧已消。面色红润，有光泽。形体渐充。1月5日方加怀牛膝5g。15剂，水煎服。

按：白塞氏综合征，中医为狐惑病，首载于《金匮要略·百合狐惑阴阳毒病脉证治》。《施今墨药对》载：石膏质重气浮，能清热泻火，清泄气分实热。知母质润，苦寒不燥，沉中有浮，降中有升，上行能清肃肺气以泻肺火，润肺燥，除烦热；入于中，善清胃火；行于下，则能泻相火，滋肾燥，用于治疗阴虚火旺。与生石膏相配，清泄肺、胃实热之力增强。黄连苦寒，善泻心火，除湿散郁，黄连善清湿生之热。地骨皮为枸杞的根皮，李东垣说："地为阴，骨为里，皮为表，服此既治内热不生，而于表里浮游之邪，无有不愈。"故地骨皮既走里又走表，实为表里上下皆治之药。二诊加元参，色黑入肾，质润多液，为泻无根浮游之火的圣药。既能养阴凉血、清热泻火，又能解毒散结。三诊加五倍子，其性酸、涩、寒，归肺、大肠、肾经。李老常于溃疡较大较多者用之，并嘱患者服药时慢饮含化以增强疗效。四诊病邪衰去大部，正气来复。加怀牛膝活血化瘀，引邪下行，治疗阴虚火旺的牙龈肿痛、口舌生疮等上部火热证。

（曹清慧）

口　疮

案1　张某　女　85岁　2010年2月26日初诊

主诉：发热20天，口腔溃疡10余天。

患者于20多天前因"发烧"在当地输液治疗，7天后出现口腔溃疡，疼痛难耐，不能进食，在哈院诊断为霉菌性口腔炎，经治无好转。刻下证：舌上，双侧颊黏膜散在多处口腔溃疡，疼痛难耐，烦躁不眠。平素大便干，5~7天一行。舌暗红，少苔，脉细数。

辨证分析：《诸病源候论》云："手少阴，心之经也，心气通于舌，足太阴，脾之经也，脾气通于口，腑脏热盛，热乘心脾，气冲于口与舌，令口舌生疮也。

中医诊断：口疮（心脾阴虚，虚火上扰）

西医诊断：口腔溃疡

治法：滋阴清热

方药：玉女煎合导赤散加减

生石膏15g，麦冬10g，生地10g，元参10g，知母9g，怀牛膝9g，黄连10g，竹叶9g，焦三仙各10g，内金10g，大黄3g，太子参20g，山药20g，焦栀子10g，当归10g，生白术15g。2剂，水煎服，两日一剂。（每剂煎汁分4次服，每日2次。）

二诊（2010年3月3日）：查：口腔只留一处如小米粒大小之溃疡，余处全部愈合，疼痛缓解，大便通畅，舌红，少苔，脉弦细。

焦三仙各10g，内金10g，太子参15g，麦冬10g，五味子10g，丹参10g，车前子10g，山药15g，茯苓15g，陈皮9g，生地10g，竹叶6g，炙甘草10g。3剂，水煎服。

按：《内经》云："火气内发，上为口糜，"口疮多由心肾二经或心脾二经火热所致，治疗大法为清热降火，但必须辨明虚实。麦冬、生地、元参、知母同用以平心、脾、肾之虚热，清而兼补；张隐庵曰："栀子能启寒水之精，清在上之火热，复能导火热之气，以下降者如此"。

（曹清慧）

案2　张某　男　54岁　2003年12月8日初诊

主诉：反复发作口腔溃疡1年，加重3天。

患者于1年前无明显诱因出现口腔溃疡，当时服用消炎药及维生素等药物好转，后间断发作，且持续时间渐长，于3天前因饮食不节，进食煎炸之品，引发本病，影响进食来诊。刻下证：口腔溃疡，疼痛进食更甚，口干心烦，渴欲饮水且饮不解渴，平时大便多干，现已3日未行。查见右颊及下唇内各有一溃疡面，表面有白色渗出物。舌红，苔黄少津，脉细。

辨证分析："瘦人多火，肥人多湿"。患者瘦形体质，本易上火，又加以服用煎炸食品，火易伤津，津伤阴虚则阳更偏亢，虚火上炎而出现口腔溃疡，口干心烦，渴欲饮水且饮不解渴，大便干等症状。

中医诊断：口疮（阴虚火旺）

西医诊断：口腔溃疡

治法：滋阴降火，收敛疮面

方药：玉女煎加味

生石膏 20g，麦冬 15g，知母 10g，生地 15g，怀牛膝 10g，石斛 10g，黄连 6g，栀子 10g，乌梅 10g，五倍子 5g，生甘草 10g。7 剂，水煎服。

医嘱：嘱其避免精神紧张，饮食以清淡为主，多吃蔬菜，少进油腻、辛辣、醇酒厚味之品。

二诊（2003 年 12 月 15 日）：溃疡已不疼痛，愈合过半，口干好转，大便正常，每日一行。12 月 8 日方继服 7 剂，水煎服。

按：本案患者所患复发性口腔溃疡即“口疮”，临床常见病机多为阴虚火旺，治以滋阴降火，是“壮水之主，以制阳光”。所用玉女煎出自《景岳全书》，方中石膏辛甘大寒以清“阳用有余”之热，为本方君药。知母是用其苦寒质润，助石膏以清胃热。麦冬养阴，助生地以滋胃阴，为佐药。牛膝滋补肾水，并可引热下行，故为使药。黄连、栀子泻火除烦，加石斛以助滋润之力，佐乌梅、五倍子生津敛疮。

（刘银鸿）

案 3　李某　男　55 岁　2009 年 4 月 22 日初诊

主诉：口腔溃疡 3 年。

3 年前无明显诱因出现口腔溃疡，伴口干，曾服西药治疗效果不显，饮食或遇冷热刺激时疼痛较甚。刻下证：口腔溃疡，疼痛较甚，口干口渴夜寐不安，小便黄赤，大便偏干。舌红，苔黄，脉弦滑。个人史：饮酒史 10 余年，血糖正常。查体：口腔黏膜上有多个黄白色如绿豆大、表浅溃疡点，有的融合成片。

辨证分析：患者嗜饮醇酒，以致心脾积热，热盛化火，循经上炎于口腔，热腐肌膜则溃烂，热邪较盛，故溃点多，甚至融合成小片。热灼肌膜，故灼热疼痛，热盛伤津，故口干口渴。舌红苔黄，脉弦均为热盛之象。

中医诊断：口疮（心脾积热）

西医诊断：口腔溃疡

治法：清心养阴，益胃生津

方药：玉女煎合导赤散加减

生石膏20g，怀牛膝10g，木通6g，麦冬15g，竹叶9g，生地15g，五倍子9g，知母9g，生甘草10g。7剂，水煎服。

二诊（2009年4月29日）：口腔溃疡及口干均较前减轻。舌红苔黄脉弦。4月22日方加天花粉20g，乌梅15g。10剂，水煎服。

三诊（2009年5月11日）：口腔溃疡多数愈合，口干明显减轻。舌淡红苔薄白脉弦细。4月29日方加百合10g。7剂，水煎服。

四诊（2009年6月8日）：上次服完药后口腔溃疡愈合，自行停药后未予注意，再次饮酒，6月1日口腔溃疡又复发，并稍有口干。舌淡红，苔薄白，脉弦细。继服5月11日方7剂，水煎服。

按：《内经》曰："诸痛痒疮，皆属于心"。《圣济总录》曰："口舌生疮者，心脾经蕴热所致也。盖口属脾，舌属心，心者火，脾者土，心火积热，传之脾土，二脏俱蓄热毒，不得发散，攻冲上焦，故令口舌之间生疮肿痛"。本患者嗜饮醇酒，肥甘厚味，积热内生，蕴积心脾，舌为心之苗，脾经连舌本，散舌下，心脾二经有热，循经上扰，热攻口舌，发为口疮。李老习用玉女煎合导赤散治疗本证。方中石膏大寒以清热，生地清热凉血，知母、麦冬清热养阴，牛膝引热下行，木通降心火，利小便，竹叶清心除烦，甘草清热解毒，调和诸药，五倍子可敛肺降火，收湿敛疮，是李老治疗口腔溃疡常用之品，用之可加速口疮愈合。二诊加天花粉，《日华子本草》载："通小肠，排脓，消肿毒，生肌长肉，……治热狂时疾，乳痈，发背，痔瘘疮疖"；乌梅，黄宫绣曰："入于死肌、恶肉、恶痣则除，……其于痈毒可拔"。三诊加百合以增强养阴润肺，清心安神之功。

（路志敏）

口　糜

姜某　女　52岁　2009年5月13日初诊

主诉：反复口角糜烂4年余。

患者于4年前因生气、劳累后出现口角糜烂，服维生素后有所好转，但病情时有反复。刻下证：双侧口角糜烂，右胁时痛，眼干，眼眵多，口苦舌涩，牙龈红肿。食欲欠佳，大便偏干。舌红，苔少，脉细数。既往史：胆囊炎病史7年，风湿病史5年。B超示：胆囊壁毛糙。

辨证分析：脾开窍于口，口腔诸恙责之于脾，素嗜油腻，湿热蕴酿于中、下，循经上犯，脾窍之口，焉能宁乎？心之苗为舌，心火一旺则祸及舌体，故舌感觉异常。胃热循足阳明经脉上攻则牙龈红。肝与胆互为表里，胆有病肝亦受其害，故见胁痛等症状。肝开窍于目，肝火上炎则眼干、眼眵多。心脾积热伤阴耗津，自不待辨。

中医诊断：口糜（心脾积热，肝火上炎）

西医诊断：1. 口角炎。2. 慢性胆囊炎

治法：泻热养阴

方药：导赤散、清胃散、加味逍遥散合金铃子散加减

柴胡10g，黄芩10g，焦栀子15g，炒白芍15g，菊花15g，生地15g，青皮10g，川楝子10g，女贞子10g，当归10g，桑叶10g，鸡内金15g，元胡10g，麦冬10g，竹叶6g。7剂，水煎服。

二诊（2009年5月20日）：口角糜烂明显好转，口苦减轻，仍眼眵多，受寒后全身散在荨麻疹，舌红无苔，脉弦细。5月13日方去桑叶加荆芥10g，防风10g，刺蒺藜10g，杏仁10g，地骨皮10g。7剂，水煎服。

三诊（2009年5月27日）：口角糜烂明显好转，口苦基本缓解，但觉口干涩，荨麻疹缓解。苔薄黄，脉沉细。查：牙龈稍红。5月20日方改当归15g，加刺蒺藜10g。10剂，水煎服。

按：加味逍遥散清泻肝火，导赤散导心经之热，清胃散使上冲之火得以下泻。全方以清热为主，兼以养阴。以祛邪为主，兼以扶正。诸药合用，使肝、胆、脾、胃、心火得泻，阴血不足得以补益而病愈。

（曹清慧）

舌 痛

李某 女 40岁 2009年2月11日初诊

主诉：舌痛10天。

患者于10天前因过食辛辣后出现舌唇麻痛，像开水烫过。自行口服维生素无明显好转。刻下证：舌麻痛，以舌尖为重。咽干咽痛、咽痒。心烦不安，大便干，2~3日一行。舌红，少苔，有横向、纵向裂纹，脉细数。头颅核磁未见异常。

辨证分析：盖舌为心苗，心主血脉，五行属火，若心火亢盛，营血有热，热壅气血，脉络阻滞则作疼痛。素嗜辛辣，热盛伤阴，阴虚则火更旺。

中医诊断：舌痛（心火上炎）

西医诊断：慢性舌炎

治法：养阴清心，滋阴降火

方药：导赤散合增液汤加味

麦冬15g，生地15g，黄连10g，焦栀子10g，竹叶9g，菊花10g，银花10g，胖大海3g，木蝴蝶3g，知母9g，元参10g，大黄5g，木通6g，生甘草10g。7剂，水煎服。

二诊（2009年2月18日）：大便日一行，偏干。舌面裂纹减少，苔薄黄稍腻。2月11日方改大黄6g，焦栀子15g，加射干10g。7剂，水煎服。

三诊（2009年2月27日）：舌麻痛明显减轻，咽痛明显好转，仍有咽干咽痒，大便日一次，不干。舌面裂纹明显减少，苔薄黄稍腻，脉细。2月27日方改菊花15g，银花15g。7剂，水煎服。

四诊（2009年3月9日）：舌痛缓解，舌面裂纹已基本愈合，仍有咽痛。2月27日方去木通，加桔梗10g，连翘10g。14剂，水煎服。

按：舌为心苗，心火一旺，舌焉得平安？疼痛木胀，理所必然。本案第一次复诊时无明显效果，患者心情急躁忧虑，李老认为药证相符，以初诊之方稍做进退。三诊时即取得明显效果，由此提醒年轻医生：“王道无近功”，要心有定见，守法守方，方能取得良效。四诊时心经热邪已随小便而出，肺胃热盛折去大半，余热仍熏蒸咽喉故见咽痛，继进清利咽喉之品，桔梗咽喉要药皆知，而连翘，《经》云：“连翘之用有三，泻心经客热，一也；去上焦诸热，二也；为疮家要药，三也。”

（曹清慧）

淋　证

案1　陈某　女　30岁　2009年1月14日初诊

主诉：间断尿频、尿急、尿痛2个月，加重2天。

患者于2个月前因劳累后出现尿频、尿急、尿痛，伴腰酸不适，自行口服“左氧氟沙星”后好转，但停药又多反复。刻下证：尿频尿急尿痛，伴咽干咽痛，头痛，寐差。大便偏干，睡眠欠佳。舌红，苔薄黄，脉细。既往史：肾结石病史1年半。体格检查：咽部充血，双肾区无叩击痛，双下肢无水肿。尿常规：白细胞（3+）；双肾B超未见异常。

辨证分析：温热毒邪蕴结下焦，致膀胱气化不利而发病。

中医诊断：淋证（热淋）

西医诊断：急性膀胱炎

治法：清热利湿

方药：八正散、导赤散合甘草桔梗汤加减

生地15g，木通6g，车前子10g（包煎），萹蓄15g，瞿麦15g，滑石15g，麦冬15g，菊花10g，知母10g，白花蛇舌草15g，焦栀子15g，当归10g，灯芯3g，土茯苓15g，竹叶10g，生甘草10g，桔梗10g，射干10g。7剂，水煎服。

二诊（2009年6月19日）：患者服上药后尿频、尿痛缓解，头痛亦除。停药5个月来未见发病。2天前因劳累症状又现，予1月14日方加当归10g，灯心草3g，土茯苓15g，竹叶10g，生甘草10g，桔梗10g，射干10g。7剂，水煎服。

三诊（2009年7月6日）：服药后症状又得缓解，但该患者用药无规律，今来院查体，尿常规：白细胞（1+）。2009年6月19日方去木通，加天花粉20g。15剂，水煎服。

按：本案初诊单纯以清热利湿通淋为法，用药7剂，诸证解除。5个月未再发病。二诊因劳累症状又作，虑其肾气不足，故加仙灵脾、肉桂鼓动肾气以强其气化。三诊湿热已祛大半，正复邪退，疾病向愈。加天花粉一味，本药禀天地清寒之气，能除烦满大热，又主补虚安中，膀胱热解则小便不频。

（曹清慧）

案2　冯某　女　54岁　2009年2月2日初诊

主诉：尿频、尿血5天。

患者5天前无明显诱因出现尿频、尿血，尿道灼热感，在当地诊为“急性尿路感染”，给予抗菌消炎药物静点及口服，但尿频、尿血未见明显好转，并伴汗出、头晕，于今日前来就诊。刻下证：尿频、尿血，易出汗，头晕。舌质红，苔黄稍腻，脉滑数。尿常规：白细胞（2+），潜血（2+），尿蛋白（1+）；血糖正常。

辨证分析：患者适值春节假日期间，因饮食不节，过食肥甘厚味，致湿热内生，蕴结膀胱。《医学正传》云：“原其为病之由，皆膏粱厚味，湿热之物。”湿热蕴结膀胱，膀胱气化失司，发为尿频，膀胱为湿热所蕴蒸，血络为火热所伤，故尿血、尿道灼热感。湿热内蕴，迫津外泄，则易出汗，蒙敝清窍而头晕。舌红苔黄腻，脉滑数均为湿热内蕴之证。

中医诊断：淋证（湿热内蕴）

西医诊断：急性泌尿系感染

治法：清热凉血，利尿通淋

方药：八正散、小蓟饮子

车前子（包）15g，木通6g，萹蓄15g，瞿麦15g，滑石10g，生甘草10g，焦栀子10g，灯芯草2g，茯苓15g，土茯苓10g，白花蛇舌草15g，薏苡仁20g，当归10g，小蓟15g，白茅根15g。7剂，水煎服。

二诊（2009 年 2 月 9 日）：尿频、尿血已缓解，头晕、出汗明显减轻。舌红，苔薄黄微腻，脉数小滑。尿常规：白细胞(2 +)，潜血(1 +)，蛋白(±)；2 月 2 日方改土茯苓 15g，小蓟 30g，白茅根 20g。7 剂，水煎服。

三诊（2009 年 2 月 17 日）：诸症缓解，尿常规：白细胞（±）。2 月 2 日去木通，改萹蓄 10g，瞿麦 10g。5 剂，水煎服。

按：本例以尿频、尿血为主症，属淋证中血淋范畴。淋证以湿热为本，《证治准绳》云：“淋病必由热生湿，湿生则水液浑，凝结而为淋。”其发病原因，多由饮食不节，情志不畅，房劳伤肾以及外受湿浊，郁而化热所致。方中木通、车前子、滑石、瞿麦清利湿热，利水通淋，栀子清泻三焦湿热，灯芯草导热下行，小蓟、白茅根凉血止血，《医学衷中参西录》云：“白茅根味甘，性凉，中空有节，善透发脏腑郁热，托痘疹之毒外出。其根不但中空，周遭上且有十二小孔，统体玲珑，故善利小便淋涩作疼，因热小便短少。”茯苓、薏苡仁利水渗湿，土茯苓、白花蛇舌草清热解毒利湿，当归养血和血，并可引血归经，且当归性温，有防止方中诸药寒凉太过之意，使诸药凉而不郁，甘草调和诸药。全方功专力雄，7 剂而效。药中病机，膀胱湿热得清，气机得畅，血络得宁，淋证得除。李老临证治疗湿热淋证多喜用八正散加减，每获良效。

（路志敏）

案 3　宋某　女　55 岁　2008 年 12 月 17 日初诊

主诉：尿频、尿急反复发作 2 年，加重 3 天。

2 年前因情志不遂发生尿频、尿急等症，经服药（不详）后缓解，后每遇情绪急躁多诱发。3 天前再次因情绪波动而出现尿频、尿急、小腹痛、口干。刻下证：尿频、尿急、小腹痛、口燥咽干，舌质红苔黄腻，脉滑数。尿常规：潜血（±）。

辨证分析：《素问·气厥论》说：“胞热移于膀胱，则癃溺血”。患者情志偏颇，致心肝火旺，心与小肠相表里，肝肾同源，故心肝之火可延及下焦，热侵膀胱，与水湿互结，发为热淋。热聚膀胱，损伤血络，血随尿出；瘀热蕴结下焦，膀胱气化失常，故见小便频数；热迫尿溢则尿急；湿热之邪壅滞于下，气机不畅，不通则痛，故见小腹痛；邪热内蕴，热灼津伤，则口燥咽干。舌质红苔黄腻，脉滑数均为湿热之象。

中医诊断：淋证（湿热下注）

西医诊断：慢性泌尿系感染

治法：清热通淋，凉血止血

方药：八正散合小蓟饮子加减

木通6g，车前子15g，萹蓄15g，瞿麦15g，焦栀子10g，滑石10g，灯心草2g，白花蛇舌草15g，白茅根15g，小蓟20g，生地15g，甘草10g，土茯苓15g，仙鹤草10g，当归10g。7剂，水煎服。

二诊（2008年12月26日）：药后尿频、尿急明显减轻，仍有时觉小腹痛。舌质红，苔黄腻，脉滑数。12月17日方加天花粉20g，炒白芍10g，芡实15g。7剂，水煎服。

三诊（2009年1月4日）：药后诸症基本消失，未诉不适。舌质红，苔薄黄，脉滑数。尿常规未见异常。继服12月26日方7剂，水煎服。

按：《景岳全书》云："热蓄膀胱，溺赤热甚而或痛或涩者，必当专去其火"。八正散合小蓟饮子是李老在治疗热淋中常用之方。方中八正散、小蓟饮子均有利水通淋之功，八正散尚能清热泻火，小蓟饮子还可凉血止血，伍用白花蛇舌草、土茯苓增强清热利湿解毒之功，《广西中草药》载白花蛇舌草："清热解毒，活血利尿。治扁桃体炎，咽喉炎，阑尾炎，肝炎，痢疾，尿路感染，小儿疳积"。《本草再新》载土茯苓"祛湿热，利筋骨"。李老治疗热淋时多选用此二味药。白茅根、仙鹤草可增强凉血止血之力。

二诊虑及阴津已伤，加天花粉，《本草正》载："凉心肺，解热渴"；《医林纂要》谓："降火，宁心，兼泻肝郁，缓肝急，清膀胱热，止热淋小便短数，除阳明湿热"；加白芍养血柔肝，缓急止痛，加芡实，《本草新编》云："芡实，佐使者也，其功全在补肾去湿，夫补肾之药，大多润泽者多，润泽者则未免少湿矣。芡实补中去湿，性又不燥，故能去邪水而补真水，与诸补阴药同用，尤能助之添精，不虑多投以增湿也"。诸药合用，使湿热清，血络通，小便畅，病则愈。

（路志敏　曹清慧）

癃 闭

案1　王某　男　29岁　2008年2月19日初诊

主诉：尿频、尿不净2年。

患者于2年前因劳累后出现尿频、尿不净，伴会阴部憋胀，在市五院检查后诊断为前列腺炎，曾服中西药物，略有好转。本次因长途开车后饮酒而发病，小便频数，尿有余沥，无尿痛，会阴部憋胀难耐，腰痠怕冷。大便不干，寐差。舌红，苔黄，脉弦滑。前列腺液：白细胞17个/高倍视野。

辨证分析：该患者长期饮酒，导致湿热内蕴，其职业为汽车司机，长途奔波劳累，久坐影响膀胱气化，以上二因均可造成膀胱气化不利，表现为尿频、尿急、尿不净。

中医诊断：癃闭（湿热蕴结）

西医诊断：慢性前列腺炎

治法：清利湿热

方药：八正散加减

车前子10g，木通6g，萹蓄15g，瞿麦15g，土茯苓20g，滑石10g，生地15g，山药20g，丹皮10g，王不留行10g，苡仁20g，枳壳10g，杜仲15g，川断10g，白花蛇舌草15g，仙灵脾10g，猪苓10g，泽泻15g，甘草10g。5剂，水煎服。

二诊（2008年2月25日）：尿频减轻，会阴部憋胀略减，舌红转淡。2月19日方去木通，加通草3g，栀子10g。7剂，水煎服。

三诊（2008年3月6日）：尿频尿不净明显好转，会阴部憋胀已不明显，舌淡红，苔薄黄，脉弦稍滑。2月25日方改白花蛇舌草20g，栀子15g，加丹参10g。7剂，水煎服。

四诊（2008年3月14日）：小便次数较前明显减少，偶感会阴部憋胀。舌脉如前。2月25日方改白花蛇舌草25g，栀子15g，加通草3g，丹参10g。7剂，水煎服。

按："治湿不利小便，非其治也"，该案为湿热下注，方中栀子、通草、滑石均有清利湿热作用，但栀子长于清三焦热毒，通草还可作为引经药之用，滑石还能滑利窍道。三药联合，清利湿热作用最强。佐以枳壳，善走气分，功专行气，使气行则湿行，水道气机畅通。丹参化瘀通络也助湿邪消退。前列腺是肝肾经脉所过之处，李老治此病常用杜仲、川断、寄生合六味地黄化裁以调整阴阳。白花蛇舌草、苡仁治前列腺炎，李老临证时每每用之。同时嘱患者应坚持服药，并忌烟酒。

（曹清慧）

案2　李某　男　68岁　2008年11月7日初诊

主诉：小便不畅1个月。

患者于1个月前出现小便不畅，量少，短赤灼热；腰膝冷而酸软无力。舌淡红苔薄黄，脉弦细。B超示：前列腺增生（38×46×29）mm。右肾囊肿。

辨证分析：患者为湿热蕴结膀胱，兼瘀血结而成块，故小便不利。肾为水脏，主司二便，膀胱为州都之官，患者为老年男性，肾阴肾阳俱虚，气化不及州都也可致小便不畅。

中医诊断：癃闭（湿热蕴结，肾虚血瘀）

西医诊断：前列腺增生

治法：清热利湿，益肾活血

方药：八正散合六味地黄汤加减

车前子15g，木通6g，萹蓄15g，瞿麦15g，滑石10g，当归10g，炮山甲6g，路路通10g，茯苓15g，泽泻10g，山药20g，仙灵脾15g，生地10g，白花蛇舌草10g，甘草10g。7剂，水煎服。

二诊（2008年11月17日）：小便略有好转，尤以夜间改善明显，尿道口稍痛，舌红苔薄黄，脉弦。2008年11月7日方加炮山甲8g（先煎），改泽泻15g，生地15g，白花蛇舌草20g。7剂，水煎服。

三诊（2008年11月24日）：小便通畅，舌脉如前。继服2008年11月17日方10剂，以巩固疗效。

按：《神农本草经》云："滑石，味甘寒，主……癃闭，利小便"，方中用之以清热利湿；下焦积热，日久不愈，津液耗损，亦致肾阴不足，所谓“无阴则阳无以化”，故以生地养阴，茯苓、泽泻淡渗利尿，成清热滋阴利水之功。肾阳不足，膀胱气化无权，溺不得出，正所谓：“无阳则阴无以生”，方中以仙灵脾温补肾阳，《本草备要》云：“补命门，益精气，坚筋骨，利小便。”前列腺增生，中医属瘀，炮山甲功能活血破瘀，《本草从新》云：“善窜，专能行散，通经络，达病所。”全方在清利下焦湿热的同时，益肾以化气利水，活血以通络，使小便得以通利。

本案辨证抓住年龄特点和主症，辨析为湿热蕴结，肾虚血瘀。《诸病源候论·小便病诸候》曰：“小便不通，由膀胱与肾俱有热故也。”治疗以清热利湿为主，同时考虑患者的年龄、性别特点及病程长短，兼顾年老肾虚气化不利，下焦湿热日久导致肾阴不足，以及瘀血阻络，辨证准确精当，患者症状明显改善。

（李　萍）

遗　尿

案1　张某　女　15岁　2003年6月25日初诊

主诉：遗尿10年。

患者自3岁以后即出现遗尿，多则每夜发生，少则数日一次，多方就医，症状时轻时重，未彻底好转，为求李老治疗来诊。刻下证：患者经常遗尿，几乎每日一次，醒后方觉，智力稍差，小便清长，肢凉怕冷，神疲乏力。面色苍白，舌质淡苔薄白。脉沉细。腰骶片示：隐性脊柱裂。

辨证分析：患者自幼起病，以夜间遗尿为主症，故诊为“遗尿”，15岁少女，自幼发病，可知其先天肾之发育不足，因肾为先天之本，主司二便，肾气不足，则下元虚寒，膀胱气化失常，而致遗尿，其面色苍白，肢凉怕冷，神疲乏力，乃因其肾虚真阳不足，命火衰微之故，肾虚脑髓不足，故智力稍差，舌质淡，苔薄白，脉沉细亦为肾气不足之象。

中医诊断：遗尿（下元虚寒，肾气不足）

西医诊断：隐性脊柱裂

治法：温补肾阳，固涩小便

方药：缩泉丸合桑螵蛸散加减

益智仁 10g，菟丝子 10g，桑螵蛸 10g，芡实 10g，五味子 10g，熟地 10g，石菖蒲 6g，当归 10g，黄芪 10g，甘草 10g。5 剂，水煎服。

二诊（2003 年 7 月 2 日复诊）：患者服药期间只有一次遗尿，肢凉怕冷及神疲乏力症状减轻。舌质淡苔薄白，脉沉细。继服 6 月 25 日方 7 剂。

按：本案儿时起病，病史已久，久治不得法，虑其为肾气不足，下元虚寒，如《幼幼集成·小便不利证治》中所述："小便自出而不禁者，谓之遗尿；……此皆肾与膀胱虚寒也"。故治以温补肾阳，固涩小便。方中益智仁、桑螵蛸、菟丝子补肾助阳，《本草正义》中述益智仁"温补脾肾，而尤以固涩为主"，佐以芡实、五味子以增固涩之力，熟地、当归、黄芪补气血，气血旺以助肾气复，方中用石菖蒲，《别录》载："主风寒湿痹，咳逆上气，开心孔，补五脏，通九窍，明耳目，出音声"；《本草新编》载："石菖蒲，必须石上生者良，否则无功。……遗尿欲止，非加参、芪不能取效"。

（刘银鸿）

案 2　毕某　男　16 岁　2009 年 4 月 1 日初诊

主诉：间断尿床 5 年余，加重 20 天。

患者于 5 年前去外村上学，每日骑车近 3 公里，往返 4 次，逐渐感觉浑身疲惫，后出现遗尿。大约 10 余天一次。近 20 天连续尿床多次。大便正常，小便略黄。舌红苔薄黄，脉细。

辨证分析：患儿先天不足，过劳伤肾，肾气不足，不能约束水液而致遗尿。小便黄，舌尖红苔薄黄为膀胱有热之象。

中医诊断：遗尿（肾气不足，心经郁热）

治法：滋阴补肾，缩泉止遗

方药：六味地黄丸、缩泉丸合清心导赤散加减

熟地 10g，山药 15g，山萸肉 10g，丹皮 10g，泽泻 10g，茯苓 10g，桑螵蛸 10g，益智仁 10g，乌药 10g，石菖蒲 10g，郁金 10g，芡实 15g，黄连 6g，竹叶 6g。7 剂，水煎服。

二诊（2009年4月8日）：药后未再遗尿。舌尖红苔薄黄，脉细。4月1日方加生地10g。7剂，水煎服。

三诊（2009年4月15日）：7天来因干农活劳累后尿床1次，舌尖略红，苔薄黄，脉细。4月8日方去黄连、竹叶，加黄芪10g。10剂，水煎服。

按：初诊方中以六味地黄丸滋补肝肾，益智仁纳气固涩，乌药助膀胱气化。桑螵蛸得桑木之津液，禀秋金之阴气，滋肾助阳，固精缩尿。芡实以甘补脾，以涩收敛，固肾益精。李老遵《景岳全书》所云“善补阳者，必于阴中求阳”之意，以益智仁、乌药、桑螵蛸、芡实伍以六味地黄丸阴中求阳。

《素问·宣明五气论》指出：“膀胱不约为遗尿”，造成膀胱不约的原因大多责之于肾气不固、下元虚冷，或脾肾阳虚。但本案是以肾阴不足为主，兼心经郁热所致，李老临证抓住心烦、小便黄、舌尖红而用六味地黄伍以清心导赤散导热下行。黄连伍六味地黄丸，是清热与养阴相结合，以竹叶清热利水，石菖蒲、郁金化浊开窍。诸药合用，肾气复，郁热清，而遗尿自止。

（曹清慧）

心　悸

案1　康某　男　63岁　2008年10月26日初诊

主诉：心悸气短3年，加重1个月。

患者于3年前出现心悸气短，2年前在深州市医院安装心脏起博器，1个月前心悸气短加重，尤以晨起为甚，现服心律平、胺碘酮等药物，症状不见好转，夜寐尚可，大便正常，夜尿多。舌质淡苔薄黄，脉沉细弦伴结代。

辨证分析：心肾阳虚，心之鼓动乏力，不能温运气血，心不得养，可出现心悸、气短。脾气亏虚，生血不足可致心血亏少，心气乏力，亦可出现心悸气短等症。肺主气，司呼吸，肺气不足，可出现呼吸气短，语音低怯，“肾者主蛰，封藏之本”，肾气亏虚，封藏固摄无权，膀胱失约而现夜尿频多。“肝藏血”，肝血不足，失于濡养，也表现各种虚弱之象。纵观本案，是五脏气血阴阳俱虚，但以阳气不足为主。

中医诊断：心悸（气血两虚）

西医诊断：1. 病态窦房结综合征。2. 心律失常（置起搏器后）

治法：补气养血，温阳固摄

方药：生脉饮加味

太子参 20g，麦冬 10g，五味子 10g，黄芪 15g，桂枝 10g，仙灵脾 15g，肉苁蓉 10g，生地 10g，酸枣仁 20g，夜交藤 15g，茯苓 15g，丹参 15g，甘草 10g。5 剂，水煎服。

二诊（2008 年 10 月 31 日）：服上药后，诸症均减，已无明显不适，近二日天气忽凉，心悸又发，夜尿又增。舌暗红苔薄黄，脉结代细弱。10 月 26 日方加黄连 6g，山萸肉 10g，益智仁 10g，芡实 15g。7 剂，水煎服。

三诊（2008 年 11 月 7 日）：药后体力明显增加，心悸只发作 1 次，10 分钟自行缓解，夜尿明显减少。舌暗红苔薄黄，脉沉细。10 月 31 日方改黄连 10g。7 剂，水煎服。

按：五脏俱虚，然以心气不足为甚，《内经》云：“心者，君主之官，主明则下安，主不明则十二官危”，补五脏气血，温周身之阳气，固先后天之根本是本案治疗之方略。心经用药最多：芪、麦、味、二参、桂、苓、草；脾经用药：芪、苓、桂、草、芡实、益智仁；肾经用药：仙灵脾、肉苁蓉、生地、夜交藤、五味子、益智仁、山萸肉、芡实；肺经用药：参、芪、草、五味；肝经用药：生地、枣仁、夜交藤、山萸肉。五脏之药同用，共凑气血双补，温阳固摄之目的，然药味之最多者，补气之药，实补脾之药也，由此充分体现了万病崇脾的治疗思想。

（马艳东）

案 2　张某　女　42 岁　2008 年 10 月 20 日初诊

主诉：阵发性心悸 6 个月。

患者6个月前情绪激动后出现心悸，呈阵发性，伴心前区不适，每次持续2小时左右，且多以夜间发作为主，伴寐差。自服安定可好转，多次查心电图未见异常。舌淡红，苔薄黄，脉弦细。患者平素性情急躁，月经先期。心率80次/分，血压140/90mmHg，心电图大致正常。

辨证分析：《红炉点雪·惊悸怔忪健忘》指出："惊者，心卒动而不宁也；悸者，心跳动而怕惊也。"患者平素性情急躁，情志不遂，郁怒伤肝，肝失调达，气郁化火，上扰心神故心悸，寐欠安。弦为肝脉，舌淡红苔薄黄乃肝郁化火常见之征。

中医诊断：心悸（肝郁化火）

西医诊断：心律失常、阵发性心动过速

治法：疏肝泄热，佐以安神

方药：自拟方

酸枣仁20g，夜交藤15g，菊花10g，柴胡10g，当归10g，炒白芍10g，陈皮10g，焦三仙各10g，内金15g，栀子10g，太子参15g，夏枯草10g，知母9g，茯苓15g，甘草10g。7剂，水煎服。

二诊（2008年10月27日）：用药期间心悸仅发作一次，且时间较短，苔薄黄，脉弦细。10月20日方加麦冬10g，五味子10g，枳实10g。7剂，水煎服。

三诊（2008年11月3日）：夜间已无心悸发作，睡眠可，舌淡红，苔薄，脉弦细。10月27日方去菊花、栀子、知母加元胡10g。7剂，水煎服。

按：心悸为病，多责之虚，然李老紧抓住患者急躁易怒，情志不舒这一现象，结合舌脉，果而辨为肝郁化火，上扰心神之证，予以疏肝泻热，佐以安神为大法而收功。方中夏枯草、菊花、栀子、知母清肝泻火，当归、白芍养血柔肝，陈皮、柴胡畅疏肝胆之气，酸枣仁、夜交藤养血安神，方证合拍故取效也捷。二诊郁热渐减，而气阴两虚之证显露，且气机郁滞，阳气不畅，故加麦冬、五味子合生脉散意益气养阴，收敛耗散之心气，配枳实疏肝解郁而使阳气达于四末而收功。三诊郁热已除，故去清肝泻火之品，仍以益气养阴、宁心安神为大法。纵观三诊，谨守病机，丝丝相扣，真正体现李老辨治之功底。

（王玉栋）

案3　闫某　男　50岁　2009年9月11日初诊

主诉：间断心悸3个月，腹泻2个月。

患者于3个月前因输液过敏后出现心慌，伴胸闷气短，倦怠乏力，经治疗症状表现时轻时重。2个月前因饮酒过多复又受凉后出现腹泻，无腹痛。刻下证：心悸，胸闷气短，倦怠乏力，伴轻度恶心欲呕，嗳气，烧心，食欲不振，夜寐不安，肠鸣，大便溏薄，日3次，形体偏瘦。舌暗稍红，苔薄腻稍黄，脉细稍滑。既往史：高血压病史1年余，现服复方降压片，1片/次，1次/日，血压115～130/75～85mmHg。平素工作烦劳，饮酒过多。体格检查：血压120/85mmHg，心率80次/分。胃镜示：浅表性胃炎；血脂：TG1.71mmol/L；心电图示：室性早搏。

辨证分析：心血不足，心失所养，血不舍神，心神不安，时或心悸，夜寐不安。湿滞脾困，则见大便溏泄。长期过食膏粱厚味，胃腑受伤，使胃气壅滞，清阳不升，浊阴不降，则见恶心欲呕，嗳气，烧心。舌暗稍红，苔薄腻稍黄，脉细稍滑亦为痰湿内蕴之象。

中医诊断：1. 心悸（气阴两虚，痰湿内蕴）。2. 腹泻（脾虚湿滞）

西医诊断：1. 心律失常、室性早搏。2. 慢性肠炎

治法：益气养阴，健脾化湿

方药：生脉饮合黄连温胆汤加减

太子参15g，麦冬15g，五味子10g，黄芪15g，苍术10g，生地10g，山药20g，焦三仙各10g，鸡内金15g，陈皮10g，清半夏10g，丹参15g，芡实15g，黄连6g，沙参15g。7剂，水煎服。

二诊（2009年9月21日）：心慌明显减轻，昨日发作一次，持续时间较前缩短，恶心缓解，大便日1次，已成形。舌暗稍红，苔薄腻，脉细。9月11日方改黄连10g，加天花粉20g，乌贼骨20g，浙贝10g。7剂，水煎服。

三诊（2009年9月30日）：心慌偶有发作，舌暗稍红，苔薄腻，脉细。9月21日方改黄芪20g，加生龙牡各20g。15剂，水煎服。

按：李老临床用药，心阴不足或心血亏虚者，治以生脉饮。气虚者，加黄芪。生地入心、肝、肾经，养阴清热，养血润燥；山药平补脾胃，不燥不热，补而不腻；沙参养阴生津，并应秋季之燥，所谓因时治宜是也。二陈汤燥湿化痰，理气和中；苍术苦温燥湿，辛香发散，功专健脾燥湿；焦三仙、鸡内金启脾开胃、健脾消食；芡实健脾除湿、收敛止泻；丹参活血化瘀，去瘀生新，凉血清心，除烦安神。二诊改黄连10g以泻心火，除湿热。三诊气血渐充，痰湿渐化，湿热已祛之大半，但饮食不节后病情则有所反复，守法续进。盖气旺则能生血，气行则血行，故改黄芪20g，益气健脾，加生龙牡质体重坠，镇静安神，因虑及龙牡之敛，必等待湿热之邪消之大半后方可使用。看似杂乱，实临床灵活辨治，效果明显。

（曹清慧）

案4　郭某　男　49岁　2008年11月28日初诊

主诉：心悸20年，加重2个月。

患者于20多年前因劳累、饮酒后出现心慌，此后每于劳累、生气或酗酒后出现，心率多在每分钟90次左右。刻下证：心慌，汗多，时有胸痛，夜寐欠佳。小便稍黄，大便偏干，形体肥胖，舌质暗，苔薄黄，脉弦细数。既往史：糖尿病史1年。查：空腹血糖7.9mmol/L。心电图示：窦性心动过速。

辨证分析：患者长期过食肥甘厚味，胃中积滞，蕴热化燥，伤阴耗津。

中医诊断：1. 心悸（气阴两虚）。2. 消渴（阴虚火旺）

西医诊断：1. 心律失常窦性心动过速。2. Ⅱ型糖尿病

治法：滋阴降火，宁心安神

方药：生脉饮合增液汤加味

天冬15g，麦冬15g，生地15g，丹参15g，元参10g，苍术10g，黄芪15g，黄连10g，天花粉20g，酸枣仁20g，夜交藤15g，百合15g，焦栀子10g，五味子10g，元胡15g，郁金10g，太子参15g。7剂，水煎服。

其他治疗：万苏平1mg，日1次。二甲双胍0.25g/次，日3次。

二诊（2008 年 11 月 28 日）：心悸明显好转，汗出减轻。舌暗红，苔薄黄，脉较前稳且有力。11 月 28 日方改黄连 15g，焦栀子 15g。10 剂，水煎服。

按：生脉散方中用人参补心益气而生津（因太子参与人参功能相仿，力较平缓，故李老喜用太子参），麦冬养阴清肺，五味子敛肺止汗，三药合用，一补一清一敛，诸药参调，具有养心血，益心气，安心神之效。百合味甘，性微寒，入心、肺经，能清心肺之余热，而敛气养心、安神定魄。栀子味苦气寒，色赤入心，善泻心肺之邪热，又善解三焦之郁火而清热除烦。本例以阴虚为主，故治疗以滋阴为主，辅以益气，兼以清热除烦，使阴复津回，水升火降，五脏自安。

（曹清慧）

案 5　孙某 63 岁　2009 年 1 月 7 日初诊

主诉：心悸 10 年，加重半个月。

患者 10 年前因劳累后出现心悸，经治好转。近半个月因饮食不当而心悸加重，以夜间醒后多发。刻下证：心悸，伴失眠多梦，睡时易醒，醒后易心悸汗出。舌暗红，苔黄腻，脉弦细数。既往史：Ⅱ型糖尿病史 6 年。心电图示：室性早搏。

辨证分析：患者痰湿内蕴，郁久化热，热扰心胸则心悸，热扰神明，则失眠多梦，热迫津液外出，则出汗，燥热伤阴，壮火食气，致气阴两虚。纵观舌脉症，为气阴两虚，湿热困脾之证。

中医诊断：1. 心悸（气阴两虚）。2. 消渴（湿热困脾）

西医诊断：1. 心律失常、室性早搏。2. Ⅱ型糖尿病

治法：益气养阴，清热祛湿

方药：生脉散、三仁汤加减

太子参 15g，麦冬 10g，茯苓 15g，五味子 10g，炒白芍 10g，木瓜 10g，黄连 10g，苍术 10g，苡仁 20g，白蔻 5g，乌梅 10g，生龙牡各 20g，酸枣仁 20g，百合 10g，竹叶 6g。7 剂，水煎服。

二诊（2009 年 1 月 14 日）：心悸减轻，偶有早搏。舌暗红，苔薄黄，脉弦细稍数。2009 年 1 月 7 日方加石菖蒲 10g，远志 10g。10 剂，水煎服。

按：本案以心悸、失眠多梦，舌暗红，苔黄腻，脉弦细数为主症，辨析为湿热困脾之消渴，气阴两虚之心悸。取清热祛湿、健脾和胃、益气养阴为治疗方法。选用生脉饮、三仁汤加减。方中太子参、麦冬、五味子益心气、养心阴。茯苓、苡仁健脾祛湿。白蔻醒脾化湿。苍术健脾燥湿。竹叶淡渗利湿。焦白术、木瓜、乌梅酸甘养阴，黄连清胃热。酸枣仁、生龙牡养心阴、安神、敛汗。百合清心安神。诸药合用使湿热清，脾健运；气阴复，心神安。

（李　萍）

案6　齐某　男　31岁　2008年11月24日初诊

主诉：间断心悸3年，胆怯3月。

患者系救护车司机，生活无规律，3年前因酗酒、劳累后出现心悸，当时查心电图示窦性心动过速，服“心律平”后好转，此后每于酗酒、劳累或生气后发作。平时心率90~110次/分，最高可达140次/分，3个月前出现胆怯，听到电话声或有人在其背后说话皆可引起惊悸。刻下证：心悸胆怯，寐差，痰多。小便稍黄，大便正常。舌尖红，质稍暗，苔薄黄，脉弦细数。体格检查：BP110/80mmHg。形体肥胖。心率120次/分，律整，各瓣膜听诊区未闻及病理性杂音。心电图示：窦性心动过速。甲状腺功能正常。心脏彩超未见异常。

辨证分析：长期饮食不节损伤脾胃，积滞生痰而见痰多之证；吸烟、酗酒而致湿热内蕴，“痰随火升，火引痰行，上干心神，变生诸证。”痰饮停于心下，其人多惊悸不寐。舌尖红为心火，脉弦细数为热盛伤阴之象。

中医诊断：心悸（痰热内扰）

西医诊断：心律失常、窦性心动过速

治法：清热化痰，宁心安神

方药：温胆汤合生脉饮加减

酸枣仁20g，夜交藤15g，太子参10g，麦冬15g，五味子10g，茯苓15g，黄连10g，生龙牡各20g，石菖蒲10g，远志10g，柏子仁10g，清半夏10g，陈皮10g，浙贝10g，甘草10g。7剂，水煎服。

二诊（2008年12月10日）：上方连服14剂，心悸胆怯明显减轻，睡眠好转。舌尖红，质暗，苔薄黄，脉弦细稍快。11 月 24 日方改黄连 15g。10 剂，水煎服。

按：温胆汤属于化痰、清热、和肝胆、除虚烦、定惊悸的方剂。元·罗谦甫云："方以二陈治一切痰饮，加竹茹以清热，加生姜以止呕，加枳实以破逆，相济相须，虽不治胆而胆自和，盖所谓胆之痰热去故也。命名温者，乃温和之温，非谓温凉之温也。……不但方中无温胆之品，且更有凉胃之药也。"

徐灵胎曰："柏得天地坚刚之性以生，不与物变迁，经冬弥翠，故能宁心神，敛心气，而不为邪风游火所侵克也。柏子仁宁心神，敛心气，凡草木之仁，皆能补心气，以类相应也。"枣仁、柏子仁宁心安神，更用龙骨入肝以安魂，牡蛎入肺以定魄，魂魄者心神之左辅右弼也，且二药与五味子同用，大能收敛心气之耗散，并三焦之气化亦可因之团聚。浙贝开泄宣肺，止咳化痰，清火散结。石菖蒲引药入心，半夏生于夏半，乃阴阳交换之时，实为由阳入阴之候，故能通阴阳和表里，使心中之阳渐渐潜藏于阴，而入睡乡也。

（曹清慧）

案 7　陈某　女　65 岁　2008 年 12 月 5 日初诊

主诉：心悸半年。

患者半年前因做饭时厨房起火造成惊吓，而引起心悸不宁，夜寐不安。刻下证：心悸不宁，夜寐不安。食欲不振，大便黏滞不爽。舌质暗，苔薄黄，脉沉细。

辨证分析：心藏神而主血脉，心之气血充足，阴阳协调，心脏功能方能维持常度。本例患者为老年女性，气阴已亏，又遇惊恐，神气散乱，心失所养，发为心悸。正如严用和《济生方·惊悸怔忡健忘门》所云："因事有大惊，或闻虚响，或见异相，登高陟险，惊忤心神"。病久及脾，痰湿内生，痰瘀交阻则食欲不振、大便黏滞。舌质暗，舌苔薄黄，脉沉细为气虚血弱、瘀血内停之象。

中医诊断：心悸（气阴两虚，神气散乱）

西医诊断：心脏植物神经官能症

治法：益气养心，安神定惊

方剂：生脉散、二陈汤合菖蒲远志汤加减

酸枣仁30g，夜交藤15g，太子参15g，麦冬15g，五味子10g，茯苓15g，柏子仁10g，丹参10g，石菖蒲10g，远志10g，焦三仙各10g，鸡内金15g，陈皮10g，元胡10g，甘草10g。7剂，水煎服。

二诊（2008年12月12日）心悸、失眠明显好转。舌脉同前。12月5日方继服7剂，水煎服。

按：《素问·举痛论》指出："惊则气无所依，神无所归，虑无所定，故气乱矣"。老年女性，本已气阴不足，又遇惊恐，更致气虚血弱，心气散乱无归，心神失养，发为心悸。太子参与麦冬合用，既益气又折热；五味子、陈皮、茯苓健脾化痰，《神农本草经》谓茯苓"通神而致灵，和魂而练魄，主治忧恚惊邪，恐悸……久服，安魂养神"。《朱良春用药经验》中说夜交藤："入心肝二经血分，功擅引阳入阴，此品善于养血，故用于心虚所致的失眠，最为适宜"。菖蒲、远志宁心安神，王秉衡《重庆堂随笔》中谈到菖蒲："石菖蒲舒心气，畅心脉，怡心情，益心志，妙药也"。受惊后气机逆乱，气血内停，聚而为瘀，故以丹参活血祛瘀，安神宁心，正如《滇南本草》所云："补心定志，安神宁心，治健忘怔忡，惊悸不寐"。焦三仙、鸡内金、陈皮拨醒胃气，以防药品过于滋腻，有碍脾胃之运化，甘草调和诸药。诸药合用，使心血充，心气复，心神安则病愈。2009年5月4日患者来诊他病时，诉二诊药后已无心悸。

（路志敏）

案8　刘某　男　37岁　2008年12月24日初诊

主诉：心悸1个月。

患者近1个月来因经常值夜班，生活无规律出现间断心悸，夜间尤甚，手抖，睡眠欠佳，周身疲惫感。自测脉搏60~70次/分，有时40~50次/分。现服心宝、稳心颗粒等药物。舌质淡红偏暗，苔黄稍厚，脉细。24小时动态心电图示：窦性心律，房性期前收缩（偶发）。

辨证分析：患者过劳伤及心脾，气血暗耗，致心阳不振，阴血亏虚，心无所主而发心悸。夜间阳入于阴，则心阳更显不足，无力鼓动血脉，血滞脉络，心神失养，则愈发心悸、难寐。血虚生风则双手颤抖。脾主四肢，脾虚则四肢倦怠。舌淡红偏暗，脉细为气血不足，内有瘀滞之象。

中医诊断：心悸（心脾两虚，瘀血内阻）

西医诊断：心脏植物神经功能紊乱

治法：益气养阴，宁心健脾

方药：归脾汤合生脉饮加减

酸枣仁20g，夜交藤15g，太子参15g，麦冬10g，茯苓15g，五味子10g，焦白术15g，仙灵脾10g，黄芪15g，生地10g，丹参10g，葛根10g，甘草10g，龙眼肉10g，生姜10g，大枣10g。7剂，水煎服。

二诊（2008年12月31日）：心慌未作，睡眠、疲惫感均有好转。舌苔仍黄厚，12月24日方加瓜蒌15g。10剂，水煎服。

按：《伤寒明理论·悸》篇说："其气虚者，由阳气内弱心下空虚，正气内动而悸也。"本例患者长期熬夜，心气暗伤，心血暗耗，心神无主，故而心悸。《寿世保元》云："盖心气者，血之帅也。气行则血行，气止则血止，……夫气有一息不运，则血有一息不行。"本患者舌质稍暗，可见有血瘀之象。故从四诊来看，该患者既有气阴两虚，又有血瘀。李老认为，气阴两虚是其本，治疗应以益气养阴为主，故以生脉散合归脾汤加减治疗。方中以黄芪、太子参补气为主，《医学衷中参西录》谓："黄芪能补气，兼能升气，善治胸中大气下陷。"辅以茯苓、白术、生姜、大枣、甘草甘温补脾益气；五味子，《本经》云："主益气，劳伤羸瘦，补不足"。麦冬、生地、葛根养阴清热生津。酸枣仁、夜交藤、龙眼肉宁心安神，补益心脾。丹参活血化瘀。仙灵脾温补肾阳，以助心阳，其温润不燥，助阳而不伤阴。纵观全方，补而不燥，滋而不腻，共奏益气养阴，宁心健脾之功。二诊仍有舌苔黄厚，故加用瓜蒌以增清热化痰，乘胜追击，则病可告愈。

（路志敏）

案9　姚某　女　28岁　2009年2月4日初诊

主诉：心悸20天。

患者于28天前剖腹产一女婴，婴儿患先天性心脏病，经多日抢救无效死亡。20 天前患者出现心慌、气短、乏力，无胸闷胸痛，伴盗汗，睡眠尚可。舌质淡，苔白，脉沉细。心电图：大致正常。

辨证分析：患者产后损伤气血，复因忧思过度，气阴暗耗，心脾两虚。心藏神而主血，心血不足，心失所养，而发为心悸。汗为心之液，心气阴两虚，气不摄津，故见汗出。心血不能荣于面，则面色无华。即《灵枢·决气》篇所云："血脱者色白，夭然不泽"。气短、乏力也为心脾两虚之证。舌淡，苔白，脉沉细均为气阴两虚之象。

中医诊断：心悸（心脾两虚）

治法：益气养血，宁心安神

方药：归脾汤合生脉饮加减

太子参 15g，麦冬 10g，五味子 10g，茯神 15g，焦白术 10g，黄芪 15g，远志 10g，柏子仁 10g，生地 10g，山药 20g，陈皮 6g，木香 10g，龙眼肉 10g，生姜 10g，大枣 10g，甘草 10g，当归 10g。7 剂，水煎服。

二诊（2009 年 2 月 12 日）：药后心悸明显好转，已无汗出，精神转佳。2 月 4 日方加地骨皮 10g。7 剂，水煎服。

按：方中人参、黄芪大补元气，麦冬滋养心阴，五味子补五脏之气，且有酸收之性，与人参相伍，则收敛元气，与麦冬相伍，则收敛阴津，三者合用，一补一润一敛，可使气阴速复故能生脉。白术、山药健脾益气。当归味甘而生心血。生地既补肾阴，又滋心阴，《本草经疏》谓："干地黄乃补肾家之要药，益阴血之上品"。茯神、柏子仁、龙眼肉养心安神，远志交通心肾，定志宁心，陈皮、木香理气醒脾，亦防益气补血药滋腻滞气，此李老用药点睛之处。

（路志敏　曹清慧）

胸　痹

案 1　梁某　女　62 岁　2003 年 3 月 13 日初诊

主诉：胸中窒闷 2 个月，加重 3 天。

患者于2个月前无明显原因出现发作性胸中窒闷，3天前因进食油腻食物，症状加重，同时伴有胃脘胀满，嗳气，虚烦不眠，腿软无力，水肿。心电图示：⑴窦性心律；⑵室性期前收缩；⑶各导联T波低平。舌质暗红，舌苔黄厚。左寸脉沉细，左关脉弦滑。既往有慢性胆囊炎、反流性食管炎病史。

辨证分析：胆为六腑之一，泻而不藏，胆又为清净之腑，喜温而主和降，失其常则郁而不通，胃气内壅不降，痰热自内而生。痰热上扰心神，心脉阻滞，出现胸中窒闷、虚烦不得眠。胆郁胃失和降，故胃脘胀满、嗳气。纵观舌脉症，患者为胃有积热，胆气不降，气机阻滞，胆气犯胃致胆胃不和，痰热上扰之胸痹、痞满。

中医诊断：1. 胸痹（胆胃不和，痰热扰心）。2. 痞满（胆胃不和）

西医诊断：1. 冠状动脉粥样硬化性心脏病、心绞痛、心律失常、室性早搏。2. 慢性胆囊炎。3. 返流性食管炎

治法：利胆降逆、清化痰热、补气养阴、宁心安神

方药：温胆汤、生脉散、旋覆代赭汤加减

太子参15g，麦冬15g，五味子10g，丹参10g，木香10g，白蔻仁5g，焦白术10g，酸枣仁20g，夜交藤15g，夏枯草15g，旋覆花10g（包煎），代赭石20g，陈皮10g，清半夏10g，茯苓15g，焦三仙各10g，鸡内金10g，甘草10g。5剂，水煎服。

二诊（2003年3月18日）：服前方后胸中窒闷及腿肿减轻，仍胃脘痞满，嗳气，嘈杂，睡眠有所改善，但仍夜寐不安。舌质暗，舌苔略黄厚，脉弦细滑。方选温胆汤、丹参饮、旋覆代赭汤、乌贝散、酸枣仁汤合用。

旋覆花10g（包煎），代赭石20g，乌贼骨20g，浙贝10g，元胡15g，枳壳10g，陈皮10g，木香10g，砂仁9g，丹参10g，檀香6g，鸡内金10g，蒲公英15g，苏梗10g，白蔻仁5g，酸枣仁20g，夜交藤15g，干姜10g，半夏10g，茯苓15g，甘草10g。7剂，水煎服。随访未复发。

按：本例患者抓住胸中窒闷、胃脘胀满、虚烦不得眠的主症及舌质暗红，舌苔黄厚，左寸脉沉细，左关脉弦滑的舌脉特点。不仅注重心本脏的气血、阴阳、标本、虚实变化，还注意其他脏腑的功能失调对心的

影响。胆气通于心，此例患者从胆论治胸痹，取得良好疗效。胆为六腑之一，泻而不藏，胆又为清净之腑，喜温而主和降，失其常则郁而不通，胃气内壅不降，痰热自内而生。正如张秉成所说：“痰为百病之母，所虚之处，即所受邪之处。”此患者左寸脉沉细，说明心之气阴两虚，痰热得以上扰心神，阻滞心脉，出现诸多症状，选用温胆汤、生脉散、旋覆代赭汤加减。再诊痰热上扰心神症状略有缓解，病久痰热夹湿伤及脾阳，出现寒热错杂之证，治疗以通为用，以通为补。方选温胆汤、丹参饮、旋覆代赭汤、乌贝散、酸枣仁汤合用。此例患者之不寐除痰热上扰因素外，左寸脉沉细提示心血不足，心神失养，因此选用温胆汤、酸枣仁汤共用，既清痰热，又养心血，使心血充足，心神得养，心阳得以依附，睡眠自安。共服用中药12剂，诸症消失，复查心电图各导联T波低平，已无室性早博。

总之，在辨证中把握胆胃不和、痰热扰心这一病理关健，确立利胆降逆、清化痰热、养心安神的治疗大法，并贯穿于疾病始终。组方有如下特点：寒热并用，通补兼施，运用五脏相关理论调理脏腑功能，补其不足，损其有余，从而达到各脏腑功能的协调。

（李　萍）

案2　田某　女　61岁　2009年9月4日初诊

主诉：间断胸背痛8个月，加重5天。

患者于8个月前因生气后出现胸背痛，在我院门诊服中药后缓解。5天前病情再次发作。刻下证：胸闷胸痛，时攻后背，善太息，心烦易怒，怕冷，失眠盗汗，大便先干后溏，解不净。面色晦滞，舌暗，苔薄黄，脉沉细。体格检查：BP120/80mmHg，心率82次/分，律整，各瓣膜听诊区未闻及病理性杂音。双下肢无水肿。心电图示：Ⅱ、Ⅲ、avF导联T波倒置。血脂：TG1.96mmol/L，CHOL5.53mmol/L，LDL－C5.2mmol/L。

辨证分析：心情郁闷，肝失调达，阻于脉络，故心前区胀痛，引及两胁，时时太息。肝郁化火，热扰心神则心烦易怒，夜寐不安。病久伤及肝肾之阴，且因年过六旬，阴阳俱虚。

中医诊断：胸痹（肝气郁结，心血瘀阻，阴阳两虚）

西医诊断：冠状动脉粥样硬化性心脏病心绞痛

治法：疏肝解郁，益气养阴

方药：逍遥散合生脉饮加减

柴胡6g，当归10g，炒白芍10g，薄荷6g，生姜10g，大枣10g，酸枣仁20g，夜交藤15g，太子参15g，麦冬10g，五味子10g，茯苓15g，菊花10g，地骨皮10g，黄芪15g，丹参10g，甘草10g。5剂，水煎服。

二诊（2009年9月9日）：胸闷减轻，舌脉如前。9月4日方加炒莱菔子6g，焦栀子10g，仙灵脾10g。7剂，水煎服。

三诊（2009年9月16日）：胸闷减轻，心情好转，汗出、睡眠也有改善，舌暗，苔黄，脉细。9月9方加改炒莱菔子10g，丹参15g，加生龙牡各20g。7剂，水煎服。

四诊（2009年9月23日）：胸闷胸痛明显减轻，9月16日方去炒莱菔子、仙灵脾，加石菖蒲10g，远志10g，合欢皮10g，桂枝10g。15剂，水煎服。

按：肝在志为怒，若情志抑郁或忿郁恼怒，致使肝脏气机郁滞，疏泄失常，不能维持气血的正常运行而致气滞血瘀，痹阻心气心血而发病。

初诊方以逍遥散疏肝解郁；生脉饮益气生津，敛阴止汗，汗为心之液，汗出过多，心阴易亏，李老习用生脉饮以养心阴；加黄芪益气，气旺则津生。丹参活血化瘀，祛瘀生新，凉血清心、除烦安神。酸枣仁、夜交藤养血安神。地骨皮清血分之虚热，诸药合用，气阴双补，阴阳并调。二诊加炒莱菔子顺气开郁，利气消胀，焦栀子清心除烦。仙灵脾温补肾阳，合生脉饮、地骨皮取阴阳互根，阴阳双求之意。三诊加生龙牡以加强益阴潜阳，镇静安神之力。四诊加桂枝温通心阳，菖蒲、远志、合欢皮安五脏，和心志。

本案因心情郁闷而致肝木横逆，心脉阻滞，治疗重在调畅气机，使肝复其条达之性为取效的关键。不可一见胸痹便一味用辛通之品，凡辛必散，过用辛通，则易伤心阴，与病无益。故本案以疏调气机为先导，活血通络、益气养阴为辅，药中病机，疗效满意。

（曹清慧）

案3　耿某　男　51岁　2008年10月15日初诊

主诉：胸闷乏力1个月。

初诊：1个月前因劳累出现胸闷、乏力，下巴或肩部发酸，怕冷，出汗。刻下证：倦怠乏力，怕冷出汗，时有下巴或肩部发酸。睡眠尚可，大便正常。既往史：2004年患心梗，安支架3个。心梗前血压偏高（140～150/80～90mmHg）未服降压药，心梗后血压偏低（100/70mmHg）。体格检查：100/70mmHg，心率75次/分，律整，各瓣膜听诊区未闻及病理性杂音。舌质淡暗，舌体胖大，苔薄白，脉沉细。2006年心脏彩超示：节段性室壁运动异常（下壁）。2006年24小时动态心电监测示：陈旧性下壁心梗，室上性早搏。2008年10月13日踏车试验示：运动及恢复期ST－T轻度异常改变。

辨证分析：《素问·上古天真论》指出："丈夫……五八，肾气衰"。况该患者已过六八之年。肾阳虚衰不能温煦脾阳，脾肾阳虚不能鼓动心阳，心阳不振，血脉痹阻不通。精神疲惫，声怯懒言，畏寒肢冷，舌质淡胖，脉沉细为阳气虚衰之象。舌质暗，表现为瘀血内阻之征。

中医诊断：胸痹（脾肾阳虚，寒凝血瘀）

西医诊断：冠状动脉粥样硬化性心脏病、陈旧性下壁心肌梗塞

治法：益气温阳，活血通脉

方药：四君子汤、生脉饮合桂枝甘草汤

酸枣仁20g，夜交藤15g，太子参20g，麦冬15g，五味子10g，黄芪20g，茯苓15g，焦白术15g，山药20g，丹参15g，生地10g，仙灵脾10g，甘草10g，桂枝10g，大枣10g。7剂，水煎服。

二诊（2008年10月29日）：服上药诸症明显减轻。舌暗红，苔薄白，脉沉细。10月15日方加葛根15g。10剂，水煎服。

按：阳气者，若天与日，何处无阳通达，阴寒必闭塞其处。因年老体衰、寒邪侵袭等致病因素引起人体内部阴阳失调、气血失和的病理变化贯穿于冠心病的全过程，这是病之本。由阴阳失调、气血失和所致的寒凝、血瘀等病理产物为病之标。

李老治疗此证最喜用仙灵脾，因心为君火，命门为相火，取君相相

资，助心阳用益相火之药。桂枝甘草汤中桂枝补益心阳，甘草补心益血，两药相合，则辛甘相资，阳生阴化。

李老喜用酸枣仁、夜交藤、石菖蒲、远志等宁心安神药治疗胸痹、心悸等病症，每获良效。

参、芪、苓、术之类益气健脾以培补后天之本，这是李老调理脾胃法在胸痹病症中的又一体现。

李老教示：心肌梗死多表现为正气不足的虚证，即使有气滞、血瘀、痰阻、寒凝等邪实的表现，也多是由虚致实，正气不堪攻伐，治疗当“以补为通”，使正足而邪自去。

（曹清慧）

案4　安某　男　67岁　2008年10月29日初诊

主诉：间断胸痛3年，加重5天。

患者于3年前因生气后出现胸痛，向后背及肩部放射，在市五院查心电图示：心肌缺血，经服消心痛等药后好转，此后病情每于生气或劳累后反复发作。刻下证：胸痛气短，后背沉，肝区沉痛，食欲不振，胃脘胀满，有时偏头痛，偶有咯白痰。面色晦暗，形体偏瘦。舌暗苔薄黄，脉弦细。既往慢性乙肝病史20余年，现肝功能正常；慢性胆囊炎病史6年余。

辨证分析：《临证指南医案·郁证》云：“情怀失畅，肝脾气血多郁”。气为血帅，气滞则血瘀，瘀血阻于心脉，不通则痛。另肝郁则脾胃不化而生痰浊，瘀阻心脉。

中医诊断：1. 胸痹（气滞血瘀）。2. 痞满（胆胃不和）

西医诊断：1. 冠状动脉粥样硬化性心脏病心绞痛。2. 慢性胆囊炎。3. 慢性乙型肝炎

治法：活血化瘀，益气养心，佐以疏肝利胆

方药：瓜蒌薤白半夏汤、金铃子散、生脉散合柴胡疏肝散加减

瓜蒌15g，薤白10g，清半夏10g，太子参20g，麦冬10g，五味子10g，郁金10g，甘松10g，元胡15g，炒白芍15g，柴胡10g，川楝子10g，陈皮10g，黄芪15g，丹参15g，枸杞子10g，甘草10g。7剂，水煎服。

二诊（2008 年 12 月 8 日）：患者以上方连服 14 剂，胸痛头痛明显减轻。胃脘胀满好转，寐差，夜尿多，大便秘结。舌脉如前。10 月 29 日方加酸枣仁 20g，木香 10g，肉苁蓉 10g。7 剂，水煎服。

三诊（2009 年 3 月 9 日）：胸痛、头痛、胃胀已明显好转。现尿频尿痛，小便不利。B 超示：前列腺增生。舌暗红苔黄，脉细数。

治法：清利湿热，佐以益肾。

方药：八正散合缩泉丸加减。

车前子（包）10g，萹蓄 10g，瞿麦 15g，茯苓 15g，滑石 10g，乌药 10g，灯心草 2g，白花蛇舌草 15g，焦栀子 15g，苡仁 20g，当归 10g，苍术 10g，益智仁 10g，山药 20g，生地 15g，大黄 5g，甘草 10g。7 剂，水煎服。

四诊（2009 年 3 月 16 日）：小便较前通畅，尿痛减轻，仍有尿频，夜尿 4~5 次，睡眠稍有好转，舌暗红苔薄黄，脉细稍数。3 月 9 日方加酸枣仁 30g，知母 10g。7 剂，水煎服。

五诊（2009 年 4 月 10 日）：夜尿 3~5 次，舌暗苔薄黄，脉细。3 月 16 日方加五味子 10g。7 剂，水煎服。

六诊（2010 年 2 月 26 日）：胃脘胀满，受凉后胃痛，胸痛气短，语声低微，倦怠乏力，春节前因心绞痛在市五院住院治疗，天暖后好转。小便频数，夜尿多，排尿不净，自服 2009 年 4 月 10 日方后夜尿频明显好转。舌暗红苔薄黄，脉弦细。

方药：香砂六君子汤加减。

焦三仙各 10g，鸡内金 15g，木香 10g，枳壳 10g，白蔻 3g，郁金 10g，元胡 15g，焦白术 15g，茯苓 15g，芡实 15g，柴胡 10g，清半夏 10g，丹参 10g，太子参 15g，甘松 10g，炙甘草 10g，生姜 10g。7 剂，水煎服。

七诊（2010 年 3 月 5 日）：胃胀好转，胸痛减轻，但遇冷小作，双足麻木。舌脉如前。2 月 26 日方加鸡血藤 20g，公英 10g。7 剂，水煎服。

八诊（2010 年 3 月 17 日）：胃胀明显好转，胸痛每于受寒后易发作，语声较前有力，乏力好转。3 月 5 日方去木香、公英，改太子参 20g，鸡血藤 30g，丹参 15g，加黄芪 15g，薤白 10g，瓜蒌 15g。7 剂，水煎服。

按：本案治疗特点之一：心胃同治，兼顾肝胆，体现了中医的整体观。《素问·平人气象大论》云："胃之大络，名曰虚里，贯膈络肺出于左乳下"；《素问·经脉别论》云："食气入胃，浊气归心，淫精于脉"，这里的"浊气"即水谷精气。傅山先生说："心火生胃土，""胃弱不补命门之火，心包何以生胃土？"心为肝之子，肝与心在病理上相互影响。肝脾气郁，血行不畅，必然影响心脉之疏畅，形成心脉瘀阻之证，即"母病及子"。本例病位在心、胃、肝、胆，初诊至五诊以胸痛为主诉，胃脘胀满为次症，虽心胃同病，但治疗以心为主，兼顾肝、胆、胃。六诊至八诊以胃脘胀满为主诉，胸痛为次症，虽心胃同病，但以治胃为主，兼顾心、肝、胆。体现了李老治病善抓主症，并根据病机变化及时调整方药的辨治思路。

本例治疗特点之二：调畅气血盖胸为清旷之区，清阳之所聚，内居心肺，心主血脉，肺主诸气，气血以疏通条达为顺。一有郁痹，即可发为痛证，故治疗须详辨虚、实、寒、热之不同。本案以柴胡疏肝散行气以活血，瓜蒌薤白半夏汤化痰以调畅气血，香砂六君子汤健脾燥湿，湿祛络通则气血畅达，胸痹、胃痞自然向愈。

（曹清慧）

案5　郑某　女　59岁　2010年3月5日初诊

主诉：间断性胸痛6年，右胁肋疼痛3年。

患者于6年前出现胸痛，胸闷，曾在当地查心电图示"心肌缺血"，经治好转。3年前因生气及饮食不当后出现右胁痛，纳差，曾查"乙肝五项"未见异常。刻下证：胸痛、胸闷、右胁痛，生气后加重。伴胃塞，嗳气频频，寐差，大便正常，形体肥胖。舌红，舌苔后部黄厚腻，脉关弦。心电图示：V4～V6导联T波低平；B超示：胆囊炎。

中医诊断：1. 胸痹（肝郁脾虚，痰瘀阻络）。2. 胁痛（肝郁脾虚，痰瘀阻络）

西医诊断：1. 冠状动脉粥样硬化性心脏病、心绞痛。2. 慢性胆囊炎

辨证分析：患者形体肥胖，为多湿多痰之体，加之平素情志多有怫郁，木郁克土，脾虚则健运失权而痰自内生。气郁日久化火，亦可灼津

成痰。痰为黏滞之物，阻于脉络，则气为之滞，血为之瘀，胸中空旷之地为浊邪盘踞，胸阳不得展布，而成胸痹。气滞、痰湿阻滞中焦气机则见胃脘堵闷。痰、湿、热蕴结则见舌苔黄厚腻。脉关弦，为肝郁之象。

治法：疏肝健脾，活血化瘀，理气消痰。

方药：柴胡疏肝散、二陈汤合生脉散加减。

柴胡 10g，郁金 10g，元胡 15g，焦三仙各 10g，鸡内金 15g，陈皮 10g，清半夏 10g，太子参 15g，麦冬 10g，五味子 10g，丹参 10g，香附 9g，枳壳 9g，蒲公英 15g，焦栀子 10g，茯苓 15g，木香 10g，白蔻 3g，生姜 10g，炒白芍 10g，炙甘草 10g。5 剂，水煎服。

二诊（2010 年 3 月 12 日）：诸症明显好转，因不慎受风后出现鼻塞咽痒，舌红，苔黄后部稍厚，脉关稍弦。3 月 5 日方改丹参 15g，加荆芥 10g，银花 10g，淡豆豉 10g。7 剂，水煎服。

按：清代医家沈金鳌云："脾统四脏，脾有病，必波及之，四脏有病，亦必有待养脾，故脾气充，四脏皆赖煦育，脾气绝，四脏安能不病……凡治四脏者，安可不养脾哉?"本例因生气而发病，以肝经气机郁滞为病之因，肝郁脾虚，脾虚生痰，痰湿阻滞气机而致血瘀，湿郁化热则病发，故虽病在心，以胸痛为主诉，但治疗以调理肝脾为主，重在疏肝健脾，切中病机之根本，故奏效甚捷。本例充分体现了李老重视脾胃，万病祟脾的治疗思想。

（曹清慧）

案 6　张某　65 岁　2008 年 10 月 24 日初诊

主诉：后背窜痛 1 个月。

患者 1 个月前因生气后出现后背窜痛，自觉后背冒凉气，口苦口干，有时寐差，舌暗红，苔黄，脉弦细。心脏彩超示：左室舒张功能减低。心电图示：非特异性 T 波改变。肝胆 B 超未见异常。

辨证分析：患者平素心之气阴两虚又兼肝气不舒，气机阻滞，脾失健运，水液蓄积成痰，营卫流通受阻成瘀，痰瘀阻于背俞，则后背窜痛。胸阳闭阻不能布散充督，故自觉背部有凉气外冒。肝郁化热，则口苦口干。肝血不足，心神失养，则夜不能寐。舌暗红，苔黄，脉弦细亦为肝气不舒、痰浊阻络的表现。

中医诊断：胸痹（肝气不舒，痰浊阻络）

西医诊断：冠状动脉粥样硬化性心脏病、心绞痛

治法：理气化痰，通络止痛

方药：生脉饮合逍遥散加减

太子参 15g，麦冬 10g，五味子 10g，丹参 10g，甘松 10g，酸枣仁 20g，夜交藤 15g，柴胡 10g，郁金 10g，茯苓 15g，焦白术 15g，香附 10g，元胡 10g，夏枯草 15g，甘草 10g，焦三仙各 10g，鸡内金 10g，葛根 15g。7 剂，水煎服。

二诊（2008 年 10 月 29 日）：疼痛次数减少，仍口干口苦，易怒，无胁肋胀，舌暗红苔黄，脉沉细。10 月 24 日方去柴胡、香附，改麦冬 15g，加生地 10g，百合 15g，黄芪 10g。7 剂，水煎服。

三诊（2008 年 11 月 5 日）：疼痛发作次数减少，程度减轻，口干口苦缓解。舌淡红苔薄黄，脉弦细。10 月 29 日方加炒白芍 10g，羌活 10g。7 剂，水煎服。

四诊（2008 年 11 月 12 日）：疼痛明显减轻，腰背发凉已缓解，微有口干。心电图示：T 波倒置已缓解，T 波低平。舌脉如前。11 月 5 日方加炒杜仲 15g，天花粉 15g。7 剂，水煎服。

按：肝郁脾虚，则内生痰瘀，痰瘀阻滞经脉，而现系列症状。治疗疏肝理气、化痰通络止痛以治标，益气养阴以固本，达到气血畅通，筋脉得养之目的。

（李　萍）

案 7　赵某　女　58 岁　2008 年 11 月 4 日初诊

主诉：间断胸痛 2 年，加重 1 天。

患者 2 年来间断胸痛，1 天前无明显原因加重，伴活动后气短，头紧，睡眠差。刻下证：胸痛，活动后气短，头紧，心烦失眠。舌质暗苔薄黄，脉弦细。

辨证分析：活动后气短为心气不足，气属阳，心阳不振则胸阳不展，阴乘阳位，故气血运行不畅。阳气失于斡旋，心脉痹阻，胸痹心痛之证遂作。

中医诊断：胸痹（气阴两虚）

西医诊断：冠状动脉粥样硬化性心脏病、心绞痛

治法：益气养阴

方药：生脉散加味

太子参15g，麦冬10g，五味子10g，丹参15g，甘松10g，郁金10g，川芎10g，菊花10g，元胡15g，茯苓15g，石菖蒲10g，远志10g，酸枣仁20g，夜交藤15g，钩藤10g，夏枯草10g，甘草10g。7剂，水煎服。

二诊（2008年11月12日）：胸痛、头紧减轻。舌脉如前。11月4日方加黄芪10g。7剂，水煎服。通心络胶囊，每次2粒，每日3次。

三诊（2008年11月19日）：心前区疼痛、气短明显减轻，头紧、善太息缓解。睡眠无改善。舌淡偏暗，苔薄黄，脉弦细。2008年11月12日方改太子参20g，麦冬15g，黄芪15g，加瓜蒌15g，清半夏10g。7剂，水煎服。通心络胶囊，每次2粒，每日3次。

四诊（2008年11月26日）：疼痛时间缩短，次数减少。舌质暗，苔薄黄，脉弦细。继服2008年11月19日方7剂，水煎服。

按：李老认为胸痹日久必有心之气阴两虚，因此治疗胸痹的基本方是生脉散。本例患者兼肝阴不足，有上亢之兆。治以理气活血、养血安神。方中太子参、麦冬、五味子益气养阴。川芎、丹参、甘松、元胡理气活血止痛。郁金、远志、石菖蒲、茯苓豁痰、宁心安神。菊花、夏枯草、钩藤、酸枣仁、夜交藤清肝火、平肝阳、养肝血、安心神。诸药合用，瘀血消散，胸中气机舒畅，胸痹得除。

（李　萍）

案8　郭某　男　39岁　2009年3月9日初诊

主诉：胸痛心悸2个月，加重20天。

2个月前因情志不舒出现胸前区疼痛，伴心悸气短，心电图示：室早，二联律，服用心得安、消心痛等药物虽有好转，愿请李老中医诊治。刻下证：胸痛，伴心悸，生气后加重，偶有头晕，无恶心呕吐，夜梦纷纭。舌质暗苔白，脉弦滑。血压140/70mmHg，踏车实验阳性；心电图示：Ⅱ、Ⅲ、avF导联T波低平；血脂：TG：3.5mmol/L，CHOL7.2mmol/L。

辨证分析：《灵枢·百病始生》云："若内伤于忧怒，则气上逆，气上逆则六腑不通，温气不行，凝血蕴裹而不散，津液涩渗，著而不去"。本患者情志不悦，肝郁气结，横逆犯脾，脾失健运则湿郁生痰，阻碍气机。痰瘀交阻，痹阻心脉，故心胸憋闷疼痛。气滞血瘀，心失所养则心悸。气郁化火，循经上扰清空则头晕。舌质暗舌苔白，脉弦滑均为气滞血瘀痰阻之象。

中医诊断：1. 胸痹（痰瘀交阻）。2. 心悸（气滞血瘀）

西医诊断：冠状动脉粥样硬化性心脏病、心绞痛、心律失常、室性早博

治法：行气活血，化痰散结

方药：瓜蒌薤白半夏汤加减

瓜蒌15g，薤白10g，清半夏10g，茯苓15g，郁金10g，元胡15g，甘松10g，丹参15g，夏枯草15g，菊花10g，钩藤10g，酸枣仁20g，夜交藤15g，五味子10g，甘草10g。7剂，水煎服。

二诊（2009年3月16日）：药后胸痛好转，近日因感受风寒，出现咳嗽、咯少许白色黏痰，伴鼻塞，咽痛，输液4天。舌暗红苔薄黄，脉细。查：咽部轻度充血。3月9日方加鱼腥草15g，浙贝10g，射干10g。7剂，水煎服。

三诊（2009年3月23日）：胸痛明显减轻，咳嗽好转。咽部红。舌暗红苔薄黄，脉细。3月16日方继服7剂，水煎服。

按：情志不舒，肝郁气滞，横逆犯脾，脾失健运，痰湿不化，气壅痰阻，交结于胸，发为胸痹。李老以瓜蒌薤白半夏汤加减治疗。方中以瓜蒌为君药，取其理气宽胸，消痰散结，《本草思辨录》曰："瓜蒌实之长，在导浊下行，故结胸胸痹，非此不治"。以薤白、半夏为臣，薤白温通滑利，通阳散结，行气止痛，为治胸痹之要药，《长沙药解》云："薤白，辛温通阳，善散壅滞，故痹者下达而变冲和"。半夏善能散结除痞，降逆化痰，配郁金、元胡、甘松、丹参理气活血止痛，《本草汇言》谓："郁金，清气化痰，散瘀血之要药也……心肺肝胃气血火痰郁遏不行者最验"。夏枯草、菊花、钩藤清热平肝降逆，茯苓健脾宁心安神，酸枣仁、

夜交藤安养心神，五味子收敛耗散之心气，甘草调和诸药。二诊胸痛减轻，可知气郁渐解，痰气渐消，然因感受风寒，入里化热，致肺失清肃，肺气上逆作咳，故加用鱼腥草、浙贝、射干以清热化痰，宣肺止咳。三诊胸痛大减，咳嗽向愈，继用前方，以善其后。

（路志敏）

案9　张某　男　71岁　2003年10月28日初诊

主诉：间断性胸闷7年，加重1天。

患者缘于7年前劳累后出现胸闷、气短，在当地医院诊为“冠心病”，长期服用药物治疗（具体不详），胸闷仍间断发作。1天前再次因劳累而出现胸闷、气短、寐差，并咳嗽痰多，色白。于今日前来就诊。刻下证：胸闷、气短、咳嗽、痰多色白。形寒肢冷，夜尿多，大便稍黏。夜寐不实。舌质暗红，苔薄黄，脉沉弦滑。心电图示：1. 窦性心律；2. 侧壁、下壁心肌缺血。

辨证分析：本例患者以胸闷、气短为主症，属中医学“胸痹”范畴。患者年已古稀，肾阳已衰，肾精不足，心失所养，气血不运，且体胖多痰，致痰瘀互结，脉络滞涩。心主藏神，气阴不足，则神失所养，故而失眠寐差。舌暗红，苔黄薄腻，脉沉弦滑为气阴两虚，痰瘀互结之象。

中医诊断：胸痹（气阴两虚，痰瘀阻脉）

西医诊断：冠状动脉粥样硬化性心脏病、心绞痛

治法：益气养阴，豁痰散结

方药：生脉散、瓜蒌薤白半夏汤合二陈汤加减

太子参15g，麦冬10g，丹参10g，黄芪15g，茯苓15g，五味子10g，生地10g，郁金10g，白术10g，浙贝10g，酸枣仁20g，夜交藤15g，瓜蒌10g，半夏10g，仙灵脾10g，甘草10g。7剂，水煎服。

二诊（2003年11月5日）：胸闷、气短发作次数明显减少，程度减轻，咳痰量少，睡眠转佳。舌暗红，苔薄黄微腻，脉沉弦稍滑。10月28日方去郁金、瓜蒌，加山药20g，桂枝6g。7剂，水煎服。

按：盖肾为水火之宅，内藏真阴，“五脏之阴非此不能滋”，心血靠肾精化生而补充。又寄元阳，为人身阳气的发源地，生命活力的根本，

"五脏之阳，非此不能发"。肾阳隆盛，则心阳振奋。李老常喜用仙灵脾温补肾阳，《本草备要》云："补命门，益精气"，合生地滋补肾阴，取阴中求阳，阳中求阴之意。《素问·阴阳应象大论》云："年四十，而阴气自半矣"。方中太子参、麦冬、五味子取生脉散之意，共奏益气养阴，生津复脉之功。黄芪补益心肺之气。生地滋阴养血，既补肾阴，又滋心阴，《本草经疏》谓："干地黄乃补肾家之要药，益阴血之上品"。与生脉散伍用可益气养阴安神，使心肾阴虚得充，心神得养。瓜蒌涤痰散结，宽胸理气，调畅血脉，通达阳气，除胸中痰浊，散胸中瘀阻。半夏辛开散结，通阳化痰，降胸中痰浊，醒脾而运津，燥生痰之源，与瓜蒌相合以增涤痰之用。茯苓淡渗利水，渗湿降浊以消痰结，益心和肾而走上下。白术健脾燥湿，浙贝化痰止咳，清热散结。丹参、郁金活血化瘀止痛。二诊加山药，《本草正》云："益精气，健脾胃"，桂枝温通阳气，通脉散瘀。

（路志敏）

案10　张某　男　55岁　2009年3月20日初诊

主诉：胸闷1年，加重7天。

患者于1年前出现胸闷，遇天冷及早晨易发，发作时胸中憋闷，持续几秒或数分钟，伴全身乏力，肢体沉重，休息后可缓解。平素自觉咽中不适，睡眠欠佳。舌质暗红有瘀斑，苔黄腻，脉弦滑。

辨证分析：患者因家庭琐事致心情不舒，气机郁结，津液不得输布，聚而为痰，气壅痰阻，交结于胸，痹阻胸阳，而发胸闷。天冷及晨起更加重胸阳之痹阻，故易发作。痰浊困脾，则全身乏力。痰气不利，阻于咽喉，故自觉咽中不适感。舌质暗红有瘀斑，苔黄腻，脉弦滑为气滞痰郁，血行不畅之象。

中医诊断：胸痹（痰郁闭阻）

治法：豁痰宽胸，益气养阴

方药：三仁汤、瓜蒌薤白半夏汤、二陈汤加减

杏仁10g，苡仁20g，滑石10g，厚朴10g，清半夏10g，白蔻6g，竹叶6g，通草3g，茯苓15g，苍术10g，麦冬10g，太子参15g，知母9g，玄参10g，丹参10g，瓜蒌10g，薤白10g，陈皮10g。7剂，水煎服。

二诊（2009年4月3日）：服上方7剂后，症状减轻，又照原方自行取药7剂服用，现已无胸闷症状。仍有咽部不适感，睡眠欠佳。舌质暗苔黄稍腻，脉弦滑。症状减轻，说明痰郁渐消，胸阳渐展，咽部不适为痰气不利所致，故上方去薤白，加菊花15g，射干9g，炒枣仁20g。7剂，水煎服。

三诊（2009年4月10日）：已无胸闷及咽不适感，睡眠好转。舌暗苔黄稍腻，脉弦滑。4月3日方继服7剂。

按：本案痰郁闭阻，以三仁汤宣畅气机，以瓜蒌薤白半夏汤通阳散结，以二陈汤化痰理气，三方加减，使痰郁消，胸阳展。然加元参、知母、麦冬何由？其意防湿去阴伤。

本案李老注重舌脉表现，舌质暗红有瘀斑，苔黄腻，脉弦滑为气滞痰郁，血行不畅之象，结合病因病症，四诊合参，断为痰郁闭阻之胸痹证。在治疗上，李老在行气豁痰祛湿的同时，时刻注意保阴护液，不但加用滋阴之品，以防湿去阴伤，而且在二诊时，痰郁渐消，及时易去辛散苦降之薤白，唯恐加重耗气伤阴。这充分体现了李老用药祛邪不可伤正的治疗思想。

（路志敏）

不寐

案1　刘某　男　40岁　2008年12月12日初诊

主诉：失眠1个月。

患者于1个月前因工作不顺利出现失眠，每夜只能入睡1小时，伴心烦、紧张、胆怯，双手发抖，食后恶心，现服倍他乐克12.5mg，每日2次。刻下证：失眠，心烦，胸闷，紧张，胆怯，双手发抖，食后恶心。舌质暗淡，苔薄黄，脉细偏数。

辨证分析：心主血，肝藏血，心主神明，肝主筋膜，属母子关系，心血亏虚肝血亦当不足，肝血亏耗，心血不可能充盈。血不养神，虚热内扰，则可出现失眠、多梦、易惊等症。血不濡筋，则可出现肢体痉挛、震颤。又肝阴不足，火扰胆府，即可出现胸闷、紧张、胆怯、易惊、恶心欲吐等症。

中医诊断：失眠（心肝血虚，扰胆犯胃）

西医诊断：植物神经功能紊乱

治法：养血安神，镇惊除烦，和胃止呕

方药：生脉散、酸枣仁汤、黄连温胆汤加减

太子参15g，麦冬15g，五味子10g，酸枣仁20g，夜交藤15g，柏子仁10g，石菖蒲10g，远志10g，生地10g，白芍10g，生龙牡各20g，白术10g，陈皮10g，半夏10g，茯苓10g，黄连10g，甘草10g，生姜10g。7剂，水煎服。

二诊（2008年12月19日）：睡眠转佳，恶心减轻，心烦、胸闷、手抖仍存。舌质暗淡，苔薄黄，脉偏细数。12月12日方加焦栀子10g。7剂，水煎服。

三诊（2008年12月26日）：诸症好转，只是稍难入睡。舌淡红，苔薄白，脉细。12月19日方继服7剂，水煎服。

按：五脏六腑皆令人不眠，本案之失眠应以心烦，紧张，胆怯，双手发抖，食后恶心为辨证要点，涉及脏腑为心、肝、胆、胃四脏腑，但以心肝血虚为主，或者说是心阴并肝阴不足而致，治疗以养血安神，清热除烦镇惊为切入点，四脏腑并治收到较好效果。

（马艳东）

案2　刘某　男　18岁2008年4月23日初诊

主诉：入睡难1个月。

患者于1个月前因准备高考精神紧张而出现入睡困难，且寐而不实，多梦易醒，伴头晕头痛，记忆力减退，乏力心烦，自服“安神补心胶囊”后无明显缓解。刻下证：入睡困难，小便黄，大便不干，无胸闷、胸痛及心悸、气短。舌尖红，苔薄黄，脉弦细。心电图未见异常。

辨证分析：中医学认为“心藏神”，肝藏血，血舍魂，魂和神关系密切，在睡眠中起协同作用。神安则魂藏能寐，神不安则魂不安藏，而出现不寐、多梦、梦游等多种睡眠障碍。

中医诊断：不寐（肝血不足，心经热盛）

西医诊断：植物神经功能紊乱

治法：养血柔肝，宁心安神

方药：酸枣仁汤、百合知母汤合远志汤加减

酸枣仁 30g，夜交藤 15g，石菖蒲 10g，远志 10g，生龙牡 20g，五味子 10g，炒白芍 10g，合欢皮 10g，百合 15g，知母 10g，生地 10g，栀子 10g，麦冬 10g，云苓 10g，甘草 10g。5 剂，水煎服。

二诊（2008 年 4 月 29 日）：睡眠明显好转，头晕头痛基本缓解，小便仍略黄，舌尖红，苔薄黄，脉弦细。4 月 23 日方改夜交藤 20g，云苓 15g，生地 15g。7 剂，水煎服。

按："盖寐本乎阴，神其主也，神安则寐，神不安则不寐。其所以不安者，一由邪气所扰，一由营气之不足。有邪者多实证，无邪者多虚证。"不寐总属脏腑阴阳失调，气血不和所致。心藏神，肝藏血，血舍魂，魂和神关系密切，在睡眠中起协同作用。神安则魂藏能寐。本案治疗从肝与心、神与魂的关系为切入点。

酸枣仁汤是李老喜用的治疗失眠效方，对于学生因学习紧张导致的失眠，李老一般去川芎，对于老年失眠患者则用之，取川芎辛温走窜，通脑活络。石菖蒲气味芳香，开窍宁神，亦为治失眠要药。百合甘寒清润而不腻，知母甘寒降火而不燥。二药伍用，一润一清，一补一泻，共奏清热宁心安神之效。栀子味苦气寒，色赤入心，善泻心肺之邪热，使其由小便而出。三方合用，治不寐效佳。另柔肝除烦加生地、白芍，宁神镇悸加生龙骨、生牡蛎、夜交藤交通心肾，使神魂安位。

（曹清慧）

案 3　周某　男　69 岁 2003 年 8 月 14 日初诊

主诉：失眠 1 个月。

患者近一个月来因精神紧张引起失眠，纳差。舌质红，苔黄腻，脉弦滑。

辨证分析：胆主少阳，内寄相火，胆气冲和，则能上养心火，故有"心与胆相通"之说。本患者因精神紧张而致少阳枢机不达，胆郁化火，灼津成痰，痰火扰乱心神而致失眠。舌质红，苔黄腻，脉弦滑为胆胃不和，痰热内阻之象。

中医诊断：不寐（胆胃不和，痰热上扰）

西医诊断：植物神经功能紊乱

治法：理气化痰，清胆和胃安神

方药：温胆汤加减

酸枣仁30g，夜交藤15g，陈皮10g，半夏10g，茯苓20g，枳实10g，薏苡仁20g，栀子6g，竹茹10g，甘草10g，合欢皮10g，鸡内金15g，焦三仙各10g，知母9g，川芎10g，苍术10g。1剂，水煎服。

二诊（2003年8月15日）：患者服药1剂药后紧张感消失，仍未能入睡，苔薄黄，脉弦滑。8月14日方加生龙牡各20g，菊花10g。4剂，水煎服。

三诊（2003年8月19日）：入睡尚可，睡眠时间较短，苔薄黄，脉弦滑。8月15日方加焦栀子10g。5剂，水煎服。

按：本例患者辨证抓住紧张这一诱因，失眠这一主症，舌苔黄腻，脉弦滑的舌脉特点。郁怒伤肝胆，肝主疏泄，紧张引起胆郁失眠。舌脉表现为痰热之象。因此辨析为胆胃不和，痰热上扰清窍之不寐。用温胆汤加养血、舒肝、安神之药，痰热得清，心神可安。李老指出：温胆汤名为温胆，实则清胆，正如罗东逸所言："以温胆名之者，亦以胆为甲木，常欲其得春气温和之意耳。"

（李　萍）

案4　王某　女　30岁　2009年4月10日初诊

主诉：失眠10天。

患者于10余天前，因情绪不悦出现失眠、多梦、心烦、恶心、泛酸，两乳房胀痛。舌淡红，舌苔根部黄，脉弦细。孩子1周岁，仍哺乳。

辨证分析：哺乳期妇女，阴血不足，又因情志不舒，肝气郁结，气郁化火，炼液成痰，痰火上扰，心神不宁而现诸症。舌淡红，舌苔根部黄，脉弦细为肝郁血虚，气郁化火之象。

中医诊断：失眠（肝郁血虚，痰火上扰）

西医诊断：失眠

治法：疏肝和血调经，清热化痰安神

方剂：丹栀逍遥散、温胆汤加减

柴胡10g，当归10g，炒白芍10g，焦白术10g，茯苓15g，丹皮10g，焦栀子15g，酸枣仁20g，夜交藤15g，菖蒲10g，远志10g，五味子10g，炒杜仲15g，女贞子10g，陈皮10g，法半夏10g，竹茹10g，生姜10g，甘草10g。7剂，水煎服。

二诊（2009年4月17日）：失眠好转，心悸易惊，有时头晕，视物模糊，耳鸣，舌质红苔薄黄，脉细数。4月10日方加生龙牡各20g，柏子仁10g，黄连10g，菊花10g。7剂，水煎服。

三诊（2009年5月18日）5月1日月经来潮，经期10天，经量偏多。二诊后失眠好转，后因来经而停药，失眠有再发之势，程度较轻，但有头痛、烦躁，舌淡红苔薄黄，脉弦滑。4月17日方加木瓜10g。7剂，水煎服。

四诊（2009年9月11日）：因人流术后出现失眠，胸部憋闷，心烦易怒，视物模糊，舌红苔薄黄，脉沉弦滑。

柴胡10g，当归10g，炒白芍10g，焦白术10g，茯苓15g，丹皮10g，酸枣仁20g，夜交藤15g，菖蒲10g，远志10g，五味子10g，炒杜仲15g，女贞子10g，陈皮10g，法半夏10g，竹茹10g，生姜10g，生龙牡各20g，菊花10g，焦三仙各10g，内金10g，甘草10g。7剂，水煎服。

五诊（2009年9月18日）：失眠好转，自觉乏力。舌脉如前。9月11日方加太子参15g，黄芪15g。7剂，水煎服。

六诊（2010年2月22日）：夜间心烦，入睡难，腰酸耳鸣，因饮食不慎出现打呃，胃胀，伴口角糜烂，咽痒。舌红苔薄黄，脉细。

节菖蒲10g，生龙齿20g，焦三仙各10g，内金10g，菊花10g，柴胡10g，当归10g，炒白芍10g，焦白术10g，茯苓15g，丹皮10g，焦栀子10g，酸枣仁20g，夜交藤15g，远志10g，五味子10g，炒杜仲15g，女贞子10g，陈皮10g，麦冬10g，生地10g，生姜10g，甘草10g。7剂，水煎服。

七诊（2010年3月5日）：2月25日来经，量较前增多。食后胃胀胃堵，胃有压痛，时手麻。舌暗稍红苔薄黄，脉弦细。2月22日方去菊花，加枳壳10g，厚朴10g，木香10g。7剂，水煎服。

八诊（2010年3月12日）：胃胀减轻，失眠好转，头晕耳鸣，舌红苔薄黄，脉细。3月5日方去枳壳，加太子参15g，黄精10g。7剂，水煎服。

九诊（2010年3月19日）：胃胀缓解，寐佳，乏力明显减轻，精神好。舌红，苔薄黄，脉弦稍滑。3月12日方去厚朴，木香，加葛根10g，枸杞子10g。10剂，水煎服。

按：《景岳全书·不寐》引徐东皋语："痰火扰乱，心神不宁，思虑过伤，火炽痰郁而致不眠者多矣"。唐容川《血证论·卧寐》中说："肝经有痰，扰其魂而不得寐着，温胆汤加酸枣仁治之"。本患者为哺乳期妇女，阴血不足，又因肝气郁结化火，炼液成痰，痰火上扰心神而致失眠。李老以丹栀逍遥散疏肝解郁，和血调经治本，以温胆汤化痰清热，和中安神治标，伍以酸枣仁、夜交藤、菖蒲、远志宁心安神；五味子、女贞子、杜仲补肝肾，滋阴血，全方共奏疏肝和血调经，清热化痰安神之功。二诊失眠好转，但仍现肝经痰火上扰之象，故加用柏子仁、黄连、菊花滋阴清热、平肝熄风之品。三诊得知月事已下，但有头痛、烦躁等不适，李老加用木瓜一味，木瓜味酸生津，虽属收涩之品，然其又具宣通之性，能入脾消胀，入胃宣化湿热，是在宣通中寓有生津之功，配合白芍，可以柔肝。针对本患者月事较多，阴血不足，又兼湿热之象，用木瓜可养阴生津，又可入胃宣化湿热之邪。诸药共用，可使肝经疏，阴血充，痰火清，心神安。

患者三诊后本已大为好转，但因人流术伤及气血，复因郁闷恼怒而使病情加重，故四诊、五诊以肝郁化火，气血两亏兼肝肾阴虚为病机特点。六诊时因饮食不慎而胃脘堵胀，为脾胃虚弱，痰湿内生之故，六诊至九诊加木香、厚朴行气消胀，参以疏肝解郁，调补肝肾，益气健脾之剂，扶正以祛邪。纵观全部诊治过程，患者先天不足，后天失养，复因情志抑郁，气郁日久化火而发病，肝、脾、肾同治，间断调治1年，终获良效。

（路志敏　曹清慧）

健　忘

杨某　男　34岁　2009年9月9日初诊

主诉：记忆力减退伴脑鸣寐差3年。

患者于3年多前因工作劳累，压力过大，逐渐出现记忆力减退，反应迟钝，服中成药后稍有好转。刻下证：记忆力减退，反应迟钝，入睡难，多梦，伴脑鸣，肛周潮湿，形体消瘦，面色萎黄。舌淡稍暗尖红，苔薄黄，脉细。其母患抑郁症。

辨证分析：精不上承而髓海失养，水不上承则心肾不交，形成肾虚精亏，阴虚火旺。或因木郁而滞，气滞不化，郁而成热，下劫肾阴。肾精不足，脑络瘀阻，脑髓失于充养，灵机不活，记性渐失。麻则为虚，湿热下注则肛周潮湿。

中医诊断：健忘（肾精不足，肝郁气滞）

西医诊断：神经衰弱

治法：滋补肝肾，调畅气血，佐以清热燥湿

方剂：六味地黄汤、柴胡疏肝散合二妙散加味

熟地10g，山药20g，山萸肉10g，茯苓15g，丹皮10g，泽泻10g，石菖蒲10g，远志10g，苍术10g，黄柏10g，黄芪15g，柴胡10g，陈皮10g，当归10g，生龙牡各20g，苦参10g，益智仁10g，甘草10g。7剂，水煎服。

二诊（2009年9月18日）：健忘好转，心情转佳，后脑发沉，舌脉如前。9月9日方加枸杞子10g，郁金10g。10剂，水煎服。

三诊（2009年9月28日）：健忘明显好转，脑鸣亦有改善，心情较前转佳，面色红润，肛门潮湿明显减轻。舌淡稍暗，苔薄黄，脉细。9月9日方去苍术、生龙牡，加龟板10g，知母10g。15剂，水煎服。

按：方中以六味地黄丸滋补肝肾，菖蒲、远志开窍化浊，二妙散合苦参清热燥湿，龙骨、牡蛎镇静安眠。柴胡疏肝解郁，宣畅气血，陈皮

行气健脾，当归补血活血，三药共奏疏通气机，破散郁滞，通调三焦之效，并使全方补而不滞。二诊加枸杞子补肾益精，郁金入于气分行气解郁，达于血分凉血散瘀，合菖蒲豁痰开窍，诸药伍用，使气通血活，脉络畅利，脑髓充养，髓满窍开。三诊为加重填精补髓之力，又加龟板血肉有情之品，以龟得天地之阴气最具。

（曹清慧）

胁　痛

案1　彭某　男　52岁　2004年7月2日初诊

主诉：右胁胀满伴嗳气6个月。

6个月前因家事不顺感右胁胀满，牵及后背，嗳气频作。几个月每遇情志不舒而诱发或加重，甚时右胁胀痛，胃脘痞满，经用药（不详）未见明显好转。刻下证：右胁下、胃脘胀痛，嗳气，善叹息，食欲不佳，舌淡红。苔薄黄稍腻。

辨证分析：肝喜条达而恶抑郁，患者乃情志郁结而发，又值更年期，肝郁之势更是雪上加霜，脘胀嗳气皆肝郁气滞横逆犯胃之象，因肝失疏泄日久遂湿郁中焦，且有渐势之象（苔薄黄稍腻），独关弦自不待言，此证明肝胃不和，湿阻中焦，且有化热之征。

中医诊断：胁痛（肝胃不和，湿阻中焦）

西医诊断：慢性胆囊炎

治法：舒肝解郁，理气和胃，兼以祛湿

方药：柴胡疏肝散加味。

柴胡10g，白芍10g，陈皮10g，香附10g，甘草10g，青皮10g，木香10g，厚朴10g，炒莱菔子6g，鸡内金10g，白蔻仁6g，白术15g，薏苡仁20g，茯苓15g，槟榔10g，当归10g，元胡15g，焦栀子10g。6剂，水煎服。

二诊（2004年7月7日）：右胁胀满明显减轻，后背已无不适，食欲增加，脘部觉舒，嗳气显减。

柴胡10g，陈皮10g，香附10g，木香10g，甘草10g，党参15g，白术10g，苍术10g，茯苓15g，薏苡仁20g，鸡内金15g，当归10g，元胡15g，干姜10g。

三诊（2004年8月2日）：诸症好转，7月7日方继服7剂，水煎服。

按：本案乃肝胃不和，痰湿中阻兼有渐热之征，药不用茵陈八正清利之剂，而用通腑之法，痰热自消。方用白术、白蔻配茯苓醒脾、健脾，是知肝之性也。方中元胡、当归虑其肝郁之极而致瘀、活络止痛之用也。

（马艳东）

案2　李某　女　42岁　2004年7月9日初诊

主诉：右胁肋攻痛2年，加重15天。

患者于2年前因情志不遂致右胁肋疼痛不适，伴后背发沉，食欲欠佳，在哈励逊国际和平医院诊为“胆囊炎”，曾服用消炎利胆片、雷尼替丁等药物，症状时轻时重，15天前又因饮食不节，劳作过力而症状加重，并伴厌食油腻，呕恶、嗳气。刻下证：右胁肋部疼痛，右后背沉重，恶心，不欲食，厌油腻，急躁易怒，小便发浑，大便不爽，舌偏红，舌苔黄腻。

辨证分析：胆属少阳，与肝表里，同主疏泄。二者疏泄不利，致使胁络失和则胁痛不已，背沉使然。肝木克脾土，脾失健运，蕴积湿热，湿阻胃气，胃失和降，故厌食油腻，泛恶欲吐，苔黄腻脉弦滑亦为湿热郁滞肝胆之象。

中医诊断：胁痛（肝胆湿热）

西医诊断：胆囊炎

治法：清肝利胆，调气和胃

方药：自拟方

金钱草15g，焦栀子10g，蒲公英15g，丹参10g，当归10g，柴胡10g，郁金10g，枳壳10g，白芍10g，陈皮10g，党参15g，茯苓10g，鸡内金10g，元胡10g，甘草10g，生姜三片。7剂，水煎服。

二诊（2004年7月16日）：症状大减，几无呕恶，大便正常。7月9日方加川楝子10g。7剂，水煎服。

三诊（2004年7月30日）：脘痛未作，纳谷渐香，偶有恶心，咽仍不爽。7月16日方继服7剂。

按：本案以右胁痛，厌食油腻，苔黄腻之主症。诊为“胁痛”，肝胆湿热型，治以清利肝胆湿热无疑。但在三次处方中导师始终注意固护脾胃，只因中焦运化得力，气机调畅，湿浊才得以完好渗化，胆腑才得以通利。

（马艳东）

案3　彭某　男　35岁　2009年6月15日初诊

主诉：右胁肋胀痛10年，加重6个月。

患者于10年前因情志抑郁出现右胁肋部胀痛不适，未予注意，后疼痛逐渐加重，向右后背及右肩放射，间断服消炎利胆片，症状时轻时重。曾使用654－2注射液肌肉注射，症状可得缓解。6个月前饮酒后右胁疼加重，静点抗生素好转，但仍存右胁肋不适。刻下证：右胁胀满，前后攻冲，偶有胁痛，时有嗳气。体格检查：肝区有叩击痛，舌质暗红，苔薄黄，脉弱。肝胆B超示：胆囊增大。

辨证分析：张景岳云：“胁痛之病，本属肝胆二经，以二经之脉，皆循胁肋故也。”情志抑郁或暴怒伤肝，肝失调达，疏泄不利，气阻络脉，胁痛遂作。胁痛胀满，攻冲走窜，时发时止乃肝失条达，肝气郁滞之象，舌红苔黄，脉弦为肝郁日久化热之征。肝胆二经之气与火易于窜动，肝气犯胃则嗳气频频。

中医诊断：胁痛（肝气郁结，气滞血瘀）

西医诊断：慢性胆囊炎

治法：疏肝解郁，利胆和胃

方药：柴胡疏肝散合金铃子散加减

柴胡10g，炒白芍15g，川楝子10g，青皮10g，陈皮10g，元胡15g，焦栀子10g，炒莱菔子10g，郁金10g，金钱草15g，鸡内金20g，厚朴10g，焦三仙各10g，清半夏10g，蒲公英10g，生姜15g，甘草10g。7剂，水煎服。

二诊（2009年6月22日）：服药后症状明显减轻，未再应用654—2

注射液，舌脉如前。2009 年 6 月 15 日方加鸡内金 30g，金钱草 20g。7 剂，水煎服。

三诊（2009 年 7 月 1 日）：症状基本消失，未再出现胁肋胀满不适。2009 年 6 月 15 日方继用 7 剂，水煎服。

按：本病例现代医学诊为“慢性胆囊炎”，属中医“胁痛”范畴。胁痛胀满，攻冲走窜，时发时止乃肝失条达，肝气郁滞之象，舌红苔黄，脉弦乃肝郁日久化热之征，故方中柴胡疏肝，青皮、陈皮、炒莱菔子、厚朴理气，郁金、元胡、川楝子理气疏肝，活络止痛，金钱草、栀子、蒲公英清利肝胆郁火，芍药、甘草缓急止痛，焦三仙、鸡内金消食导滞，半夏、生姜和胃止呕。全方共奏疏肝理气消食和胃功效，方中金钱草、鸡内金、郁金乃李老治疗胆囊炎、胆石症常用之药，且用量较大。

（王玉栋　马艳东）

案 4　刘某　女　49 岁　2005 年 6 月 3 日月初诊

主诉：右胁下疼痛，目黄 3 个月，加重 10 天。

患者与 3 个月前无明显诱因出现右胁下疼痛，巩膜轻度黄染，伴胃脘疼痛，食欲不振，无明显恶心、呕吐，大便正常，小便黄。于 10 天前上症再次发作，经当地门诊治疗无效，遂来就诊。刻下证：右胁下疼痛，胃痛，不思饮食，小便黄，大便软，日 2 次，眠可。舌质暗，苔薄黄，脉细。查：面色萎黄，目珠黄染，神疲肢倦。既往史：10 年前曾患“肝炎”。3 年前因胆结石行胆囊摘除。肝功能：总胆红素 84.9u/l，间接胆红素 75.09u/l，直接胆红素 9.8u/l，B 超示：脾大，胆囊缺如。

辨证分析：患者 10 年前曾患肝炎，是以肝气受损，失于疏泄，乘脾犯胃，脾失运化，出现纳呆，胃痛。肝失疏泄，肝胆互为表里，致胆汁不循常道而外溢，出现黄疸。

中医诊断：1. 胁痛（肝郁脾虚）。2. 黄疸（湿热内蕴）

西医诊断：1. 胆囊摘除术后。2. 脾肿大

治法：疏肝健脾，消食和胃

方药：自拟方

柴胡 10g，郁金 10g，元胡 10g，枳壳 10g，党参 15g，厚朴 10g，白术

15g，山药20g，赤芍15g，甘草10g，焦三仙各10g，鸡内金15g，土茯苓15g，薏苡仁20g，木瓜10g，茯苓10g，甘草10g。7剂，水煎服。

二诊（2005年6月17日）：右胁疼痛及胃痛明显减轻，纳食增加，黄疸减轻。舌淡暗，苔薄黄稍腻，脉细。6月3日方加茵陈10g，生姜10g。7剂，水煎服。

按：《伤寒论》第236条云："阳明病，发热汗出者，……此为瘀热在里，身必发黄，茵陈蒿汤主之"；《金匮要略·黄疸病篇》首条即言："寸口脉浮而缓，……脾色必黄，瘀热以行"；"瘀热在里"，含有邪热瘀结于血分之义，同时也揭示了湿热之邪不得外解而内蕴，造成瘀热在血的病理机转。故李老临床非常强调治黄要注意活血，且善用赤芍凉血散血。本案尚合郁金、元胡活血行气，气血兼顾，则疗效更显。

本案针对"肝病传脾、气病及血、湿热毒邪内蕴"的病理特点，治疗重在疏肝健脾，扶正祛邪，行气活血，气血并调，兼以清化湿热，思路清晰，切中病机，故而奏效甚捷。

茵陈，张隐庵曰："春三月，此为发陈，茵陈因旧苗而春生，盖因冬令水寒之气，而具阳春生发之机。主治风湿寒热邪气，得生阳之气，则外邪自散也"。陈存仁《药学辞典》谓："茵陈效能有三，发汗、洁血、疗黄，……故里气通则表气通，茵陈可以发汗；上气通则下气通，茵陈可以利尿；气分通则血分通，茵陈可以洁血；正气通则邪气通，茵陈可以除黄"。

（刘银鸿　曹清慧）

案5　孔某　女　32岁　2008年10月29日初诊

主诉：两胁阵发性疼痛3个月。

患者于3个月前因情绪不佳引起两胁疼痛，心情不悦即加重，心情舒畅时即减轻。刻下伴口苦，心烦易怒，胃痛。大便时干。月经提前，量少色暗。舌质暗尖红，舌苔薄黄，脉弦细。既往黄褐斑病史3年。胆囊B超示：胆囊炎表现，胆囊大小为（9.0×4.1）cm，壁厚0.5cm。胃镜示：胆汁返流性胃炎。

辨证分析：肝与胆相表里，经脉相互络属。胆附于肝，内藏精汁，来源于肝，肝气疏泄，胆汁流畅，能助脾胃运化，若肝气郁结，胆腑降泄失常，郁而化热则胁肋疼痛。

中医诊断：胁痛（肝郁胆热）

西医诊断：1. 胆囊炎。2. 胆汁返流性胃炎

治法：疏肝解郁，清热利胆

方药：丹栀逍遥散合左金丸加减

柴胡10g，青皮10g，陈皮10g，川楝子10g，郁金10g，枳壳10g，元胡15g，丹皮10g，金钱草15g，栀子15g，香附10g，焦三仙各10g，内金15g，公英10g，清半夏10g，当归10g，炒白芍10g，茯苓10g，生姜15g，甘草10g，太子参15g。7剂，水煎服。

二诊（2008年11月10日）：两胁疼痛明显减轻，口苦胃痛好转，舌脉如前。10月29日方改白芍15g。7剂，水煎服。

三诊：（2008年11月28日）：患者以上方连服半月，胁痛大减，胃痛口苦消失，但遇情志不快仍感胁肋不适。舌红稍暗，苔薄黄，脉细稍弦。11月10日方加麦冬10g，公英15g。10剂，水煎服。

按：《内经》谓："肝之余气，泄于胆，聚而成精"。肝为刚脏，病多阳胜，易于化火生热，治疗需注意清热不可过于苦寒，李老习用公英、栀子、金钱草之属，伍以焦三仙、鸡内金养胃气，以防伤胃。虑及理气行气之药多偏香燥，恐其耗气伤阴，二诊加大白芍用量，三诊加麦冬以滋养阴液，伍以太子参养阴益气并举，是为刚柔相济，疗效满意。

（刘梅举）

案6　苏某　女　73岁　2008年11月5日初诊

主诉：右胁及后背攻痛2年。

患者2年前无明显诱因出现右胁及后背疼痛。刻下证：后背疼痛，右侧为甚，掐按减轻，四肢经常出现攻窜疼痛，气短，善太息，寐差。舌质暗红，苔薄黄，脉弦细。肝胆B超示：胆囊炎（胆囊壁厚0.6cm）。心电图示：大致正常心电图。

辨证分析：《金匮翼·胁痛统论·肝郁胁痛》篇说："肝郁胁痛者，悲哀恼怒，郁伤肝气"。《临证指南医案·胁痛》云："久痛在络，气血皆

窒”。肝气失于调达，气机阻于胁络，故右胁及后背疼痛。舌质暗红，脉弦细为气滞日久，瘀血内停之征。

中医诊断：胁痛（气滞血瘀）

西医诊断：慢性胆囊炎

治法：疏肝理气，祛瘀止痛

方药：四逆散合金铃子散加减

柴胡10g，郁金10g，枳壳10g，金钱草15g，陈皮10g，公英10g，茯苓15g，元胡15g，川楝子10g，炒白芍15g，独活10g，寄生15g，豨莶草15g，乳香3g，没药3g，白蔻5g，焦三仙各10g，鸡内金15g，甘草10g。7剂，水煎服。

二诊（2008年11月14日）：后背及四肢攻痛减轻，以下肢症状减轻最显。右上肢、左肩部仍时发攻痛。舌质暗红，苔薄黄，脉弦细。11月5日方去白蔻、枳壳，加旋覆花10g，代赭石20g，羌活10g，片姜黄10g。7剂，水煎服。

按：本证为气滞血瘀之胁痛。导师抓住右胁及后背疼痛之主证，采疏肝理气，祛瘀止痛之法是其正治。方中用羌活、独活、豨莶草、片姜黄之属，在此用之非治风湿，是取其走窜之性，而通经络、活气血。李老临床用药之活又见一斑。

（刘梅举）

案7　张某　男　53岁　2008年11月26日初诊

主诉：间断右胁痛伴胃痛4年，加重5天。

患者4年前饮酒后出现右胁肋疼痛伴胃疼，病情间断性发作。曾在哈励逊国际和平医院查胆囊B超示：胆囊炎表现。胆囊大小为（9.0×4.1）cm，壁厚0.5cm。服用消炎利胆片、胆维他等药，效不著。近5天来又因情志不遂、饮酒而加重。刻下证：右胁痛，后背攻窜作痛，胃痛不适，口苦易怒。舌质暗红，苔边黄，脉弦。

辨证分析：《杂病·源流犀浊》述：“肋胁痛，肝经病也，盖肝与胆二经之脉布胁肋”。情志怫郁，肝郁气滞，气滞血瘀，不通则痛。肝气犯胃则胃痛，肝郁化热，胆汁上犯则口苦。

中医诊断：胁痛（肝郁化火，气滞血瘀，胆胃不和）

西医诊断：慢性胆囊炎

治法：疏肝理气，利胆和胃

方药：丹栀逍遥散、丹参饮合金铃子散加减

柴胡10g，炒白芍10g，郁金10g，木香10g，元胡15g，蒲公英15g，甘松10g，檀香9g，香附10g，栀子10g，焦三仙各10g，鸡内金15g，生姜15g，砂仁9g，茯苓15g，甘草10g，党参15g，川楝子10g，金钱草15g。7剂，水煎服。

二诊（2008年12月5日）：服药两剂后胁痛、胃痛明显减轻。后无明显诱因又加重，每天晨起3：00~5：00胃脘持续疼痛。舌质暗红，苔边黄，脉弦稍细。11月26日方去党参，加五灵脂10g，蒲黄10g。7剂，水煎服。

三诊（2008年12月15日）：胁痛、胃痛未再发作，时嗳气，大便溏。舌质暗红，苔边黄，脉弦稍细。12月5日方去川楝子、金钱草、蒲公英。7剂，水煎服。

按：李老有言："胁痛辨证以气血为主，胀痛多属气郁，刺痛多属血瘀，隐痛多属血虚，痛与不痛，是鉴别气分或血分的主要标志。病在气分，以疏肝理气为主；病在血分，以活血化瘀为主；阴血不足者以养阴柔肝为主。同时，还须详辨寒热，随证施治"。本案就脏腑而言，肝胆脾胃同病，以胆胃为主。就气分血分而言，以血分为主，故方以丹参饮、失笑散活血祛瘀，行气止痛。金铃子散疏肝气，泄肝火。臣以郁金、香附、檀香、砂仁，以加强行气活血之力。郁金，《本草经疏》云："本入血分之气药"；香附，《纲目》曰："手足厥阴、手少阳、兼行十二经，八脉气分"，又云："香附，乃气病之总司"，檀香辛温，《本草备要》云："调脾胃，利胸膈，为理气要药"；砂仁，《本草汇言》云："砂仁，温中和气之药也，中焦之气凝聚而不舒，用砂仁治之，奏效最捷"。本方胆胃同治，气血双调，可谓治消化病之典案。

（刘梅举　曹清慧）

案8　刘某　男　24岁　2008年10月29日初诊

主诉：右胁胀痛伴腹胀1年，加重7天。

患者1年前因情志抑郁而出现右胁胀痛，食后腹胀，曾查胆囊B超示：胆囊炎。7天前又因情绪不佳而病情反复。刻下证：右胁胀痛，攻及后背，食后腹胀，食欲不振，大便秘结。舌质暗红，舌苔黄腻。脉弦细。专科情况：胃脘区压痛，莫菲氏征阳性。胆囊B超示：胆囊炎（胆囊壁厚0.5cm）。胃镜示：浅表性胃炎。

辨证分析：《灵枢·五邪》云："胁痛之病本属肝胆二经，二经之脉皆循胁故也。"肝属木，性刚强，喜条达，恶抑郁，职司疏泄。胆为中清之腑。二者疏泄失司，均可导致胁痛。气机阻滞，在上者食欲不振，在中者腹部胀痛，在下者传导失职。

中医诊断：胁痛（肝胃不和）

西医诊断：1. 慢性胆囊炎。2. 慢性胃炎

治法：疏肝理气，和胃止痛

方药：柴胡疏肝散、金铃子散合平胃散加减

柴胡10g，郁金10g，炒白芍15g，青皮10g，陈皮10g，焦栀子15g，元胡15g，焦三仙各10g，内金20g，白蔻6g，川楝子10g，清半夏10g，茯苓10g，公英15g，炒莱菔子10g，厚朴10g，苍术10g，生姜15g，甘草10g。7剂，水煎服。

二诊（2008年11月26日）：药7剂后诸症消失，终止治疗。近2日来前症又显。舌质暗红，苔黄，脉弦滑。10月29日方去苍术、清半夏，加金钱草20g。7剂，水煎服。

三诊（2009年12月1日）：诸症明显减轻，间有头晕。舌质暗红，苔薄黄，脉弦。10月29日方加菊花10g。10剂，水煎服，以巩固之。

按：胁痛病机不离气血，本案以气滞为主，故首取柴胡舒肝散理气消滞，辅以金铃子散加郁金活血散瘀。认证准确，施药精当，效如浮鼓。

（刘梅举　曹清慧）

案9　冉某　女　47岁　2009年2月16日初诊

主诉：胁痛、后背痛1个月。

1个月前因生气后出现胁痛，后背痛，食油腻后加重。伴胃脘烧灼

感，泛酸。睡眠差。曾于衡水市哈励逊国际和平医院查腹部B超示：胆囊炎；肝内胆管小结石（直径约4mm）。胃镜示：胃、十二指肠未见明显异常。刻下证：胁痛、后背痛，食油腻后加重，伴胃脘烧灼感，口中及舌头热痛，大便溏，日2次。专科情况：莫菲氏征阳性。腹部B超示：胆囊炎；肝内胆管小结石（直径约4mm）。胃镜示：胃、十二指肠未见明显异常。舌红，苔黄厚，脉弦细。

辨证分析："胁痛之病，本属肝胆二经，以二经之脉，皆循胁肋故也。"情志抑郁或暴怒伤肝，肝失调达，疏泄不利，气阻络脉，不通则痛，胁痛遂作。复因过食肥甘厚味则湿热内蕴，阻于脉络则气滞不通，亦可见胁痛。肝气横逆，易犯脾胃，入里化热则胃脘烧灼感、泛酸。脾开窍于口，脾经郁热则口中热痛。

中医诊断：胁痛（肝胆湿热，气滞血瘀）

西医诊断：1. 胆囊炎。2. 胆石病（肝内胆管结石）

治法：疏肝利胆，祛湿和胃

方药：逍遥散合金铃子散加减

柴胡10g，当归10g，炒白芍10g，茯苓15g，白蔻6g，菖蒲10g，远志10g，黄连10g，焦栀子10g，酸枣仁20g，夜交藤15g，竹叶6g，川楝子10g，佛手10g，元胡15g，甘草10g。7剂，水煎服。

二诊（2009年2月25日）：胁肋、后背痛减轻，大便转硬。口中热感减轻，仍有烧心，口中酸，但无返酸。舌质淡红，舌苔薄白。脉弦细。2月16日方加郁金10g，金钱草20g，蒲公英15g，鸡内金15g，焦三仙各10g，炒莱菔子10g。5剂，水煎服。

按：胁痛治疗不论在气、在血，为虚、为实，或攻，或补，或疏，或清，或利，左右化裁，均以"通则不痛"为治疗指导原则。本案采用疏肝开郁，理气活血，清热利湿之法治之。使肝胆疏泄、通降功能恢复正常。

（刘梅举）

眩　晕

案1　李某　男　31岁　2004年月26日初诊

主诉：头晕耳鸣1年，加重2天。

患者于1年前因工作紧张致情绪烦燥而出现头晕耳鸣，双耳发堵，测血压140/95mmHg，经休息后缓解，未经特殊处理，血压恢复至正常水平，但每遇紧张急躁即发头晕，并时伴心悸，2天前诸症复发来院。刻下证：急躁情绪，头晕，耳鸣，夜寐不安，面部痤疮。舌淡红偏暗，苔薄黄。

辨证分析："怒伤肝"，"诸风掉眩皆属于肝"，该案因紧张，恼怒而发，动肝故也。肝阳上亢，气郁化火，上扰清空而发眩晕。胆附于肝，"肝气有余则胆热"。胆失清宁而不谧，耳堵，心悸，不寐，躁烦诸证蜂起。

中医诊断：眩晕（肝阳上亢，胆热上扰）

西医诊断：高血压病

治法：清利肝胆湿热，佐以养血柔肝

方药：龙胆泻肝汤加减

龙胆草10g，焦栀子6g，黄芩10g，柴胡10g，生地15g，木通6g，泽泻10g，车前子10（包），当归10g，白芍10g，菊花15g，女贞子10g，薄荷9g，茯苓15g，白术10g，丹皮10g，怀牛膝10g，丹参10g。7剂，水煎服。

二诊（2004年8月3日）：头晕耳鸣几近消除，已无耳堵感。夜寐较佳，情绪较前稳定，白带减少，大便偏稀。

龙胆草10g，柴胡6g，菊花10g，钩藤10g，车前子10g（包），陈皮10g，苍术10g，茯苓15g，山药20g，山楂15g，黄连6g，木香10g，五味子10g，菖蒲10g，甘草10g。7剂，水煎服。

按：本案为肝阳上亢之头晕，导师何不用天麻钩藤而用龙胆泻肝，实质抓住耳堵，面有痤疮苔黄之主症，胆火（湿热）上扰是病机之关键，采清利肝胆湿热之法，症状大减。药后大便偏稀正合师意，湿热从大便去也。二诊见湿热大减，清利之药消去多半，后天脾胃多当固护（此是导师护脾和胃之常念）。纵观二诊用药，实乃肝胆脾胃调理之方，重在脾胃，何又加菖蒲、五味，实胆药也，使寐佳，使躁息，使胆腑清宁寂静故也。

（马艳东）

案2　张某　女　28岁　2008年10月20日初诊

主诉：头晕恶心20天。

患者于20天前无明显诱因出现头晕，头重如蒙伴恶心，自服养血清脑颗粒无效。自发病以来，食欲欠佳，心绪不宁，夜寐欠安，现行经第二天。体形偏胖，舌淡红，苔黄腻，脉弦滑。

辨证分析：《丹溪心法·头眩》曰：“无痰不做眩”。患者素体偏胖，胖人多湿，湿郁中阻，则清阳不升，浊阴不降，上蒙清窍而眩晕，头重如蒙。浊阴不降，气机不利，胃气上扰故恶心，痰郁化火故舌苔黄腻。

中医诊断：眩晕（痰浊中阻）

治法：燥湿化痰，宁心安神，兼清郁热

方药：二陈汤加味

清半夏10g，陈皮10g，茯苓10g，栀子10g，菊花10g，蒲公英10g，当归10g，生地10g，益母草15g，酸枣仁20g，夜交藤15g，焦三仙各10g，内金10g，甘草10g。5剂，水煎服。

二诊（2008年11月7日）：服药后头晕减轻，晨起偶有恶心，自觉气短无力，颈项部沉闷不舒，舌尖红，苔薄白，脉弦细。10月20日方去益母草，蒲公英，生地，加黄芪15g，太子参15g，茯苓10g，生姜15g，葛根10g。7剂，水煎服。

按：《素问·至真要大论》有“诸风掉眩，皆属于肝”之说。丹溪则言“无痰不作眩”。而张景岳则强调“无虚不作眩”。故眩晕发生病机较为复杂，然不外风、火、痰、虚四个方面。本患者平素形体偏胖，胖人多湿，多虚，一诊中除眩晕外，尚有舌苔黄腻之证，故辨证为湿浊中阻，兼有郁热，治法祛湿和胃，兼以清泻郁热。二诊时痰浊十去其六，而显脾气不足之象，故以黄芪、太子参健脾补气，葛根升阳，藿香，生姜化湿和胃止呕，本标兼治，而奏效神速。

（王玉栋　马艳东）

案3　何某　女　46岁　2009年6月22日初诊

主诉：头晕2天。

患者于2天前因劳累复又生气后突然出现头晕，头胀，无恶心呕吐及肢体活动障碍，在单位医务室测血压190/145mmHg，予心痛定含服后头晕减轻。遂赶往北京协和医院就诊。经检查未见异常。刻下证：时有阵发性头晕，头胀，晕时大汗淋漓，汗出冰冷。眼干，急躁易怒，怕冷，食欲不振。神情焦虑，小便黄赤，大便偏干，夜寐不实。既往史：体健。体格检查：血压150/95mmHg，形体偏胖，面红目赤，舌红，苔薄黄，脉弦滑数。空腹血糖：5.5mmol/L，血脂：甘油三酯：1.79mmol/L，胆固醇5.52mmol/L。肝功能、肾功能正常。

辨证分析：肝主疏泄，为风木之脏，体阴用阳，阴常不足，阳常有余，易致阴阳失调。长期恼怒忧思以致肝失疏泄，而致气机不利，肝气郁结日久化火，上扰清窍则见头晕、口苦烦燥、小便黄、大便干或秘结等。肝旺乘脾则见纳呆。

中医诊断：眩晕（肝郁化火）

西医诊断：高血压病1级

治法：疏肝健脾，清肝泻火

方药：加味逍遥散、四逆散加味

柴胡10g，当归10g，炒白芍15g，焦白术15g，茯苓15g，丹皮10g，焦栀子10g，枳实10g，生姜10g，薄荷9g，大枣10g，女贞子10g，酸枣仁20g，夜交藤15g，石菖蒲10g，远志10g，生龙牡各20g，甘草10g。7剂，水煎服。

二诊（2009年6月29日）：患者头晕明显减轻，精神转佳，睡眠好转。舌淡稍暗，苔薄黄，脉弦细。血压120～140/80～90mmHg。6月22日方改炒白芍20g，加青皮10g，佛手10g。10剂，水煎服。

三诊（2009年7月8日）：头晕基本缓解，诉腰痛，白带多，色黄，有异味，无少腹坠胀及疼痛。舌淡稍暗，苔薄黄，脉细。血压120～130/75～85mmHg。6月29日方加白花蛇舌草15g，炒杜仲15g。10剂，水煎服。

按：肝主疏泄体现在用阳方面，肝主藏血体现在体阴方面。肝气郁结，肝失疏泄则阴阳气血失衡。肝气郁结不能帮助脾胃运化，脾气也会郁滞，脾是人体升降之枢纽，是中轴，也会影响到肝气而郁滞，形成肝脾气郁的恶性循环。

初诊方中，柴胡疏肝为君，芍药配柴胡益阴养血调肝。李老教示“柴芍并用就是调整阴阳，调整其疏泄藏血的失衡。当归既能养血，又能活血，合柴胡有疏通气血的作用。白术、茯苓、生姜作用于脾，都有除湿散水作用，所以逍遥散不仅能疏通气血，还能疏通津液。生姜散水，侧重在上，白术燥湿侧重在中，茯苓渗湿利小便，侧重在下。即上焦开宣，中焦芳化苦燥，下焦淡渗，所谓分消走泄是也”。薄荷疏肝清热，肝郁化火化热，加丹皮泻血中伏火，栀子泻三焦之热。四逆散中，枳实配柴胡一升一降，枳实配芍药行气调血，这是李老调理肝脾气机的常用组合，意取气血和调、升降相宜之目的。

（曹清慧）

案4　李某　男　82岁　2009年2月27日初诊

主诉：头晕10天。

初诊：患者因春节期间劳累、饮食不节后出现3次发作性头晕头胀，血压最高达220/105mmHg，当地医生予“心痛定”含服后缓解。发作时无肢体活动障碍及恶心呕吐等症。刻下证：间断头晕，头沉，倦怠乏力，食欲不振，夜寐不安，周身恶寒。体格检查：血压160/100mmHg。双肾区无叩击痛，双下肢无水肿。舌暗红，舌体胖大，苔薄黄，脉弦滑。实验室检查：肝肾功能正常。肝、胆、脾、胰、双肾B超未见异常。心电图大致正常。甘油三酯：1.87mmol/L，胆固醇6.52mmol/L。

辨证分析：《素问·至真要大论》云：“诸风掉眩，皆属于肝”。肝为肾之子，肾水不足，不能涵养肝木，则虚风上扰，故见眩晕。患者年届八旬，肾中空虚，失其封藏则夜尿频多。火不生土则脾气虚弱，脾失健运则食欲不振，倦怠乏力。

中医诊断：眩晕（肝肾阴虚）

西医诊断：高血压病Ⅲ级

治法：平肝潜阳，健脾补肾

方药：自拟方

夏枯草 15g，菊花 15g，钩藤 10g，赤芍 10g，川芎 12g，怀牛膝 10g，地龙 15g，葛根 10g，石菖蒲 10g，丹参 15g，黄精 10g，泽泻 15g，茯苓 15g，焦三仙各 10g，鸡内金 10g，仙灵脾 10g，甘草 10g。7 剂，水煎服。

二诊（2009 年 3 月 9 日）：头晕好转，血压：145～155/85～95mmHg。舌暗红，苔后部黄厚，脉弦滑。2 月 27 日方去仙灵脾，加焦栀子 10g，苡仁 20g。7 剂，水煎服。

三诊（2009 年 3 月 24 日）：患者服上药 7 剂后头晕、精神明显好转，食欲转佳，血压正常。遂以上方继服 7 剂，现偶有头晕。舌暗稍红，苔薄黄，脉弦细。3 月 9 日方加山药 20g，仙灵脾 10g，炒杜仲 15g，寄生 10g。10 剂，水煎服。

按：本案患者已年过八旬，五脏俱衰明矣，病情较为复杂。若治疗拘泥于苦寒清火或滋阴潜阳之法，或可使阴阳更失平衡，反致病情加重。对此，李老注意治疗护其中，因脾胃为后天之本，是气血生化之源。在整个治疗中，注重调整脾胃在疾病发生发展中的作用。《素问·玉机真脏论》云："五脏者，皆禀气于胃，胃者五脏之本也"。"脾脉者，土也，孤脏以灌四傍者也"。因此，李老认为，脾胃不但是气血精微物质化生的源泉，而且，这些精微物质还必须通过脾胃之气才能将其灌溉到五脏六腑，四肢百骸。所以，五脏六腑之中皆有脾胃之气，换言之，脾胃之气，在人体无处不在，无时不有，对生命起着主宰作用。正所谓，中轴翰转，四象轮旋，神形泰然。

（曹清慧）

案 5　明某　男　56 岁　2009 年 9 月 7 日初诊

主诉：头晕 8 天。

患者 8 天前无明显诱因突然出现头晕，自测血压 190/120mmHg，发热，饮酒后出现，伴咳嗽，咯痰，有时咯黑血块。经降压治疗，血压有所下降。刻下证：头晕，急躁易怒，咳嗽，咯痰，痰中带血色黑，无肢体活动障碍，无恶心呕吐。大便偏干，睡眠欠佳。形体消瘦，面色晦暗，舌红，苔黄，脉弦滑数。血压：120/90mmHg。血脂：甘油三酯：1.97mmol/L，胆固醇6.72mmol/L。脑CT示：左侧基底节区腔隙性脑梗塞。胸片示：双肺纹理增重，未见占位病变。

辨证分析："诸风掉眩，皆属于肝"，肝为风木之脏，内寄相火，体阴用阳，故为刚脏。恼怒之后，肝阳暴涨，肝阳上升，上实下虚，则眩晕作矣。肝火上乘金位，薰灼肺络则出现咳嗽咯痰，痰中带血。

中医诊断：1. 眩晕（肝阳上亢）。2. 咳嗽（肝火犯肺）

西医诊断：1. 高血压病Ⅲ级。2. 急性支气管炎

治法：清肝泻肺

方药：自拟方

夏枯草15g，车前子10g，焦栀子15g，黄芩10g，茯苓15g，怀牛膝10g，赤芍10g，地龙15g，小蓟15g，白茅根15g，清半夏10g，浙贝10g，射干10g，知母9g，甘草10g。7剂，水煎服。

二诊（2009年9月14日）：头晕、咳嗽、咯痰大为好转，未再咯黑血块，精神转佳。舌红苔薄黄，脉弦滑小数。测血压：118/95mmHg，9月7日方加丹皮10g。7剂，水煎服。

三诊（2009年9月23日）：偶有头晕，咳嗽咯痰基本缓解，大便不干。9月14日方改怀牛膝15g，地骨皮15g，加生地15g。7剂，水煎服。

按：夏枯草，丹溪谓其补厥阴肝家之血，且苦寒能下泄除热。车前子清热利湿。黄芩合栀子清肺与三焦之热。茯苓益脾胃而利小便。赤芍泻肝火。怀牛膝益精强阴。白茅根味甘性寒，入手太阴肺，凉金定喘，治吐衄。小蓟甘凉之味，主治吐衄。射干祛积痰而散结泄热。半夏消痰燥湿。贝母消痰涤热。知母清肺热而消痰损嗽。诸药伍用，肝肺之热得泻则病情好转。二诊加丹皮清热凉血，清肝降火。三诊时虑及苦寒之药不宜久服，予地骨皮、生地养阴清热以防伤正。

（曹清慧）

案6　邢某　女　57岁　2008年11月28日初诊

主诉：间断头晕1年，加重4天。

患者1年前出现头晕，血压180/110mmHg，服降压药后缓解。此后间断服药。4天前因生气出现头晕，伴耳鸣，视物旋转，眼睛模糊，恶心呕吐，在当地治疗后有所好转。刻下证：头晕，耳鸣，视物旋转，眼模糊，腰痠腰痛，善太息，时有胸背疼痛，乏力气短。大便黏滞不爽，食欲不振，睡眠欠佳。舌淡苔薄黄，脉弦滑。既往史：冠心病史2年余。实验室检查：空腹血糖5.2mmol/L。心电图：Ⅱ、Ⅲ、avF，V3～V6T波低平倒置。血脂：TG1.88mmol/L，HDL－C0.98mmol/L。

辨证分析：患者长期忧郁恼怒，气郁化燥化火，使肝肾阴虚，阴津不能上乘，加之风阳升动，上扰清空，发为眩晕。胸痛、后背痛为阳气温运无力、阴血濡养不足而致。

中医诊断：1. 眩晕（肝肾阴虚）。2. 胸痹（气阴两虚）

西医诊断：1. 高血压病Ⅲ级、极高危。2. 冠状动脉粥样硬化性心脏病、心绞痛

治法：滋肾平肝，益气养心

方药：天麻钩藤饮合生脉饮加减

太子参15g，麦冬15g，五味子10g，茯苓15g，丹参15g，黄芪15g，女贞子10g，菊花15g，夏枯草15g，焦栀子10g，龙胆草10g，炒白芍10g，钩藤10g，草决明10g，泽泻15g，炒杜仲15g，怀牛膝10g，天麻10g，川芎10g。7剂，水煎服。

二诊（2008年12月5日）：头晕明显减轻，恶心呕吐缓解，偶有耳鸣，精神转佳。舌淡苔薄黄，脉弦。11月28日方加寄生15g，生地10g。10剂，水煎服。

三诊（2008年12月17日）：头晕减轻。时有耳鸣，眼目昏花。后背痛。舌淡红，苔薄黄，脉弦滑。12月5日方加葛根15g，瓜蒌15g。7剂，水煎服。

按：本案虽是肝肾阴虚，肝阳上亢，但有心脾气虚之宿疾，故治疗时兼顾益气养心方能万全。故以天麻钩藤饮合生脉饮为主方加减治之，

收到满意效果。

（曹清慧）

案7　徐某　女　36岁　2009年1月20日初诊

主诉：头晕2天。

患者于2天前因心境不佳出现头晕，休息亦无明显好转。刻下证：头晕难寐伴食后胃脘痞塞，大便偏干，月事提前。舌暗有瘀斑，苔薄黄，脉弦细，两关弦。

辨证分析：林佩琴云："肝木性升散，不受遏郁，郁则经气逆，……且相火附木，木郁则化火，……风依于木，木郁则化风，为眩"。肝火扰心可致失眠多梦。肝郁脾滞，升降失常则胃脘痞塞不通。

中医诊断：眩晕（肝郁脾虚）

西医诊断：植物神经功能紊乱

治法：益肝宁心，疏肝健脾

方药：加味逍遥散合远志汤加减

酸枣仁20g，夜交藤20g，石菖蒲10g，远志10g，茯神10g，炒白芍10g，香附9g，厚朴6g，焦白术10g，当归10g，柴胡10g，菊花15g，薄荷6g，大枣10g，甘草10g，焦栀子10g，钩藤10g，生姜10g。3剂，水煎服。

二诊（2009年1月23日）：药后头脑清爽，偶有头晕，睡眠好转，心情转佳，仍有胃脘不适。舌脉如前。1月20日方去当归、焦栀子，加陈皮10g，苏梗10g，清半夏10g，焦三仙各10g，鸡内金10g。3剂，水煎服。

三诊（2009年1月27日）：患者头晕缓解，胃痞明显减轻，食欲好转，睡眠改善。舌稍红，苔薄黄，脉细稍弦。测血压：100/70mmHg。1月27日方去钩藤、菊花。5剂，水煎服。

按："肝为五脏之贼"，"百病皆有肝参与"。思想情绪的异常会影响肝的条达之性，使气失调畅，百病乃生。许多内科疾病大都与精神因素有关，而其病理机转或多或少都有肝郁、肝火、肝阴不足、肝阳上亢的不同表现，所以保持情志调畅非常重要。李老临证求因，必先七情，七情之中更重思怒。他认为，七情之中唯思怒最为伤人。因思伤脾，怒伤肝，百病作矣。辨证首从脏腑论治，更重脾胃，他也认为，五脏六腑皆有脾胃之气，诸病成因皆因脾胃而起。

（曹清慧）

案8　张某　女　44岁　2009年10月13日初诊

主诉：头晕1个月。

患者1个多月来因工作紧张而出现头晕伴恶心，眼睛干涩，时有耳鸣，夜寐不安。平素经量偏多，有瘀块。血压150/100mmHg。舌红苔薄黄，脉弦细。

辨证分析：此患者体质偏瘦，素体肝肾阴虚，复因气郁化火，肝火循经上扰清窍则头晕耳鸣、恶心。肝郁气滞，则月经现瘀块。肝开窍于目，热盛伤阴，肝血不足，失于濡养，则两目干涩。心肝血虚，心神失养，故夜寐不安。舌红苔薄黄，脉弦细为肝肾阴虚、肝火上炎之象。

中医诊断：眩晕（肝火上炎，肝肾阴虚）

西医诊断：高血压病Ⅲ级

治法：滋养肝肾，清肝泻火

方药：龙胆泻肝汤、杞菊地黄丸、二至丸加减

夏枯草15g，菊花15g，钩藤10g，龙胆草10g，生地10g，女贞子10g，旱莲草10g，炒白芍10g，焦栀子10g，泽泻10g，柴胡10g，车前子10g，当归10g，云苓15g，石菖蒲10g，远志10g，酸枣仁20g，甘草10g。7剂，水煎服。

二诊（2008年10月22日）：头晕近2天减轻，恶心缓解，睡眠转佳，仍眼干，右侧腰痛，测血压：150/88mmHg。舌脉如前。10月13日方加炒杜仲15g，麦冬15g，天花粉20g。7剂，水煎服。

三诊（2008年10月29日）：头晕明显减轻，眼干好转。10月22日方改夏枯草20g，焦栀子15g，加瓜蒌15g。7剂，水煎服。

按：本例患者辨证定位在肝肾，定性为肝肾阴虚、肝火上炎。辨证用药特点：一、恶心为肝郁，眩晕为肝热，耳鸣为肝火。治疗以养血柔肝为主，佐以疏肝、清肝、泻肝。二、泻中有补，利中有滋。清肝热、

泻肝火与滋阴养血柔肝并用，标本兼治。

（李　萍）

案9　夏某　女　27岁　2008年12月19日初诊

主诉：头晕1个月。

患者1个月前因劳累出现眩晕、恶心，伴呕吐，吐出胃内容物，休息后好转。此后间断发作眩晕、呕吐，伴肢倦乏力，寐差。刻下证：眩晕、恶心欲吐，肢倦乏力，寐差。面色萎黄，舌淡红苔薄黄，脉沉细。脑CT示：未见异常。

辨证分析：《灵枢·海论篇》说："脑为髓之海，髓海不足，则脑转耳鸣，胫酸眩冒"。患者脾胃素虚，劳累后脾虚益甚，失其升清降浊之功，使清阳不升，髓海不足，发为眩晕。脾虚失其健运之职，痰饮内生，浊阴上逆则恶心呕吐。气虚血少，心神失养，可见面色萎黄，肢倦乏力，寐差，舌淡红，苔薄黄，脉沉细均为脾气虚弱之象。

中医诊断：眩晕（脾胃气虚，痰饮内停）

治法：补中益气，燥湿化痰

方药：补中益气汤合二陈汤加减

柴胡10g，陈皮10g，党参15g，黄芪15g，焦白术15g，升麻10g，当归10g，钩藤10g，菊花10g，茯苓15g，酸枣仁20g，夜交藤15g，石菖蒲10g，远志10g，生姜10g，法半夏10g，大枣10g，甘草10g。7剂，水煎服。

二诊（2008年12月26日）：头晕、恶心减轻，睡眠好转。面色萎黄，舌淡红，苔薄黄，脉沉细。12月19日方加，焦栀子10g。7剂，水煎服。

三诊（2009年1月5日）：头晕恶心基本缓解，倦怠乏力明显减轻，仍面色萎黄，舌淡红，苔薄黄，脉沉细。12月26日方继服7剂，水煎服。

按：眩晕之病因病机，历代医籍论述颇多，《素问·至真要大论》曰："诸风掉眩，皆属于肝"。《灵枢·海论篇》说："髓海不足，则脑转耳鸣"。《素问玄机原病式·五运主病》认为本病的发生是由于风火，曰："风火者属阳，多为兼化，阳主乎动，两动相搏，则为之旋转"。朱丹溪力倡"无痰不作眩"。张景岳主张："无虚不作眩"。本例以脾虚为本，痰饮内停为标。丹溪、景岳之言间而有之。方中黄芪为君，补中益气。党参、白术、茯苓、大枣补气健脾为臣，增强黄芪补中益气之力。生姜温胃和中，陈皮理气和胃，当归养血和营，柴胡、升麻升举下陷之清阳。二陈汤燥湿化痰，钩藤、菊花清泻肝火，菖蒲、远志、酸枣仁、夜交藤宁心安神。诸药合用，脾胃之气得补，清阳得升，肝火得清，心神得宁，故7剂药后，眩晕减轻。二诊加焦栀子清利三焦热邪，并能引邪从小便而出。

（路志敏）

案10　张某　女　45岁　2009年7月13日初诊

主诉：头晕20天。

20天前无明显诱因出现眩晕、心慌、寐差，视物疲劳，无耳鸣、恶心、呕吐，颈部无明显不适感。颈部CT示：椎管狭窄。舌红，苔薄少津，脉细数。平素体弱多病，情志多有不快。

辨证分析：《内经》云："髓海不足，则脑转耳鸣"。患者素体虚弱，久病伤阴，精血暗耗。肾藏精，肝藏血，精血不足，不能上荣于脑，发为眩晕。髓海不足，不能上荣于目，则视物疲劳。精血衰少，心神失养，故心悸、寐差。舌红，苔薄而干，脉细数均为肝肾阴虚之象。

中医诊断：眩晕（肝肾阴虚）

西医诊断：颈椎病

治法：滋补肝肾，养血安神

方药：酸枣仁汤合生脉饮加减

太子参15g，麦冬15g，五味子10g，葛根10g，菊花10g，酸枣仁20g，夜交藤15g，石菖蒲10g，远志10g，茯苓10g，川芎10g，薄荷6g，炒白芍10g，女贞子10g，甘草10g。5剂，水煎服。

二诊（2009年7月17日）：眩晕减轻，稍有心慌，睡眠好转，自觉双腿有憋胀感。苔脉同前。7月13日方加生地10g，丹参10g，木瓜10g。7剂，水煎服。

三诊（2009年7月24日）：已无明显眩晕、心慌，双腿已无憋胀。仍觉眼睛疲劳。7月17日方去生地、丹参、木瓜，改菊花15g，加黄连6g、桑叶10g，五倍子6g。7剂，水煎服。

按：《景岳全书·眩晕》云："眩晕一证，虚者居其八九，而兼火、兼痰者不过十中之一二耳"。故眩晕多为虚证。本证是以肝肾阴虚为主，阴虚而阳浮，一则脑髓失养，二则清窍受扰，终发眩晕。李老用酸枣仁汤养肝血、安心神，配合白芍养血柔肝，女贞子滋养肝肾，菖蒲、远志养心安神；生脉饮益气滋阴，其中用太子参替换人参，是以避免人参之燥性；葛根解肌发表生津，可改善头晕、项强等证。李老治肝、肾、肺之疾，均习用菊花，问其原由，原在《本草纲目》。《纲目》载："菊花，昔人谓其能除风热，益肝补阴。盖不知其尤多能益金、水二脏也，补水所以制火，益金所以平木，水平则风息，火降则热除，用治诸风头目，其旨深微"。

（路志敏　曹清慧）

案11　韩某　女　57岁　2009年2月16日初诊

主诉：间断头晕2个月。

患者2个月前无明显诱因出现头晕头胀，烦躁易怒，曾测血压180/110mmHg，服北京降压0号等药有所缓解。刻下证：头晕头胀，头懵不清，晕时恶心，失眠多梦，烦躁易怒，面色红赤。平时性情急躁。血压：170/100mmHg。心电图示：窦性心动过缓。血脂：TG：2.35mmol/L CHOL5.76mmol/L，LDL－C3.50mmol/L，HDL－C1.26mmol/L。舌质红苔黄，脉弦。

辨证分析：《内经》云："诸风掉眩，皆属于肝"。年届六旬，肾阴不足，水不涵木，肝阳偏亢，清空扰动，故眩晕、头胀，面色红赤。肝火妄动，扰乱心神，故烦躁易怒，失眠多梦。舌质红苔黄，脉弦乃肝阳偏亢之象。

中医诊断：眩晕（肝肾阴虚，肝阳上亢）

西医诊断：高血压病Ⅲ级、高危

治法：滋阴益肾，平肝潜阳

方药：天麻钩藤饮加减

石决明20g，炒白芍15g，元参10g，生地10g，草决明10g，生龙牡各20g，石菖蒲10g，郁金10g，菊花15g，钩藤10g，天麻10g，茯苓15g，酸枣仁20g，夜交藤15g，五味子10g，丹参15g，怀牛膝10g，车前子10g（包）。7剂，水煎服。

二诊（2009年2月25日）：患者服药第一天感觉头部甚为不适，几难忍耐，但第二天即觉头部甚是清爽，好似疾病霍然而愈，精神愉悦。血压140/80mmHg，舌红，苔薄黄，脉弦。2月16日方加夏枯草15g。7剂，水煎服。

按：《临证指南医案·眩晕门》华岫云按："经云诸风掉眩，皆属于肝，头为六阳之首，耳目口鼻皆清空之窍，所患眩晕者，非外来之邪，乃肝胆之风阳上冒耳，甚则有昏厥跌仆之虞。其症有挟痰、挟火、中虚、下虚、治胆、治胃、治肝之分"。本案以治肝为主，白芍养血柔肝，玄参滋阴降火，五味子强阴涩精，《本草纲目》云："天麻为治风之神药"。石决明性味咸平，能平肝潜阳，除热明目，与天麻、钩藤合用，加强平肝息风之力。诸药伍用，滋阴与平肝并行，阴足阳潜则疾病告愈。

（刘梅举）

案12　薛某　女　35岁　2008年11月5日初诊

主诉：头晕1个月。

患者1个月前因房屋装修与工人发生争执后出现头晕，失眠，曾服用眩晕停、西比林等药，效不著。平素饮食不慎后易致腹泻腹胀。刻下证：头晕头懵，失眠，头皮发紧发木，烦躁易怒，胃凉打呃，纳差便溏。月经40~50天一至，量少色红，有时经来腹痛。舌质淡红，有齿痕，苔薄黄，脉弦细。既往史：2004年行甲状腺腺瘤手术。脑血流图：未见异常。头颅CT示：未见异常。

辨证分析：患者素体脾虚，复因情志过激起病。木郁克土，脾失健运，气血生化乏源，清窍失养则发为眩晕。《景岳全书·眩晕》云："原病之由，有气虚者，乃清阳不能上升，……此皆不足之证也"。脾气亏虚则食少便溏。

中医诊断：眩晕（肝郁脾虚）

西医诊断：植物神经功能紊乱

治法：疏肝健脾

方药：逍遥散加味

柴胡10g，当归10g，炒白芍10g，焦白术10g，茯苓10g，石菖蒲10g，菊花10g，薄荷9g（后下），川芎10g，木瓜10g，党参15g，香附10g，陈皮10g，焦三仙各10g，内金10g，藁本10g，生姜15g，甘草10g。5剂，水煎服。

二诊（2008年11月10日）：诸症减轻，仍有呃逆，头皮发紧。舌淡红，苔薄黄，脉弦细。11月5日方去生姜，加旋覆花10g（包），代赭石20g，干姜10g，葛根15g。7剂，水煎服。

按：《灵枢·口问》云："中气不足，脑为之不满，头为之苦倾，目为之眩"。《景岳全书·眩晕》云："丹溪则曰无痰不能作眩，当以治痰为主，而兼用他药。余则曰无虚不能作眩，当以治虚为主，而酌兼其标。孰是孰非，余不能必，姑引经义（上气不足，髓海不足）以表其大意如此。"本案素体脾虚为本，肝气郁结为标，以虚为主，故标本兼治，肝脾并调，药中病机，获效甚捷。

（刘梅举）

震颤

案1　沈某　男　62岁　2009年3月27日初诊

主诉：右侧肢体颤抖4年。

患者于4年前无明显诱因出现右侧肢体不停颤抖，头部有时摇摆，走路不稳，在北京天坛医院诊断为"帕金森病"，现服"美多巴"，病情较前好转。刻下证：右侧肢体不停颤抖，并伴有紧掣感，头部有时摇摆，言语不清，情绪激动时病情加剧，面部表情呆滞，动作迟缓，倦怠乏力，急躁易怒，睡眠欠佳。大便偏干。既往史：糖尿病史10余年，诺和灵

30R 早 20u，晚 16u 餐前皮下注射；甲亢 4 年余，“已治愈”。体格检查：慌张步态。形体偏瘦，面色萎黄，餐后 2h 血糖：11.0mmol/L。舌淡暗，苔薄黄，脉弦滑。

辨证分析：《内经》云：“诸风掉眩，皆属于肝”，掉即颤振之谓也。“诸暴强直，皆属于风”。王肯堂《证治准绳・杂病》曰：“颤，摇也；振，动也。筋脉约束不住而莫能住持，风之象也”，肝风之所由生。肾水不能涵木，肝失所养，筋失濡润，虚风内旋经络，发为手足蠕动，眩晕震颤，筋肉瞤。气血不充，脉道疏于营养，震颤与筋脉拘急同现。

中医诊断：1. 震颤（肝肾阴虚，肝风内动）。2. 消渴（气阴两虚）

西医诊断：1. 帕金森病。2. Ⅱ型糖尿病

治法：滋阴补肾，养血柔肝，平肝熄风

方药：杞菊地黄汤合镇肝熄风汤加减

炒白芍 15g，木瓜 10g，天冬 15g，元参 15g，生龙牡各 20g，生地 15g，山药 20g，丹皮 10g，泽泻 10g，知母 9g，钩藤 10g，怀牛膝 10g，山萸肉 10g，当归 10g，茯苓 15g，五味子 10g，黄精 10g，枸杞子 10g，柴胡 10g，枳实 10g。7 剂，水煎服。

二诊（2009 年 4 月 3 日）：右侧肢体紧掣感减轻，乏力好转，大便干燥，舌脉如前。3 月 27 日方改炒白芍 20g，当归 15g，加川芎 10g，大黄 6g。10 剂，水煎服。

三诊（2009 年 4 月 13 日）：右侧肢体颤抖减轻，活动后出汗较多。舌红苔薄黄，脉弦滑。4 月 3 日方改生龙牡各 30g，加地骨皮 10g。10 剂，水煎服。

四诊（2009 年 5 月 13 日）：患者以 4 月 13 日方服 10 剂肢体颤抖明显好转，遂以上方继服 20 剂，现肢体不自主颤抖、紧掣感已明显好转，精神转佳，大便已正常，仍睡眠欠佳。4 月 13 日方加酸枣仁 20g，石菖蒲 10g，15 剂，水煎服。

五诊（2009 年 7 月 6 日）：患者服 5 月 13 日方后病情进一步好转，遂以上方连服至今，现右侧肢体不自主颤抖、紧掣感已不明显，情绪激动时头部偶有抖动，精神佳，睡眠可，舌淡红，苔薄黄，脉弦细。5 月 13 日方加黄芪 15g，15 剂，水煎服。

按：初诊方中所用之白芍，《神农本草经疏》云："益气通顺血脉，缓中散恶血，逐贼血"，"专入脾经血分，能泻肝家火邪，故其所主收而补"。怀牛膝走而能补，性善下行，故入肝肾，益肾补肝则筋舒。木瓜走肝经，补肝体，制肝用，和肝脾，生胃津，助消化。玄参益阴除热，故定五脏，久服补虚强阴益精。龙骨、牡蛎平肝潜阳，镇静安神，敛汗固精。六味地黄汤，清·费伯雄《医方论》云："此方非但治肝肾不足，实三阴并治之剂。有熟地之腻补肾水，即有泽泻之宣泄肾浊以济之；有萸肉之温涩肝经，即有丹皮之清泻肝火以佐之；有山药收摄脾经，即有茯苓之淡渗脾湿以和之。药止六味，而大开大阖，三阴并治也"。枸杞子补养肝肾，钩藤清肝经之热，当归补血活血，黄精补中益气，滋阴填精，五味子敛肺滋肾。全方下滋肾阴之不足，上镇肝阳之风动，达到滋阴补肾，养血柔肝，平肝熄风止痉之目的。

（曹清慧）

案2　王某　女　57岁　2010年5月3日初诊

主诉：手足不自主运动伴痴呆1年。

患者1年前出现手足不自主运动，反应迟钝，在哈院诊断为1. 亨廷顿病；2. 慢性乙肝、肝硬化。予"氟哌啶醇"治疗，病情无明显好转反进行性加重。刻下证：手足不自主运动，反应迟钝，表情呆滞，言语不清，手足浮肿，行走困难（由家属背上楼，被搀入诊室），大便秘结，形体肥胖。舌红，无苔，脉弦滑。既往乙肝病史10年，肝硬化2年。家族史：其母60岁时患亨廷顿病。胸部CT示：心脏增大。B超示：肝硬化门脉高压伴脾大。肝右叶高回声团（肝血管瘤）。心脏彩超：心房扩大，二尖瓣、三尖瓣关闭不全。血常规：血小板（76×10^{9}）/L；铜蓝蛋白：0.26g/L；肝功能：谷丙转氨酶36U，谷草转氨酶47U，总胆红素53umol/L，直接胆红素16.3umol/L，间接胆红素36.7umol/L，A/G0.85，白蛋白：29g/L，球蛋白34g/L；甲状腺功能：FT30.98Pmol/L，FT47.31Pmol/L，hTSH0.73uIU/ml。

辨证分析：盖肝藏血，肾藏精，患者先天不足，且久患肝病，精血俱耗，以致水不涵木，风阳内动，筋脉失养，颤动振掉。肝肾阴虚，脑髓空虚则神情呆滞，不能认物，反应迟钝。大肠传导失职则大便秘结。舌红无苔为阴虚内热之象。

中医诊断：1. 震颤（肝肾阴虚）。2. 水肿（肝肾阴虚）

西医诊断：1. 亨廷顿病。2. 慢性乙肝、肝硬化

治法：滋阴清热，养血熄风

方药：生脉饮、六味地黄汤合镇肝熄风汤加减

车前子15g（包），太子参20g，麦冬15g，五味子10g，茯苓20g，生白术30g，丹参20g，石菖蒲10g，远志10g，生地15g，山药20g，泽泻15g，丹皮10g，山萸肉10g，知母10g，茵陈10g，白芍15g，郁金10g，生龙牡各20g，怀牛膝10g，陈皮10g，清半夏10g。7剂，水煎服。

二诊（2010年5月10日）：手足摇动明显好转，水肿减轻，能自己步行上楼，神情呆滞大减，言语较前流利，能自述病史。舌红无苔，舌前部有裂纹。5月3日方去清半夏，加焦栀子15g，黄芪15g，炙鳖甲10g，女贞子10g。7剂，水煎服。

按：楼英《医学纲目》云："内经云'诸风掉眩，皆属于肝'，掉即颤振之谓也"，又指出："经云'诸禁鼓慄，如丧神守，皆属于热'，鼓慄亦动摇之意也，故"此证多由风热（火）相合"。清·高鼓峰《医宗己任编》云："大抵气血俱虚不能荣养筋骨，故为之振摇，而不能主持也"。本案因肾精亏虚，阴血不足而发病，经脾肾双补，阴血渐足则内风自熄。

（曹清慧）

面　瞤

冯某　女　57岁　2008年7月8日初诊

主诉：右面部肌肉痉挛5天。

患者缘于5天前因劳累出现面部肌肉痉挛，伴头晕，曾在当地医院针灸治疗，疗效不明显，于今日来诊。刻下证：右面部肌肉痉挛，头晕。舌质暗红，苔薄黄，脉弦滑。形体肥胖。

辨证分析："诸风掉眩，皆属于肝"，患者性情急燥，复因紧张劳累，肝风挟痰走窜头面，脉络不畅，而发瞤动。肝阳亢盛于上则见头晕。

中医诊断：面瞤（肝肾阴虚，肝阳上亢）

西医诊断：面肌痉挛

治法：镇肝熄风，滋阴潜阳

方药：镇肝熄风汤加减

炒白芍 15g，茯苓 15g，天冬 10g，元参 10g，生龙牡各 20g，代赭石 20g，茵陈 10g，钩藤 10g，天麻 6g，清半夏 10g，焦三仙各 10g，鸡内金 10g，当归 10g，甘草 10g，全蝎（研冲）2g。5 剂，水煎服。

二诊（2008 年 7 月 14）：面肌痉挛消失，偶有头晕。舌脉如前。7 月 8 日方继服 7 剂，水煎服。

三诊（2008 年 12 月 3 日）：患者因秋收劳作后病情再次发作，舌暗红，苔黄，脉沉。7 月 8 日方改白芍 20g，加木瓜 10g，川芎 12g。7 剂，水煎服。

按：《临证指南》指出："治肝风之法，内风当缓肝之急以熄风，滋肾之液以祛热"。李老以镇肝熄风汤为主方加减，滋阴潜阳，镇肝熄风，取得满意效果。方中天麻熄风止痉，平潜肝阳。钩藤清肝热，平肝阳。茵陈为青蒿之嫩者，得初春少阳生发之气，与肝木同气相求，泻肝热兼舒肝郁。全蝎祛风痰，通经络，为治痉挛之要药，因有碍胃之弊，李老每用量较少。另外，该方虫类及金石之品较多，故加用焦三仙、鸡内金顾护胃气，以保后天。

（路志敏　曹清慧）

瘈　疭

孙某　男　9 岁　2003 年 8 月 6 日初诊

主诉：腹部肌肉抽动反复发作 2 年。

患儿于 2 年前无明显诱因出现腹部抽动，开始并未注意，继而出现有时头部抽动，纳食减少，时有汗出，注意力不集中等症，曾到市内某医院就诊，未查明器质性疾病，考虑“儿童多动症”，给予营养神经药物治疗，服药后，症状无明显缓解。后病情时发时止，未系统治疗。为求中医治疗来诊。刻下证：腹部抽动，有时头部亦作，时伴眨眼、举眉、努嘴等动作，偏食纳少，多汗，尿频，神思涣散，面色无华。舌尖红，少苔，脉弦细弱。

辨证分析：盖肝体阴而用阳，主藏血，喜条达而主疏泄，为风木之脏，风性善行而数变，肝“其声为呼”，在变动为握。患儿先天肾阴不足，阴不潜阳则虚风内动，出现腹部抽动，头部抽动及眨眼、举眉、努嘴等症状。母病及子，水不涵木，木旺则克制脾土太过，脾虚不能运化水谷精微，气血生化乏源则偏食纳少、神疲乏力、神思涣散、面色无华、多汗等症频现。肾气不足，膀胱失约致尿频，舌尖红，苔少，脉弦细弱为肝旺脾虚之象。

中医诊断：瘈疭（肝强脾弱）

西医诊断：儿童抽动征

治法：柔肝益肾，健脾益气

方药：自拟方

生龙牡各20g，白芍10g，太子参10g，五味子10g，桑螵蛸10g，益智仁10g，生地10g，鸡内金10g，焦三仙各10g，茯苓10g，甘草10g。7剂，水煎服。

医嘱：家长注意平时合理教养，尽量少予惩罚，多予鼓励。

二诊（2003年8月13日）：头部抽动，尿频已消，有时腹部仍有抽动，纳食增加。近2日来咳嗽，咽赤，舌尖红，苔薄黄，脉细。8月6日方加射干6g，麦冬6g，钩藤6g。7剂，水煎服。

三诊（2003年8月20日）：腹部、头部抽动消失，咳嗽已止，未再发作眨眼、举眉、努嘴等症。纳食、精神可，舌淡红，苔薄白，脉弦细。8月13日方继服7剂，水煎服。

按：《素问·阴阳应象大论》云：“阴静阳躁”，“阴在内，阳之守也，阳在外，阴之使也”。阴主柔静，阳主刚躁，阴阳互根，守使相依。

两者充盛和谐，则机体协调无病。小儿发育取于先天，但与肝关系也极为密切，有肝常有余的生理特点。肝动脾静，肝为脾之主，脾受制于肝，两者含“动静互制”之义。如脾土不足，则土虚木旺。如《幼科证治准绳·慢惊》描述：“水生肝木，木为风化，木克脾土，胃为脾之腑，胃中有风，瘈疭渐生，其瘈疭症状，两肩微耸，两手下垂，时复动摇不已，”是以本病诊为“瘈疭”，属肝旺脾虚型。

《饮片新参》中述太子参：“补脾肺元气，止汗，生津，定虚惊。”白芍用于肝阴不足，或肝阳偏亢的四肢拘挛等症，有养肝阴，平肝阳，缓拘急的作用，配伍太子参、生地、甘草滋阴柔肝定惊止抽。龙骨《别录》中有述：“汗出，夜卧自惊，恚怒，……止汗，缩小便，溺血，养精神，定魂魄，安五脏。”牡蛎平肝抑阳，与龙骨相须为用，可止自汗，尿频。五味子敛肺滋肾，生津敛汗，宁心安神，与生地同用，滋肾阴，敛汗津。益智仁归肾、脾经，暖肾温脾，桑螵蛸归肝、肾经，补肾助阳，二药为伍，肝脾肾三脏同治，使抽动止，汗出少，尿不再频。李老在此案中用鸡内金、焦三仙、茯苓健脾消食和胃，以增其后天之本，助病情恢复。充分体现了导师治病重脾胃的特点。

二诊患儿不慎受风而现干咳咽赤，加射干清热解毒利咽，麦冬养阴清热。钩藤，《本草新编》载：“钩藤，去风甚速，有风症者必用之，但风火之生，多因肾水不足，以致木燥火炎，于补阴药中，少用钩藤，则风火易散，倘全不补阴，纯用钩藤以祛风散火，则风不能息，而火且愈炽矣”。

（刘银鸿）

耳　鸣

马某　女　41岁　2008年12月5日初诊

主诉：耳鸣2个月。

患者2个月前生气后出现耳鸣，无恶心呕吐及头晕等症。刻下证：耳鸣如蝉，心烦易怒，寐差，小便黄赤，大便不干。舌质淡苔薄，脉弦细。既往尿潜血阳性15年，曾有肉眼血尿。

辨证分析：耳为肾之外窍，内通于脑，肾精不足，髓海空虚，清窍失濡，加之情志内伤，肝火妄动，无根之火上浮，壅塞耳窍，发为耳鸣。舌质淡，舌苔薄，脉弦细均为肾精不足之象。

中医诊断：耳鸣（肾精不足）

治法：滋肾填精，清热凉血

方药：六味地黄丸加减

生地10g，熟地10g，山萸肉10g，丹皮10g，山药20g，泽泻15g，小蓟15g，白茅根15g，仙鹤草10g，王不留行10g，路路通10g，茯苓15g，女贞子10g，菖蒲10g，甘草10g，酸枣仁20g，夜交藤15g。10剂，水煎服。

二诊（2008年12月15日）耳鸣较前好转。舌脉同前。12月5日方加远志10g，五味子10g，蝉衣3g。10剂，水煎服。

三诊（2008年12月25日）已无耳鸣，睡眠好转。舌脉同前。12月15日方继服5剂，水煎服。

按：《灵枢·脉度》指出："肾气通于耳，肾和则耳能知五音矣"。《灵枢·海论》指出："髓海不足则脑转耳鸣"。耳为肾之窍，内通于脑，脑为髓之海，肾精充沛，髓海得濡则听觉正常。本案患者久病而致肾精不足，遇情志不遂，引发虚火上浮，壅塞耳窍，发为耳鸣，其虽有情志不遂，肝火内郁之因，然其本为肾精不足，肾水不济所致，观其舌脉亦可辨之。故李老不用平肝清火之法，而用滋肾填精之法以治本。方中六味地黄丸补益肾精，女贞子滋阴填精。王不留、路路通、菖蒲宣窍通络。酸枣仁、夜交藤宁心安神。尿中有潜血，虑属下焦有热，热迫血络所致，故加用生地、小蓟、白茅根凉血止血，仙鹤草收敛止血。二诊加远志，伍以菖蒲以增强宁心开窍之力，五味子，《本经》谓："主益气，劳伤羸瘦，补不足，强阴"，并能养心阴，安心神。蝉衣善清肝经风热。三诊肾中精气得充，上炎之火得降，耳内清窍得通，疾病告愈。为巩固疗效，继服5剂。

（路志敏）

目　痛

尤某　男　33岁　2008年10月10日初诊

主诉：眼痛2个月，加重10天。

患者2个月前因劳累、用眼过度而出现双侧眼球疼痛，伴烦躁、寐差，曾在邢台眼科医院检查，考虑“辐辏功能差”，未予治疗。近10天来，双目疼痛较前加重，伴双目干涩，双眼疲劳感，颈部不适，有时疼痛。舌质红，苔薄黄，脉弦细。

辨证分析：盖肝开窍于目，黑睛属肝，足厥阴肝经连目系，故眼病与肝关系密切。肝气郁结，气郁化火，气火上炎，郁于风轮，可致眼球疼痛。肝藏血，肝经有热，易耗伤阴血，肝肾同源，肝血虚则肾阴虚，不能上荣于目，则可出现双目干涩，双眼疲劳感。头颈筋脉失于濡养，则见颈部不适、疼痛，肝火扰动心神，则烦躁、寐差。舌红，苔薄黄，脉弦细为肝郁化火，肝肾阴虚之象。

中医诊断：目痛（肝肾阴虚，肝郁化火）

治法：清泻肝火，滋补肝肾

方药：龙胆泻肝汤加减

柴胡10g，栀子10g，黄芩10g，车前子（包）10g，泽泻10g，木通6g，生地15g，当归10g，炒白芍10g，菊花15g，远志10g，葛根10g，黄精10g，石菖蒲10g，甘草10g。7剂，水煎服。

二诊（2008年10月17日）：双目疼痛基本缓解，双目干涩及疲劳感减轻，睡眠仍差。10月10日方加桑椹子10g，酸枣仁10g。7剂，水煎服。

按：《灵枢·经脉》说：“肝足厥阴之经脉……，连目系”。本例为肝经火热上膚目系，致目珠疼痛，李老将之诊为“目痛”。热盛日久耗伤阴血，目失濡润，见双目干涩、疲劳感。李老以龙胆泻肝汤清泻肝经实火，配菊花清肝明目，白芍滋养阴血以养肝体，黄精，《本经逢原》云“黄精，宽中益气，使五藏调和，肌肉充盛，骨髓强坚，皆是补阴之功”，菖蒲、远志宣通窍络，葛根既可生津液以助养阴，又可解肌，以缓解颈项之痛，甘草调和诸药。纵观全方，可使肝火降，肝气平，阴血充，窍络通。二诊加桑椹子以增滋阴补血生津之力。加酸枣仁以养心安神。古今医书中单以目痛为病者较为少见，李老以经络辨证结合脏腑辨证，抓住了肝火、阴虚之病机要点，精选方药，切中病机，故药后速获良效。

（路志敏）

郁　证

和某　女　40岁　2010年3月31日初诊

主诉：悲忧欲哭半年。

患者半年前因照顾病人过于劳累，加之精神压力过大而逐渐出现悲忧欲哭，嗳气频作，多方诊治无效。刻下证：悲忧欲哭，呻吟不止，精神恍惚，嗳气频作，呃声响亮，急躁易怒，食欲不振，夜寐不宁，大便黏滞不爽。舌红苔黄稍腻，脉弦滑。

辨证分析：长期严重的精神刺激，复因过度劳累，气郁日久化燥化火，出现急躁易怒。肝郁抑脾，脾失健运，中焦气机壅滞，升降失常，故上则嗳气，下则大便不畅。母病及子，心神失守，以致精神惑乱，悲伤哭泣等症俱现。《经》云：“心藏神，神有余则笑不休，神不足则悲”。

中医诊断：郁证（气郁化火）

治法：疏肝解郁，健脾化湿，宁心安神

方药：加味逍遥散、菖蒲远志汤合二陈汤加减

柴胡10g，当归10g，炒白芍10g，焦白术10g，茯苓15g，丹皮10g，焦栀子10g，薄荷6g（后下），石菖蒲10g，远志10g，酸枣仁20g，合欢皮10g，陈皮10g，清半夏10g，炙甘草10g。7剂，水煎服。

二诊（2010年4月7日）：诸症明显好转，面带笑容，自行步入诊室（初诊时被搀入诊室）。平素胃寒喜温，经来腹痛，得温则舒。大便偏干。舌暗，苔后部黄稍腻，脉弦稍滑。3月31日方加良姜10g，香附10g，元

胡15g，枳壳10g。7剂，水煎服。

按：郁证每因情志所伤而发，因郁而致病，因病又致郁，形成恶性循环。患者为情志所伤，肝气郁结，殃及中土，运化失职，化源受累。气郁化火，上扰心神，病及于心。《素问·六元正纪大论》云："郁之甚者，治之奈何?""木郁达之，火郁发之，土郁夺之，金郁泄之，水郁折之"。

《灵枢·邪客》云："心者，五脏六腑之大主也，精神之所舍也"；《素问·灵兰秘典论》云："心者，君主之官也，神明出焉"，肝属木，心属火，木能生火，故肝为母脏，心为子脏，肝郁日久化火，母病及子，则心不能主其神志，出现诸多精神神志改变。故本病为肝郁化火，心失所养，神失所藏，脾失健运所致，经疏肝解郁，健脾化湿，养心安神而告愈。

（曹清慧）

水　肿

案1　刘某　女　20岁　2003年12月17日初诊

主诉：间断双下肢浮肿3年。

患者于3年前出现双下肢水肿，晨轻晚重，未予注意，后症状时轻时重，双下肢有时肿胀明显，自服利尿剂可缓解，久坐后腰酸甚则腰痛，未正规治疗。为求中医治疗来我院就诊。刻下证：双下肢水肿，经前尚重。晨起多可自行缓解，间有尿频尿赤。大便不干，睡眠可。月经前后无定期，量少，无痛经。舌淡红，苔薄黄，脉弦细。尿常规：红细胞(±)，尿胆原：(±)，镜检白细胞偶见。肾功能：血肌酐135.1umol/L，尿素氮3.53mmol/L，尿酸25.81umol/L。心电图正常，双肾B超未见异常。

辨证分析：患者为年轻女性，以下肢水肿为主，腰膝以下，肾气主之。肾气虚则阳不化水，水湿下聚，故见双下肢水肿，甚则按之凹陷不起。肾与膀胱相表里，肾气不固，膀胱气化不利，失其封藏而出现尿频尿赤。

中医诊断：1. 水肿（脾肾两虚）。2. 淋证（气化失司）

治法：补肾健脾，化气行水

方药：济生肾气丸加减

炒杜仲15g，寄生15g，川断10g，山药20g，黄芪15g，生地15g，车前子10g，泽泻10g，白茅根15g，小蓟15g，萹蓄10g，茯苓15g，益母草10g，当归10g，栀子10g。7剂，水煎服。

二诊（2003年12月24日）：患者服药后，水肿基本消失，腰痛腰酸明显减轻。尿常规：红细胞（±），尿胆原（±）。12月17日方改当归15g。7剂，水煎服。

按：水肿之发病原因，《素问·水热论篇》有述："其本在肾，……其治在脾"，至于治法，《金匮要略·水气病》明确指出："诸有水者，腰以下肿，当利小便"，水肿一证，是全身气化功能障碍的一种表现，涉及的脏腑亦多，但其病本在肾，故治宜补泻兼施，方中以杜仲、寄生、生地为君重在补肾，川断用以壮腰健肾，益母草、车前子用以利水消肿，黄芪、茯苓、山药用以健脾益气，脾主运化水湿，脾肾同治，以增利水之功。本案亦体现了导师重视脾土的临证思路。

《金匮要略·水气病篇》指出："经为血，血不利则为水，名曰血分"。其意是说妇女月经当行不行，或行而不畅，继而出现水肿，这种水肿病之本并不在水，而在经血不利所致，病在血分，治当调畅经血，经血畅行则水肿自除。后世医家结合临床实践总结出"血不行则病水"，意在告诫医者，治疗水肿，不能见水只识治水，要活血行血以治水，故二诊加大当归用量寓有此意。

（刘银鸿　曹清慧）

案2　孙某　男　75岁　2009年3月4日初诊

主诉：双下肢水肿1个月，加重5天。

患者1个月前因劳累出现双下肢水肿，未予注意，近5天来水肿渐加重，周身无力。刻下证：双下肢水肿，周身无力，口舌干燥。空腹血糖：7.9mmol/L；尿常规：尿蛋白（±）。舌质偏暗，苔厚腻，脉滑数。既往史：糖尿病病史10年。

辨证分析：《圣济总录》曰："消渴病久，肾气受伤，肾主水，肾气虚衰，气化失常，开阖不利，能为水肿"。患者消渴日久，气阴两虚，脾虚则健运无权，肾虚则气化不行，开阖失司，水无所主，泛溢肌肤，发为水肿。舌质偏暗，为兼有瘀血之象，苔厚腻，脉弦滑为水湿停留之征。

中医诊断：1. 水肿（脾肾两虚）。2. 消渴（脾肾两虚）

西医诊断：Ⅱ型糖尿病、糖尿病肾病

治法：滋阴补肾，健脾利水消肿

方药：济生肾气丸合猪苓汤加减

生地15g，黄芪20g，山萸肉20g，山药20g，猪苓15g，泽泻15g，茯苓20g，枸杞10g，丹皮10g，麦冬10g，丹参15g，苍术10g，天花粉20g，车前子（包）10g，乌梅10g。7剂，水煎服。

二诊（2009年3月13日）水肿缓解，周身无力较前减轻。舌暗红，苔黄腻，脉弦滑。3月4日方加薏仁20g。7剂，水煎服。

三诊（2009年3月20日）水肿消失，周身无力减轻。舌暗红，苔稍黄，脉弦。3月13日方继服10剂，水煎服。

按：《素问·至真要大论》云："诸湿肿满，皆属于脾"。《中脏经·论水肿脉证生死候》曰："水者，肾之利也，肾者，人之本也，肾气壮则水还于海，肾气虚，则水散于皮"。

方中济生肾气丸滋阴补肾，加用枸杞子，《本草经疏》云："润而滋补，兼能退热，而专于补肾、润肺、生津、益气，为肝肾真阴不足，劳乏内热补益之要药"；天花粉，《本草汇言》云："天花粉，退五脏郁热，……，又其性甘寒，善治渴，从补药而治虚渴，从凉药而治火渴，从气药而治郁渴，从血药而治烦渴，乃治渴之要药也"。麦冬，《药性论》云："治热毒，止烦渴，主大水面目肢节浮肿，下水"；乌梅既可敛阴，又可消肿，《本草纲目》记载乌梅："敛肺涩肠，治咳，泻痢，反胃噎膈，蛔厥吐利，消肿，涌痰……"。苍术，《珍珠囊》云："能健胃安脾，诸湿肿非此不能除"。猪苓，苦以泄滞，甘以助阳，淡以利窍，除湿利小便。二诊加苡仁，《本草新编》云："苡仁最善利水，不至损耗真阴之气，凡湿盛在下身者，最宜用之”。

本例以水肿为主症，证属脾肾两虚，但李老治疗此证紧扣消渴肾病阴虚为主的病机特点，立足于从阴引阳为其治疗战略，收到满意效果。

（路志敏　曹清慧）

案3　武某　女　36岁　2009年2月11日初诊

主诉：间断性颜面、四肢浮肿2年。

2年前无明显诱因出现颜面、四肢浮肿，呈间断性发作，并易在行经前后出现。平素腹痛、腰痛，手脚发凉。刻下证：经后第2天，颜面、四肢浮肿，腰痛、腹痛，手脚发凉。舌质淡暗，苔薄，脉沉，面色㿠白。

辨证分析：脾肾两脏与水肿密切相关。本案患者素体脾肾不足，阳气虚衰，阳不化气，水湿内停，经期经血下注，脾肾益虚，水湿无以运化，泛溢肌肤，发为水肿。脾肾阳虚，中焦虚寒，则腹痛，阳气不达四末，则四肢发凉。腰为肾之府，肾气不充，故腰痛酸重。舌质淡暗，苔薄，脉沉，面色㿠白均为脾肾阳虚之象。

中医诊断：水肿（脾肾阳虚）

治法：温肾助阳，健脾行水

方药：济生肾气丸合防己黄芪汤加减

生地15g，山药20g，山萸肉10g，丹皮10g，泽泻15g，茯苓15g，黄芪15g，防己10g，车前子（包）10g，炒杜仲15g，仙灵脾15g，川断10g，寄生15g，怀牛膝10g，甘草10g。7剂，水煎服。

二诊（2009年2月18日）：浮肿明显减轻，腰痛、腹痛减轻，仍手脚发凉。舌脉同前。2月11日方加肉桂10g。10剂，水煎服。

三诊（2009年2月28日）：周身浮肿已消，腹痛、腰痛明显好转，四肢转暖。舌脉同前。2月18日方继服5剂，水煎服。

按：华元化论此症：“人中百病，难疗者莫出于水也。水者肾之制也，肾者人之本。肾气壮则水利，肾虚则水散于皮。因而三焦壅塞，营卫关格，气血不从，虚实交替，水随气流，故为水病”。故李老治疗此症从脾肾论治，以济生肾气合防己黄芪汤加减治之。

治疗遵阴阳互根之理，善补阳者，必于阴中求阳，则生化无穷。用六味地黄丸以滋补肾阴；杜仲、仙灵脾、川断、寄生补肾助阳，两相配合，则能补水中之火，温肾中之阳气；黄芪、防己行水消肿，防己，《本草求真》云：“防己，辛苦大寒，性险而健，善走下行，长于除湿、通窍、利道，能泻下焦血分湿热故凡水湿咳嗽……，水肿，风肿，痈肿，及湿热流入十二经，以致二阴不通者，皆可用此调治”；车前子通利小便。诸药相配，可温肾助阳，化气行水。二诊加肉桂，《本草汇言》云：“肉桂，治沉寒痼冷之药也，凡元虚不足之亡阳厥逆，或心腹腰痛而吐呕泄泻，或心肾久虚而痼冷怯寒，或气血冷凝而经脉阻遏，假此味厚甘辛大热，下行走里之物，壮命门之阳，植心肾之气，宣导百药，无所畏避，使阳长则阴自消，而前诸证自退矣”。

本案以温补脾肾，行气消肿为治疗大法。重在温补，以行气化水而非利水攻逐，旨在恢复脾肾阳气，气化行则水自退。

（路志敏　曹清慧）

汗　证

案1　康某　男　57岁　2008年11月28日初诊

主诉：汗出半年，加重4天。

半年前出现夜间盗汗，白天稍有活动亦现汗出。4天前汗出症状加重，并伴有气短，全身乏力。刻下证：自汗，盗汗，气短，乏力。舌质偏暗，苔薄黄，脉细寸沉。

辨证分析：患者久病体弱，阳气亏虚则腠理不密，致津液外泄而自汗出。营阴不足不能敛阳，于是阳气外泄，发为盗汗。汗出过多，耗气伤阴，则见全身乏力，气短等症。

中医诊断：汗证（气阴两虚）

治法：益气养阴，固表止汗

方药：生脉散、玉屏风散加减

太子参15g，麦冬10g，五味子10g，黄芪15g，白术15g，防风10g，生龙骨20g，牡蛎20g，山药20g，白芍10g，地骨皮10g，白薇10g，丹参

10g，芡实15g，甘草10g。7剂，水煎服。

二诊（2008年12月9日）：服前药后汗出症状明显减轻，气短乏力亦有好转。舌质偏暗，苔薄黄，寸脉稍沉。11月28日加浮小麦30g。7剂，水煎服。

三诊（2009年3月9日）：用前药后不但汗出停止，且乏力、气短明显好转，精神转佳，故又连服30剂方停。近2天来又觉汗出来诊，舌质稍暗，苔薄黄，脉沉。12月9日方改太子参20g，黄芪20g，15剂，水煎服。

按：汗证分自汗、盗汗，“自汗者属阳虚，盗汗者属阴虚”之说已被医界所共知，也有医家认为“自汗盗汗亦各有阴阳之证，不得谓自汗从属阳虚，盗汗从属阴虚”（《景岳全书·汗证》）。导师认为，不论自汗、盗汗均同时存在着阴虚和阳虚，单纯阴虚和单纯阳虚是不存在的。只是偏轻偏重而已。理由是：如果阳气充足，腠理致密，汗液不会外泄。再者，如果汗液外泄（无论自汗或盗汗），就有阴伤之弊。故治疗益气养阴固表止汗，不可独益气，也不可纯补阴。该案即是益气养阴并举，收到满意效果。

（马艳东）

案2　魏某　女　54岁　2009年3月13日初诊

主诉：汗出过多1年，加重10天。

1年前，无明显诱因出现周身汗出，阵发性发作，白天或睡眠中均有汗出，伴寐差、乏力、咽干，未予诊治，近10天来，症状较前加重。刻下证：潮热汗出，伴入睡难，多梦、乏力、咽干喑哑，烦躁。舌质红，苔薄黄，脉细。月经史：断经1年。

辨证分析：患者为54岁女性，肾气已衰，卫阳不足。卫表不固，津液外泄，则自汗出。肾阴不足，不能制阳，迫津外泄，则盗汗出。虚火扰神则寐差，烦燥多梦。气阴不足则乏力，阴津不足不能润喉则咽干喑哑。

中医诊断：汗证（气阴两虚）

西医诊断：更年期综合症

治法：滋阴补肾，益气固表，敛津止汗

方药：酸枣仁汤、玉屏风散合生脉饮加味

酸枣仁20g，知母9g，黄芪15g，焦白术10g，防风10g，太子参15g，麦冬15g，五味子10g，生龙牡各20g，地骨皮10g，白薇10g，芡实15g，石菖蒲10g，远志10g，夜交藤15g，女贞子10g，甘草10g。7剂，水煎服。

二诊（2009年3月20日）：汗出减轻，夜寐转佳，咽干喑哑及烦躁稍有好转。舌质红，苔薄黄，脉细。3月13日方去防风，加乌梅10g，焦栀子10g。7剂，水煎服。

三诊（2009年3月27日）：汗出明显减轻，夜寐可，二便调，无咽干、喑哑等症。舌淡红，苔薄黄，脉细。3月20日方继服7剂，水煎服。

按：肾为先天之本，乃水火之脏，寓有元阴元阳。元阳乃人体诸阳之本，卫阳根于肾阳，肾阳不足则卫阳不固，发为自汗；肾阴不足，阴不涵阳，相火浮动，发为盗汗。本患者已过天命之年，肾气已衰，气阴两虚，故现汗证。《临证指南医案》谓："阳虚自汗，治当补气以卫外，阴虚盗汗，治当补阴以营内"。李老以酸枣仁汤、玉屏风散合生脉散加减治疗。酸枣仁、知母滋补肝肾之阴。玉屏风散益气固表止汗。生脉饮益气生津，敛阴止汗。龙骨、牡蛎固涩止汗，且具重镇安神之功。地骨皮、白薇为李老治疗汗证常用之品，《本草汇言》载："王绍隆云，骨中火热为眚，煎熬真阴，以地中之骨皮，甘寒清润，不泥不滞，非地黄、麦冬同流"。菖蒲、远志、酸枣仁、夜交藤宁心安神，酸枣仁合五味子既具酸收止汗之功，又具养心安神之力。芡实、女贞子益肾滋阴固精。参芪术草补中益气。全方共奏滋阴补肾、益气固表、敛津止汗之功。二诊汗出减轻，以阴虚火旺之咽干为主症，加乌梅、栀子，以助滋阴降火之力。

（路志敏）

消　渴

案1　弓某　男　54岁　2008年11月26日初诊

主诉：间断口干3年，双手干燥皲裂，脱皮瘙痒1个月。

李英杰医案

患者于3年前因口干在市二院检查发现空腹血糖11.2mmol/L，诊断为Ⅱ型糖尿病，间断口服“二甲双胍”，血糖控制不理想。1个月前因全球金融危机使其所购货物大量贬值而恼怒郁闷，渐出现双手干燥皲裂，脱皮，瘙痒，胸部燥热。曾求治西医，但无明显效果。刻下证：双手干燥皲裂，脱皮，瘙痒，胸部燥热，心烦。双手时有胀麻，乏力，眠差，大便3~5日一行。舌质暗，苔白，脉弦细。形体偏胖。平素多食肥美，饮酒较多，情境多有不顺。早餐后2h血糖12.68mmol/L，尿糖（3+）。

辨证分析：患者素体肥胖，多食肥甘厚味，湿热内生，耗损阴津，阴液不足，化生燥热，而发消渴。阴津不足，又加痰湿阻滞，血脉运行不畅，四肢末端经脉失养，渐枯渐槁变脆，皲裂瘙痒而成。久病多瘀而见舌质紫暗。

中医诊断：1. 消渴（阴虚火旺）。2. 手足皲裂（津亏液燥）

西医诊断：1. Ⅱ型糖尿病。2. 手足皲裂

治法：滋阴降火，凉血润燥止痒

方药：施今墨降糖对药加味

天冬10g，麦冬15g，生地15g，元参15g，苍术10g，丹参15g，黄芪15g，知母9g，山药20g，天花粉20g，石斛10g，黄连10g，焦栀子10g，柴胡10g，丹皮10g，地骨皮10g，乌梅10g。7剂，水煎服。

其他治疗：万苏平1mg，每日1次。二甲双胍缓释片每次0.5g，每日2次。

二诊（2008年12月17日）：上方服7剂后双手干燥皲裂已完全缓解，干皮已褪，双手嫩红，已不干燥，因挂号不易，遂以上方继服10剂。现双手较前湿润，口干手麻明显减轻，掌部仍有小裂纹，口干减轻。舌淡红，苔薄黄，脉弦细。11月26日方加生龙牡各20g，山萸肉10g，15剂，水煎服。

按：《临证指南医案》谓：“三消一症，虽有上、中、下之分，其实不越阴亏阳亢，津涸热淫而已。”阴虚燥热，乃为本病的主要病机，养阴清热为常用治疗方法。然滋阴降火之品，性多寒凉滋腻，滋腻易碍脾胃，李老在养阴方剂中加用助脾运化药苍术、黄芪，使热祛津复而不滞脾，

皮毛得以滋养而病势得以控制。

李老治疗消渴一证及其并发症，常喜用施今墨、祝谌予所创降糖药对：苍术配玄参，黄芪配山药，天冬配麦冬。方中苍术苦温燥湿，辛香发散，功专健脾燥湿，祛风；玄参咸寒，质润多液，功擅滋阴降火，泻火解毒，软坚散结。苍术突出一个燥字，玄参侧重一个润字。二药伍用，以玄参之润制苍术之燥，又以苍术之温制玄参之腻。两药参合，一润一燥，相互制约，相互促进，降低血糖甚妙。黄芪甘温，补气升阳，利水消肿，而偏于补脾阳；山药甘平，补脾养肺，养阴生津，益肾固精，而侧重补脾阴。二药伍用，一阳一阴，阴阳相合，相互促进，共收健脾胃、促运化，敛脾精除消渴之功。天冬、麦冬伍用，名曰二冬膏。出自清·张潞《张氏医通》曰："天冬养阴清热，润燥生津，润肺止咳，麦冬清心润肺，养胃生津，养阴润燥。二药伍用，其功益彰，滋阴润燥，清肺、心、胃、肾之虚热，也有甘寒清润，金水相生，畅利三焦之妙用。玄参色黑，偏于入肾；麦冬色白，侧重入肺，又兼走胃。二药伍用，一肾一肺，金水相生，上下既济，养阴生津，润燥止渴甚妙。"

李老常讲：临证时应根据阴虚、阳虚、脾虚、肾虚的程度不同，恰当配伍，有宜养阴多于益气，有宜健脾多于滋肾，用之得当疗效方好。

（曹清慧）

案2　代某　男　57岁　2009年9月21日初诊

主诉：消渴10年，双足疼痛半年。

患者于10年前出现多饮多尿，诊为Ⅱ型糖尿病。间断服用降糖药物治疗，血糖时高时低。半年前出现双足疼痛，伴双下肢麻木发凉且感觉异常。刻下证：双足疼痛，夜间为重，痛时难以入眠，甚为所苦，伴双下肢麻木发凉，走路如踩棉，行动迟缓，需人搀扶，心烦不安，急躁易怒，大便偏干。面色暗红，舌暗红，苔黄腻，脉弦细。血压：120/85mmHg，双侧足背动脉搏动减弱。双下肢跟、膝腱反射减弱。双下肢血管彩超：双下肢动脉硬化并多处斑块形成。随机血糖22.4mmol/L。

辨证分析：消渴阴虚燥热，不但伤阴耗气，而且可灼津成痰。湿热痰瘀交阻，阻滞经脉，使气机运行不畅，精血不能濡养四肢百骸，而现诸症。舌暗红，苔黄腻，脉弦细也为湿热内蕴，痰瘀阻络之象。

中医诊断：1. 消渴（湿热内蕴，痰瘀阻络）。2. 痹证（湿热内蕴，痰瘀阻络）

西医诊断：Ⅱ型糖尿病、糖尿病神经病变

治法：化痰利湿，活络止痛

方药：四妙散、四妙勇安汤合活络效灵丹加减

苍术10g，苡仁20g，陈皮10g，麦冬15g，山药20g，当归15g，元参15g，鸡血藤20g，忍冬藤15g，红花15g，银花15g，黄柏10g，怀牛膝15g，元胡15g，丹参15g，炙乳没5g，郁金10g，青风藤15g，赤芍15g，黄芪15g。7剂，水煎服。

其他治疗：甘舒霖30R早10u，晚8u餐前30分皮下注射。二甲双胍每次0.25g，每日3次。

二诊（2009年9月28日）：患者精神好转，双下肢疼痛减轻，尤夜间疼痛时间缩短，可间断入睡。舌暗红，苔黄薄腻，脉弦细。空腹血糖18.9mmol/L。9月21日方改郁金15g，加白芍15g，三棱10g，莪术10g。10剂，水煎服。

其他治疗：甘舒霖30R早14u，晚10u餐前30分皮下注射。二甲双胍每次0.5g，每日3次。

三诊（2009年10月9日）：患者精神明显好转，疼痛明显减轻，双下肢麻木发凉改善，大便干缓解。舌暗稍红，苔黄薄腻，脉弦细。餐后2h血糖20.9mmol/L。9月28日方加仙灵脾10g，改忍冬藤20g。20剂，水煎服。

其他治疗：甘舒霖30R早18u，晚13u餐前30分皮下注射。二甲双胍每次0.5g，每日3次。

按：王节斋云："痰属湿，乃津液所化"；"脾主湿，湿动则为痰"，热以湿为依附，徒清热因热为湿阻，故清之不去，必待湿气去，则热随之而去。方中苡仁、陈皮、苍术健脾燥湿、渗湿，俾湿气祛则气机畅达而热自清。

本案以化痰利湿、活络止痛为法，虽血糖控制不理想（治疗时间较

短），但临床症状显著好转。从而证明，李老临床有是症用是药，充分体现了他整体观念和辨证论治思想。

（曹清慧）

案3　宋某　男　72岁　2009年9月4日初诊

主诉：消渴病12年，夜间汗出3个月。

患者于12年前确诊为糖尿病，药物治疗控制不理想，3年前改胰岛素治疗。3个月前无明显诱因出现夜间醒后大汗出，白天活动后出汗也较前增多。曾服中西药物治疗无明显效果。伴肢体困乏，语言无力，心烦急躁，大便偏干。舌暗红，苔黄腻，脉弦细。现予诺和灵30R早16u，晚14u，血糖控制不理想。血压：135/85mmHg，心率85次/分，律整，各瓣膜听诊区未闻及病理性杂音。双下肢无水肿。空腹血糖8.6mmol/L，餐后2h血糖13.4mmol/L。

辨证分析：《临证指南医案》谓："三消一症，虽有上、中、下之分，其实不越阴亏阳亢，津涸热淫而已"。阴精亏虚，虚火内生，阴津被扰，不能自藏而外泄作汗。肾者主水，而寓元阴元阳，为水火之脏。肾阴虚而相火偏旺，龙雷之火升腾，水热相抟，湿热留恋，而现肢体困乏，心烦急燥，大便偏干。黄腻之苔也由此而生。

中医诊断：1. 消渴（肾阴虚亏，湿热内蕴）。2. 汗证—盗汗（阴虚火旺）

西医诊断：Ⅱ型糖尿病、糖尿病植物神经病变

治法：滋阴补肾，清热利湿

方药：知柏地黄丸加减

天冬10g，麦冬10g，生地15g，元参10g，丹参15g，黄芪15g，苍术10g，黄连10g，地骨皮10g，白薇10g，芡实15g，苡仁20g，白蔻6g，五味子10g，酸枣仁20g，知母9g，黄柏10g，丹皮10g，车前子10g，茯苓15g，栀子10g。7剂，水煎服。

二诊（2009年9月11日）：患者服上药2剂后夜间汗出减少，3剂后夜间未现出汗，但昨晚又汗出一次，较初诊时为重。早饭后头晕，大便干好转，舌红，苔黄腻减轻，脉弦细。9月4日方改黄芪20g，加菊花

10g。5剂，水煎服。

三诊（2009年9月16日）：汗出较前明显减少。精神、乏力好转，舌红，苔薄腻，脉弦细。

知母10g，黄柏10g，生地15g，山药20g，山萸肉10g，丹皮10g，茯苓15g，泽泻15g，苡仁20g，杏仁10g，白蔻6g，厚朴10g，清半夏10g，竹叶9g，通草3g，黄芪15g，地骨皮10g，白薇10g，滑石10g。5剂，水煎服。

四诊（2009年9月21日）：近几日夜间汗欲出但未发，心烦明显减轻。血压：120/80mmHg。舌暗红，苔薄黄，腻脉弦滑。9月16日方加栀子10g，菊花10g。15剂，水煎服。

按：李老教示：本案湿热久羁，又有阴伤，不可速决。治疗需滋阴利湿兼清热。清热不可太过，不然反致湿邪之困。利湿不可过激，不尔反易伤阴。滋阴不可过腻，否则助湿留邪。如何施药，还需临床多实践，多揣摩，方能掌握好尺度，把握好分寸。要问为何如是配伍，有时也是在心易了，口中难明，这就是所谓的经验吧。

（曹清慧）

虚　劳

案1　李某　男　67岁　2004年6月18日初诊

主诉：厌食半年，伴全身乏力1个月。

患者于半年前出现食欲不振，甚时厌食。1个月前自觉全身乏力，精神不振，经查肝、肾功能正常，血常规：红细胞、血色素偏低。刻下证：身体消瘦，面色㿠白，神疲少气，不欲饮食，无明显腹痛腹胀之感。舌淡有齿痕，苔黄，脉沉细。

辨证分析：脾胃为后天之本，是气血生化之源，本证因厌食而起，渐至全身乏力，说明胃脾纳运功能失常，气血生化乏源，四肢百骸失去气血之营养而出现神疲乏力，语声低微，气短懒言诸证。舌淡有齿痕也为气血不足之象。

中医诊断：虚劳（气血两虚）

西医诊断：贫血

治法：健运脾胃，益气补血

方药：归脾汤、四君子汤、当归补血汤

红参10g（另炖），黄芪20g，白术20g，茯苓20g，当归15g，酸枣仁20g，远志10g，龙眼肉15g，木香10g，甘草10g，焦三仙各10g，鸡内金15g，砂仁6g，生地15g，枸杞子15g，夜交藤20g，仙灵脾15g。7剂，水煎服。

二诊（2004年6月24日）：饮食增加，仍觉全身少力。舌淡有齿痕，苔薄黄，脉沉细。6月18日方加生姜三片，大枣4枚。7剂，水煎服。

三诊（2004年7月1日）：饮食正常，乏力已除。舌淡红，苔薄黄，脉细。6月24方日去夜交藤，加何首乌10g。7剂，水煎服。

按：据脉证，断虚劳无疑。但病从何起？正如《风痨鼓膈》云："凡治虚劳，当先察其病从何起，次辨其阴虚、阳虚，更当审其病重何脏"导师紧抓厌食一证，认为脾胃功能不健，气血生化乏源，中焦不能受气取汁是该案主要病机。选归脾汤加减，使脾胃健运以达气血两生。方中加焦三仙、鸡内金、砂仁消食开胃，助脾一臂之力。加仙灵脾、枸杞子、何首乌（夜交藤）生地，实取阳生阴长，气血互生之归脾汤意。

（马艳东）

案2　史某　男　25岁　2009年8月31日初诊

主诉：腰酸、乏力半年。

患者素体虚弱，于半年前因劳累过度出现腰酸，全身乏力，纳食不香，胃脘胀满。2个月前出现咯痰，色白而黏，伴口干。刻下证：倦怠无力，形体消瘦，面色萎黄，腰膝酸软，全身发凉，胃脘胀满，纳食不香，咯痰白黏，伴口干。舌淡红苔黄，脉滑。体格检查：双肺呼吸音稍粗，未闻及干湿性啰音，腹部柔软，无压痛反跳痛。上消化道造影：未见异常。尿常规：未见异常。双肾B超示：未见异常。

辨证分析：腰为肾之府，膝为筋之会，若肾亏督虚，筋骨失养，而见腰膝酸软，行走无力。脾主肌肉四肢，脾气虚弱，失其润化之能，不能将精微物质输送到全身发挥濡养作用。则“四肢不得禀水谷气，气日以衰，脉道不利，筋骨肌肉皆无气以生，故不用焉”。脾虚湿阻中焦则胃脘胀满，纳食不香。脾虚生痰，母病殃子，故见咳嗽咯痰。

中医诊断：虚劳（脾肾两虚）

西医诊断：慢性疲劳综合征

治法：健脾和胃，补肾填精

方药：自拟方

炒杜仲10g，川断10g，狗脊10g，生地10g，茯苓15g，山萸肉10g，山药20g，焦白术10g，焦三仙各10g，内金10g，陈皮10g，元胡15g，麦冬10g，天花粉20g，清半夏10g，甘草10g。7剂，水煎服。

二诊（2009年9月9日）：腰酸乏力减轻，胃满好转，食欲有增，仍有咯痰，舌淡红，苔薄黄，脉细。8月31日方加浙贝10g，乌梅10g。7剂，水煎服。

三诊（2009年9月30日）：患者以上方连服20剂，腰酸缓解，纳食已香，咯痰减少。舌红，苔薄黄，脉弦细。9月9日方去狗脊，加沙参10g，桑皮10g。10剂，水煎服。

按：患者素体虚弱，纳食不香，胃脘胀满，脾胃虚弱使然。《素问·太阴阳明论》云：“四肢皆禀气于胃，而不得至经，必因于脾，乃得禀也”。“今脾病不能为胃行其津液，四肢不得禀水谷气，气日以衰，脉道不利，筋骨肌肉皆无气以生，故不用焉”。肾精不足，髓海失充则易发生疲劳，正如《灵枢·海论》所云：“髓海不足，则脑转耳鸣，胫酸眩冒，目无所见，懈怠安卧”。本案脾肾同治，切中病机，固取效较速。

（曹清慧）

案3　周某　男　40岁　2009年9月2日初诊

主诉：乏力5个月。

患者近5个月来因操心劳累出现乏力，头痛，头沉头紧，经休息或服药不得缓解。伴食少纳呆，便溏。劳累后心悸，夜寐不安。形体消瘦，面色萎黄，舌淡红，苔薄黄，脉左寸、右关沉细。

辨证分析：脾虚失于健运，胃肠纳谷及传化功能失常则饮食减少。脾虚不能化生水谷精微，气血来源不充，形体失养则倦怠乏力、面色萎黄。脾虚不能运化水液则内生湿滞，而见头沉、头紧、大便溏泻。脾虚气血无以生化，而使心血不足，心神失养，而出现心悸失眠等症。

中医诊断：虚劳（心脾两虚）

西医诊断：慢性疲劳综合征

治法：益气健脾，补血养心

方药：归脾汤合生脉饮加减

焦三仙各10g，内金15g，太子参15g，麦冬10g，五味子10g，黄芪15g，木香10g，酸枣仁20g，当归10g，茯苓15g，远志10g，仙灵脾10g，山药20g，生姜10g，大枣10g，焦白术15g，陈皮10g，甘草10g。7剂，水煎服。

二诊（2009年9月11日）：乏力减轻，食欲好转，仍大便不实。舌淡红苔薄黄，脉细。9月2日方去太子参，加党参15g，木瓜10g，川芎10g。10剂，水煎服。

三诊（2009年9月23日）：乏力明显好转，头痛缓解，仍时有头沉头紧，但较前明显减轻，大便基本正常。舌淡红苔薄黄，脉弦细。9月11日方改仙灵脾15g，加葛根15g。15剂，水煎服。

按：补脾调中是李老常用治疗虚劳方法之一，归脾汤有良好的益气补血，健脾养心的作用。本例患者纳少便溏，为脾虚湿浊中阻之象，加陈皮、炒扁豆健脾燥湿，木瓜化湿和胃醒脾。二诊党参易太子参，以增强益气健脾之力。因“命火生脾土”，故三诊加重仙灵脾用量，以补火生土。正如唐容川所云：“脾不得命门之火生土，则土寒而不化，食少虚羸，土虚而不运，不能升达津液，以奉心化血，渗灌诸经”。充分体现了李老万病之治皆崇脾而施的学术思想。

（曹清慧）

案4　陈某　女　30岁　2003年9月3日初诊

主诉：头晕伴乏力2个月。

患者2个月来头晕乏力，月经量多。曾在河北省人民医院诊断为

“血小板减少症”，服用多种药物，效果不佳，为进一步治疗来诊。刻下证：面色不华，头晕，乏力，月经量多。舌淡有齿痕，苔薄白，脉细。血小板计数（50×10^9）/L。

辨证分析：患者因体质虚弱，又加烦劳损伤心脾。心血不足，不能荣面，则面色无华，不能充脑，则现头晕。脾虚则倦怠乏力。气不摄血，故月经量多。舌淡有齿痕，苔薄白，脉细均为气血两虚之象。

中医诊断：虚劳（心脾两虚）

西医诊断：血小板减少症

治法：益气健脾，养血补血

方药：归脾汤加减

党参15g，黄芪20g，当归15g，焦白术15g，茯苓15g，远志10g，麦冬15g，生地15g，丹皮10g，龙眼肉10g，女贞子10g，旱莲草10g，陈皮10g，甘草10g，大枣4枚。5剂，水煎服。

二诊（2003年9月9日）：药后头晕减轻，纳食增加，舌质淡，舌边有齿痕，舌苔薄黄。上方改黄芪为30g，加山药20g。7剂，水煎服。

患者又继服上方30剂，头晕消失，乏力改善，血小板恢复正常水平。

按：虚劳一证首先应辨清其气血阴阳亏虚的属性及病在何脏何腑，正如《杂病源流犀烛·虚损劳瘵源流》所说：“虽分五脏，而五脏所藏无非精气。其所以致损者有四：曰气虚、曰血虚、曰阳虚、曰阴虚”，“气血阴阳各有专之，认得真确，方可施治。”其次，由于气血同源，阴阳互根，五脏相关，可由一虚渐致多虚，由一脏而累及多脏，此患者为气血两虚，病在心脾二脏，采益气健脾，养血补血之法收到满意效果。益气健脾为本病治疗之主法。

（李　萍）

案5　王某　男　38岁　2010年2月26日初诊

主诉：全身乏力半年。

患者半年来精力不支，倦怠乏力，视物昏花，休息后不减。伴腰部酸痛，睡眠尚可，大便正常。平素急躁易怒。舌暗有瘀斑，苔薄黄，脉弦细。

辨证分析：患者平素工作紧张，用脑过度，精液暗耗，发为虚劳。张景岳云："虚邪之至，害必归阴，五脏之伤，穷必及肾"。肝肾不足则腰膝酸软，精力不支，视物不清。虚火内生则口干唇燥，郁而化火而见急躁易怒。

中医诊断：虚劳（肝肾阴虚）

西医诊断：慢性疲劳综合征

治法：滋阴降火

方药：枸菊地黄汤加味

炒杜仲15g，仙灵脾10g，黄芪15g，焦白术15g，五味子10g，茯苓15g，山药20g，山萸肉10g，丹皮10g，泽泻10g，川断10g，枸杞子10g，菊花10g，太子参15g，炙甘草10g。7剂，水煎服。

二诊（2010年3月8日）：诸症明显好转，仍视物模糊。舌脉如前。2月26日方改仙灵脾15g，加桑椹子10g。10剂，水煎服。

三诊（2010年3月19日）：乏力明显好转，怕冷、唇干明显减轻，精神佳，仍有腰酸痛，眼干。舌暗，瘀斑减轻，苔薄黄，脉弦细。3月8日方改菊花15g，加桑叶10g，寄生15g。10剂，水煎服。

按：《素问·通评虚实论篇》云："精气夺则虚"。《素问·宣明五气篇》云："久视伤血，久卧伤气，久坐伤肉，久立伤骨，久行伤筋，是为谓五劳伤"。《证治要诀》谓："五劳者，五脏之劳也，皆因不量才力，勉强运为，忧思过度，嗜欲无节，或病失调将，积久成劳"。总以补益为其基本治疗原则，《理虚元鉴》指出："治虚有三本，肺、脾、肾是也，肺为五脏之天，脾为百骸之母，肾为性命之根，治肺、治脾、治肾，治虚之道毕矣"。本案病在肝肾，治以枸菊地黄汤加炒杜仲、仙灵脾阴阳并补，是以补肾为主，但不忘补脾。故加参、芪、术甘温益气补中，这样肝肾更得资助，功能更得强健。此案又是李老时时顾护脾胃的特点体现。

（曹清慧）

内伤发热

张某　女　78岁　2009年9月2日初诊

主诉：自觉发热20天。

患者近20天来每日下午自觉发热，测体温36.5～36.7℃，伴头痛，胃胀嗳气，时时泛恶，饿时心慌，食欲不振，夜寐不安，大便稍黏。面色萎黄，形体偏胖，经中西药物治疗无明显效果。舌暗红，苔后部黄腻，中无苔，脉两关浮滑。体温36.7℃，血压120/80mmHg，腹部柔软，无压痛反跳痛。心电图示：Ⅱ、Ⅲ、avFT波低平。血脂：TG1.69mmol/L；CHOL 4.53mmol/L；胃镜示：浅表性胃炎。

辨证分析：湿热之邪，侵入体内，如油入面，困脾生湿化热，滞而难除，久而自觉发热不止。脾胃升降失司则胃气上逆而恶心呕吐，胃气壅滞则胃脘胀满作痛；脾虚生湿则见食欲不振，大便发黏。

中医诊断：内伤发热（湿热内蕴兼阴虚内热）

治法：利湿清热，宣畅气机

方药：三仁汤、二陈汤加味

炒白芍15g，木瓜10g，菊花10g，地骨皮10g，白薇10g，旋覆花10g，代赭石20g，白蔻6g，苡仁20g，滑石10g，厚朴10g，清半夏10g，茯苓10g，夏枯草10g，甘草10g，藿香10g，竹茹10g，焦栀子10g，陈皮10g。3剂，水煎服。

二诊（2009年9月9日）：患者服上药症状明显好转，偶有头痛，较前明显减轻，胃脘胀满缓解，嗳气减少。但停药后又有反复。舌暗红，中部少苔后部黄腻减轻，脉弦稍滑。9月2日方去滑石，加元胡15g。3剂，水煎服。

三诊（2009年9月15日）：患者服上药后发热头痛感基本缓解，饮食不慎后胃脘稍有不适，嗳气缓解。舌暗红，中部少苔后部薄黄微腻，脉弦细。9月9日方去旋覆花、代赭石，加苏梗10g。3剂，水煎服。

按：内伤发热原因很多，有因阴虚者，有因气虚者，但本案是因湿热内蕴而致。遵叶天士《温热论》所云“清热于湿上，渗湿于热下”。故以三仁汤清热利湿，宣畅气机。二陈汤燥湿化痰，和胃降逆。地骨皮除蒸透热，白薇清营凉血，木瓜、白芍合甘草酸甘化阴，白芍缓急止痛，不使阴伤且热除。

本案以清热与利湿相合，因利湿之药多属甘淡之品，既能渗湿，又不助热，使湿邪从热邪中分离出来，由小便排出。若不详审病机，见热治热，妄投苦寒，或妄加补益，必遏邪于内，病必不除。但在清热与利湿同时，不忘护阴，也是本案又一特点。

（曹清慧）

咳 血

刘某 女 58岁 2008年11月19日初诊

主诉：咳嗽咳痰10年，咳血4年，加重伴胸闷短气1个月。

患者于10年前出现咳嗽咳痰，量多质稠，反复发作，经用抗菌治疗有好转。4年前出现痰中带血，血色鲜红。1年前经肺CT检查诊断为支气管扩张症，经常服消炎祛痰药物。1个月前又出现晨起咳血，时有时无，抗菌治疗无明显效果。刻下证：咳嗽咳痰，时有咳血，血色先暗后红，咳痰量多质稠，色偏黄，胸闷短气，无发热。舌淡红，苔薄黄，脉细。

辨证分析：此患者病程10年，反复咳嗽咳痰，肺脾两脏母子之病也。盖“肺为贮痰之器，脾为生痰之源”。河间有“咳嗽谓有痰而有声，盖因伤于肺气，动于脾湿”之说。肺脏久损，肺络亦渐之受伤，时而出现痰中带血或咳血之候。痰稠色偏黄是痰浊久蕴于肺化热之象。肺脾气虚，痰湿中阻故而出现胸闷气短。

中医诊断：咳血（肺脾气虚，痰热蕴肺）

西医诊断：支气管扩张症

治法：补气健脾，清热化痰，和络止血

方药：二陈汤、杏苏散、清金化痰汤加减

瓜蒌15g，橘红10g，清半夏10g，茯苓15g，杏仁10g，苏子6g，紫菀12g，前胡10g，百部10g，浙贝10g，鱼腥草15g，丹参10g，葶苈子6g，黄芪10g，太子参15g，甘草10g。7剂，水煎服。

二诊（2008年11月25日）：药后咳嗽咳痰，气短症状明显好转，7天来未见咳血。舌质淡红，苔薄黄，脉细寸沉。上方加炙款冬花10g，山药20g。15剂，水煎服。

按：该案病程10年，反复咳嗽，咳痰，痰多质稠，近年来又加咳血，胸闷短气。咳嗽反复发作肺气受损，肺气虚，呼吸不利，又加病邪屡犯，故而出现胸闷、短气、咳嗽咳痰之症。郁而化热，热伤肺络出现咳血之候。脾主运化水湿，今肺脏受损，子病及母，运化失常而致水湿痰饮潴留于肺，使痰液咳之不尽，形成痰湿恋肺之候。此虚实挟杂之证。补气健脾以扶正，化湿清热以祛实，如是肺气得充，脾气健运，痰热已去，肺络自和，不用止血而血自止。

方中药物，它药易释，唯丹参一味，导师释云：丹参，苦微寒，祛瘀活血之品，本案虽有咳血，但痰热蕴肺为病之主，痰祛热清是治疗之目的。丹参在此用意有三：一是祛病之久瘀，二是清肺之痰热，三是和肺中之络。虽言活血，实和血行血之能也。《重庆堂随笔》云："丹参降而行血，血热而滞者宜之"。

本案以病程长，痰量多，质黏稠，痰中带血，胸闷气短为辨证要点。以肺为贮痰之器，脾为生痰之源为病机切入点，以补气健脾、化痰清热、和络止血为治疗法则，达到肺气得复，脾气得运，痰湿去、肺络和而血自止之目的。

（马艳东）

便 血

孙某　男　51岁　2009年7月27日初诊

主诉：便血1个月。

患者于1个月前无明显诱因出现便血，大便4~7次/日，有时为柏油样便，在哈院住院治疗后好转。刻下证：大便色黑，食欲不振，倦怠乏力，语声低微，手足浮肿，少寐多梦，形体消瘦，面色萎黄。舌淡苔薄黄，脉弦细。既往史：慢性胃炎10年；慢性胆囊炎7年。体格检查：血压110/75mmHg，双手及双下肢水肿。大便潜血（+），血常规：红细胞（3.43×10^{12}）/L，白细胞（11.5×10^{9}）/L，血色素104g/L。B超示：胆囊壁毛糙，增厚；肝囊肿；胃镜示：返流性食管炎，疣状胃炎；哈院胶囊内镜示：上段小肠黏膜可见糜烂，片状溃疡。

辨证分析：中气虚衰，脾失统摄，血不循经，以致便血频频；脾虚运化无权，则大便溏泻。阳不化气则水肿。

中医诊断：便血（中焦虚寒，脾不统血）

西医诊断：1. 小肠溃疡。2. 慢性胃炎。3. 慢性胆囊炎

治法：补中益气，健脾止血

方药：补中益气汤合乌贝散加减

黄芪15g，炒白芍15g，焦白术10g，焦三仙各10g，鸡内金15g，元胡15g，柴胡6g，乌贼骨20g，浙贝10g，仙鹤草10g，茯苓10g，太子参15g，炒当归10g，山药20g，甘草10g，三七粉1g（冲）。7剂，水煎服。

二诊（2009年8月3日）：倦怠乏力及语声低微较前明显好转，大便日2次，色黑已不显。腹胀腹痛，食欲不振，手足水肿无明显好转。舌淡苔白，脉弦细。7月27日方改焦白术20g，茯苓20g，太子参20g，黄芪20g，加车前子10g，苡仁20g，陈皮10g。7剂，水煎服。

三诊（2009年8月10日）：面色精神好转，水肿减轻，大便软，颜色基本正常。食纳有增。舌淡，苔薄白，脉弦细。8月3日方改黄芪25g，太子参25g，仙鹤草15g，加仙灵脾10g，仙茅10g。10剂，水煎服。

四诊（2009年8月19日）：手足浮肿减轻，大便成形，每日2次。大便潜血：阴性。8月10日方继服15剂，水煎服。

按：张景岳云："血脱之甚，气亦随之，当益气以固生机"。初诊方中参、芪、术、苓、山药补气健脾，固摄止血。焦三仙、鸡内金醒脾开胃，仙鹤草收敛止血，三七粉化瘀止血。以柴胡引少阳清气上行；当归、

白芍养血和营。全方益气健脾止血，使气旺则血止。佐车前子渗湿止泻，苡仁甘淡渗利，利水消肿，柴胡引清气上行。

血为阴，气为阳，阴血统藏，须赖阳气固密，故三诊加二仙汤温补肾阳以补火生土。“有形之血，不能速生，无形之气，所当急固”。故本方以补气摄血为治疗大法，配合升举清阳之药，再加固涩之品，守方守法，病情缓解。

（曹清慧）

痹　证

案1　刘某　男　69岁　2004年7月20日初诊

主诉：双上肢冷凉伴无汗5年。

患者于5年前无明显诱因而出现双上肢发凉无汗，遇寒加重，经多方治疗未见好转。现双上肢冷凉、无汗。无关节肿大、疼痛、僵硬畸形，肌肉无明显瘦削，活动自如。舌暗淡苔薄黄，脉沉弦。

辨证分析：此患者病程5年，属久病，双上肢冷凉无汗，此经络长期为风寒之邪壅阻，营卫不行，络脉瘀阻所致，虽无关节肿大疼痛畸形，但符合痹证之寒痹之特点，故按痹证辨治，因病久入深，加之年事已高，气血亏耗，已成正虚邪恋之证。舌暗淡，亦属气血虚弱，经脉瘀阻之象。

中医诊断：痹证（气血两虚）

治法：补气养血，祛风通络

方药：八珍汤加减

黄芪15g，党参15g，白术15g，茯苓15g，当归15g，熟地15g，羌活10g，桂枝10g，豨莶草15g，细辛3g，川芎10g，鸡血藤20g，红花10g，仙灵脾15g，甘草10g，水煎服，日1剂。6剂，水煎服。

二诊（2004年7月26日）：服前药后诸证不减，卫阳仍被阴遏所致。今加通阳和营之品。上方加麻黄6g，黄芪改为20g。7剂，水煎服。

三诊（2004年8月2日）：服前药后双上肢冷凉减轻，出汗1次。法同二诊，7月26日方加防风10g，生麻黄改用炙麻黄。7剂，水煎服。

四诊（2004年8月9日）：服药后上肢冷感明显减轻，有微汗出。三诊方改炙麻黄8g。继服7剂，水煎服。

按：本案患者是因经络长期被风寒之邪壅阻，经脉气血凝涩不畅，而出现双上肢冷凉。经脉瘀涩，营卫不和故无汗。虽无关节肿痛畸形之症，但符合痹症之寒痹（痛痹，顽痹）之特征。故应按痹证辨之。因病久入络，气血衰少加之年事已高，气血亏耗，遂成正虚邪恋（正虚邪实）之证。舌暗淡亦属气血虚弱，经脉瘀阻之象。

一诊治疗重于补气养血祛风通络，用四君子汤加黄芪补气养血，用羌活、桂枝、豨莶草、鸡血藤、红花、细辛、仙灵脾祛风通络，6剂后症状未减如故。二诊细辨之，本案主要病机是风寒之邪壅阻经脉，阳气不能通达，遂治疗方案调整为补气养血，祛风通络，又增通阳和营之法。只加麻黄一味以达通阳和营之目的。且与桂枝相伍，调和营卫。麻黄，辛温，入肺、膀胱经，功效发汗平喘，利水消肿，是治疗伤寒表实无汗证的主药，可在此用麻黄，并不用其解表发汗，更不用其利水消肿，而用其通阳和营之功效。喻嘉言在《医门法律·中风》中云："古方多有用麻黄……，以麻黄能通阳气……。然入在四物四君子等药之内，非专发表明矣。"7剂药后，双上肢冷凉减轻，有汗出。此通阳和营之功可见。三诊时阳气已通，恐麻黄发汗太过改为用炙，并加防风助其祛风。四诊冷凉已不明显，微微有汗，已不畏寒凉。5年痼疾告愈。

（马艳东）

案2　王某　女　35岁　2009年3月23日初诊

主诉：左肩麻木1年，难寐3个月。

患者于1年前因劳累受风后出现左肩发麻，经理疗后好转，但时有反复，3个月前出现失眠。刻下证：左肩发麻，活动不受限，入睡难，且睡后易醒，多梦，头痛。月经错后7～8天，量少色暗，经前腹痛，末次月经3月12日。大便不干，形体消瘦，面白无华。舌淡红，苔薄黄，脉沉细。

辨证分析：《圣济总录·诸痹门》云："皆因体虚腠理空疏，受风寒湿气而成痹也"。邪气客于肌表经络，使气血流行不畅，而出现肢体关节麻木沉重。营血不足则见面色无华，月经量少。血不养心则见虚烦失眠。

中医诊断：1. 痹证（风寒湿侵袭）。2. 月经后期（营血虚少）

治法：补气养血，祛风除痹

方药：蠲痹汤、四物汤合酸枣仁汤加减

羌活 10g，威灵仙 10g，片姜黄 10g，防风 10g，白芍 10g，黄芪 15g，茯苓 15g，川芎 10g，酸枣仁 20g，夜交藤 15g，石菖蒲 10g，远志 10g，五味子 10g，桑枝 10g，乳没各 3g，生地 10g，秦艽 10g，甘草 10g，当归 10g。7 剂，水煎服。

二诊（2009 年 3 月 30 日）：肩麻明显好转，睡眠改善，舌淡红，苔薄黄，脉沉细。3 月 23 日方加柴胡 10g。15 剂，水煎服。

三诊（2009 年 4 月 29 日）：诸症好转，月经按时来潮。舌淡红，苔薄黄，脉弦细。3 月 30 日方加制首乌 10g。15 剂，水煎服。

按：营虚气弱，风寒湿邪阻滞经络，治疗当扶正祛邪，标本兼顾。故初诊方用蠲痹汤，方中羌活气雄而散，味薄上升，《本草求真》云："羌之气清，行气而发散营卫之邪"，长于祛风寒湿邪，利关节。黄芪、甘草补气固卫。当归、白芍补血和营。姜黄横行肢臂，治疗臂痛、麻木。酸枣仁不但可治失眠，在该方中配四物汤取其补血、养血、活血之能。古人云："治风先治血，血行风自灭"。全方共奏补气养血、祛风除湿之功，不但麻木已除，夜寐转佳，而且月事以时下。

李老教示：调经需兼用气药，即使血虚之证，在补血之中，亦宜稍佐行气之品，使气血流畅，有利经血应期而至。方中柴胡疏肝解郁，白芍养血柔肝，川芎活血行气，寓意在此。

（曹清慧）

案 3　卢某　女　68 岁　2009 年 2 月 18 日初诊

主诉：后背胸胁冷痛感 3 年。

患者于 3 年前夏季在门洞乘凉时受风而出现后背、胸胁疼痛，呈游走性。平素易汗出，怕冷。舌质暗淡，苔薄黄，脉细。

辨证分析：患者为老年女性，肝肾亏虚，经血不足。脾气虚弱，卫阳不固。风寒湿邪乘虚侵袭，走窜经络，壅塞气机，发为痹证。《济生方·痹》云："皆因体虚，腠理空疏，受风寒湿气而成痹也"。风性善行而数变，故疼痛呈游走性。风寒湿邪痹阻经络，腠理失密，营卫失和，故汗出怕冷。舌质暗淡，苔薄黄，脉细也为脾肾不足之象。

中医诊断：痹证（脾肾两虚）

治法：补肾健脾，祛风除湿

方药：独活寄生汤加减

羌活10g，独活10g，川芎10g，桂枝10g，秦艽10g，仙灵脾15g，防风10g，当归10g，茯苓15g，黄芪20g，甘草10g，细辛3g，生地10g，姜黄10g，焦白术15g。7剂，水煎服。

二诊（2009年2月25日）：药后症状稍减。2月18日方加党参15g，炒杜仲15g。7剂，水煎服。

三诊（2009年3月4日）：汗出缓解，仍觉后背有风冷之感。2月25日方加寄生15g，青风藤15g。7剂，水煎服。

四诊（2009年3月11日）：药后症状明显减轻，后背略有酸感。3月4日方加葛根15g。10剂，水煎服。

按：《素问·痹论》云："风寒湿三气杂至，合而为痹也。"本例患者年老体虚，脾肾两虚，气血不充，又遇贼风邪气，趁虚侵袭，阻滞经络，气血凝滞，发为痹证。《临证指南·痹》曰："痹者，闭而不通之谓也，正气为邪所阻，脏腑经络不能畅达，皆由气血亏虚，腠理疏豁，风寒湿之气得以乘虚外袭，留滞于内，致湿痰浊血流注凝涩而得之"。李老治以补肾健脾，祛风除湿，益气活血通络。方选独活寄生汤加减正为合拍。方中羌活、独活、细辛祛风湿、通血脉。芎、归、地、芍养血活血。芪、苓、术、草健脾益气。桂枝温通经络，通痹而利关节。仙灵脾补肾壮阳，祛风除湿，通行经络。正如《本草正义》言："一切冷风劳气，筋骨挛急，四肢不仁……不独益肾壮阳，并能通行经络，祛除风寒湿痹"。二诊、三诊虑及患者病程较久，气血难以速复，邪气难以速祛，故加用补气健脾之党参，温补肝肾之杜仲以助正气。

（路志敏　曹清慧）

案4　支某　女　49岁　2009年3月16日初诊

主诉：四肢关节疼痛10年，加重伴右手麻木10天。

患者缘于10年前，因受寒后出现四肢关节疼痛，在当地医院诊为“类风湿性关节炎”，间断服用药物治疗，但症状逐渐加重。10余天前，因不慎受凉，自觉四肢关节疼痛较前加重，并伴右手麻木疼痛。刻下证：四肢关节疼痛，痛处固定，肢节微肿，晨起双手发僵，右手发麻。舌淡红，苔薄黄，脉弦细。

辨证分析：《素问·痹论》曰：“风寒湿三气杂至，合而为痹也。其风气胜者为行痹；寒气胜者为痛痹；湿气胜者为着痹也”。本案患者因受寒而发肢体关节疼痛，固定不移，故证属“痛痹”或“著痹”之范畴。痹证日久，使气血暗耗。《素问·逆调论》云：“营气虚则不仁，卫气虚则不用，荣卫俱虚，则不仁且不用”。患者正气既虚，邪气深伏，遇外邪更易引发内邪而致疼痛加重。

中医诊断：痹证（痛痹）

西医诊断：类风湿性关节炎

治法：补益肝肾，蠲痹通络，活血止痛

方药：独活寄生汤加减

独活10g，桑枝15g，羌活10g，威灵仙10g，片姜黄10g，川芎10g，当归10g，乳香5g，没药5g，茯苓15g，木瓜10g，川牛膝10g，伸筋草15g，薏仁20g，丹参15g，甘草10g，秦艽10，防风10g，忍冬藤20g。7剂，水煎服。

二诊（2009年3月23日）：药后疼痛稍减轻，但近几日天气转凉，自觉四肢关节疼痛较前加重，有时凌晨2~3点因痛而醒。舌质淡，苔薄黄，脉细。3月16日方加全虫3g（研冲），豨签草15g。7剂，水煎服。

三诊（2009年3月30日）：四肢关节疼痛、肿胀明显减轻，麻木感已不显著。舌质淡，苔薄黄，脉细。3月30日方加苍术10g。15剂，水煎服。

按：《痹论》认为：“风寒湿邪流连于筋骨，则疼痛难已；病深日久，营卫之行涩，皮肤不营，则麻木不仁”，《医林改错》提出“痹证有瘀血”说，《类证治裁》亦云：“痹者，必有湿痰败血瘀滞经络”。本患者感受风寒湿邪日久，损伤肝肾，耗伤气血，出现关节疼痛、肿胀、晨僵、麻木，治疗标本兼顾，活血化瘀，通络止痛，补益肝肾。李老选用独活寄生汤加减治疗，取其祛风湿、止痹痛、益肝肾、补气血之功，佐以羌活、桑枝、威灵仙、木瓜、忍冬藤、伸筋草、薏仁祛风舒筋通络；乳香、没药、姜黄、丹参行气活血，化瘀止痛。二诊患者复因触凉感寒，使寒凝更甚，痹痛加剧，故加用擅窜筋透骨之全虫，以祛风搜剔，通络止痛，另加用祛风通经活络之豨签草，《本草经疏》誉其为“祛风湿兼活血之要药”。三诊加苍术，《珍珠囊》云：“能健胃安脾，诸湿肿非此不能除”。纵观全方，祛邪扶正，标本兼顾，可使肝肾强，气血足，痛痹除。

（路志敏）

头痛

案1　苏某　44岁　2008年10月27日初诊

主诉：头痛伴失眠1个月。

患者1个月来因劳累、忧怒后出现头痛，伴失眠，口眼干燥。平素大便偏干。月经正常。舌暗红，苔薄黄，脉弦细。既往高血压病史2年余，现服卡托普利，每次25mg，每日3次。

辨证分析：肝郁日久化火，热盛伤阴，肝肾阴虚，阴虚于下，阳亢于上，清窍被扰则头痛。血不养心则失眠。舌暗红，苔薄黄，脉弦细也为肝风上扰之象。

中医诊断：头痛（肝经风火）

西医诊断：高血压病Ⅲ级

治法：清解肝热，养血柔肝

方药：加味逍遥散合酸枣仁汤加减

柴胡10g，酸枣仁20g，夜交藤20g，川芎12g，茯苓15g，知母10g，石菖蒲10g，远志10g，焦栀子15g，炒白芍15g，木瓜10g，丹皮10g，菊花15g，钩藤10g，生龙牡各20g，怀牛膝10g。7剂，水煎服。

二诊（2008年11月2日）：头痛缓解，睡眠、精神明显好转。仍有口干眼干。舌红，苔薄黄，脉弦细。10月27日方加夏枯草15g，天花粉20g，大黄6g，生地15g。7剂，水煎服。

三诊（2008年11月17日）：头痛、失眠缓解。舌红，苔薄黄，脉弦细。10月27日方继服7剂，水煎服。

四诊（2008年12月1日）：停药后头痛未发。舌稍暗，苔薄黄，脉弦。11月17日方加葛根15g。14剂，水煎服。

按：本例患者以头痛、失眠、易怒、便干为主症，系肝经风火所致，因风能助火，治疗用养血柔肝，以熄风火之法。李老指出，肝为刚脏，非柔养不克，风能助火，风药多则火势更烈，故不可过用风药。方中白芍、木瓜酸甘化阴，柔肝凉血；栀子、知母、菊花清肝泄热。花类多芳香，"惟菊花得天地金秋清肃之气而生，故于头目风火之疾尤宜焉。久服利于血气"（徐灵胎）。李老治疗肝风内动、肝火上炎、肝阳偏亢多习用菊花，用量也多在15克以上，效果非常明显。

（李　萍）

案2　单某　女　37岁　2009年6月19日初诊

主诉：头痛1个月。

患者1个月前因情志不畅出现头痛，此后间断发作，伴头晕、手脚发麻，烦躁易怒。平时血压120/80mmHg，情绪波动时血压可升高至150/100mmHg。饮食不慎后易脘腹不适，时胀时泻。月经前提6~7天。舌淡红，苔薄黄，脉弦滑。

辨证分析：盖肝主疏泄，喜条达而恶抑郁，患者情志不畅，肝失条达，气机郁滞，气郁化火，上扰清窍，可致头痛、头晕，正如《素问·方盛衰论》所云："气上不下，头痛癫疾"。气郁化火则烦躁易怒，肝主筋，气机郁滞则营血不能濡养筋脉而见手脚发麻。

中医诊断：头痛（肝郁化火）

西医诊断：神经性头痛

治法：疏肝理气，清解肝热

方药：加味逍遥散加减

柴胡10g，当归10g，焦白术15g，炒白芍10g，茯苓15g，薄荷6g

（后下），生姜10g，大枣10g，陈皮10g，薏苡仁20g，厚朴10g，木瓜10g，焦三仙各10g，内金10g，焦栀子10g，甘草10g。7剂，水煎服。

二诊（2009年6月26日）：药后症状明显改善，情绪较前平稳，血压未再升高。舌淡红，苔薄黄，脉弦滑。6月19日方继服7剂，水煎服。

三诊（2009年9月4日）：药后已无头痛、头晕，烦躁易怒明显减轻，血压正常。自行停药2个月，近日又因家庭琐事，再现头痛，并自觉大便不爽，伴咳嗽、咽痒。舌淡红，苔薄黄，脉弦滑。6月19日方去木瓜，加大黄6g，射干10g，黄芩10g，清半夏10g。7剂，水煎服。

按：本患者因情志不畅，肝气郁结，肝郁化火，扰经阻络而发头痛。治以"通"为统法，然通之之法，因因而异。正如叶天士所云："通字须究气血阴阳，实证头痛，热邪上炎，清之下之即是'通'，虚者视所病脏腑及见证，补之使'通'，……，使邪去正复，阴阳平衡，气血和调，不亦通乎"。该案以前者是也。

李老抓住肝郁化火之病因，以加味逍遥散为主方，疏肝理气，清解肝热，使肝火得降，肝郁得解，气血和调，阴阳平衡而头痛自愈。

（路志敏　曹清慧）

案3　孟某　女　32岁　2009年2月9日初诊

主诉：头痛2年，加重2个月。

患者于2年前无明显诱因出现头痛，呈间断性，每于经前发作较甚，受风或睡眠欠佳时也易发作。月经正常。近两个月来症状加重，伴失眠多梦，心烦易躁。舌质红，苔薄黄，两关脉弦细。

辨证分析：情志内伤，导致肝气郁结，气郁化火，暗耗阴血，肝体失养，发为头痛。经前经血下注胞宫，肝血更虚，使头痛益甚。舌质红，苔薄黄，两关脉弦细均为肝郁血虚之象。

中医诊断：头痛（肝郁血虚）

西医诊断：神经性头痛

治法：疏肝养肝，解郁安神

方药：加味逍遥散加减

柴胡10g，炒当归10g，炒白芍15g，焦白术10g，茯苓15g，焦栀子

10g，丹皮10g，薄荷9g，生姜10g，大枣10g，川芎12g，木瓜10g，菖蒲10g，远志10g，甘草10g。7剂，水煎服。并嘱患者经来后停服。

二诊（2009年2月18日）：服药3剂后，月经来潮，经前发作性头痛明显减轻。舌脉同前。2月9日方继服10剂，水煎服。

三诊（2009年4月3日）：3月12日月经来潮，经前未现头痛，二诊后至今头痛未再发作。舌脉同前。2月9日方继服7剂，水煎服。

按：《灵枢·五音五味》曰："今妇人之生，有余于气，不足于血，以其数脱血也"。故女性患者常见阴血不足之象。肝为藏血之脏，体阴而用阳，血虚则肝体失养，加之情怀不畅，更易致肝失调达，郁而化火。足厥阴肝经上巅络脑，肝火循经而上，则发为头痛，治当疏肝解郁，养血安神，李老以加味逍遥散加减治疗。方中柴胡疏肝解郁，白芍养血敛阴，柔肝缓急，当归养血活血，归、芍、柴同用，补肝体而助肝用，使血和则肝和，血充则肝柔。白术、茯苓、生姜、大枣健脾补土以助运化。栀子、丹皮、薄荷清泻肝火。甘草益气补中，缓肝之急。加用川芎以助活血行气，祛风止痛之力。《本草汇言》曰："芎，上行头目，下调经水，中开郁结，血中气药，尝为当归所使，非第治血有功，而治气亦神验也"。木瓜配白芍为李老喜用的治疗肝郁血虚之头痛药对：木瓜，《本草再新》云："敛肝和脾胃，活血通经"；《本草正》云："木瓜，得木味之正，故尤专入肝益筋走血"。白芍，归肝脾经，《纲目》云："白芍药益脾，能于土中泻木"；《本草经疏》云："芍药，《图经》载有两种，白补而赤散，白收而赤散，专入脾经血分，能泻肝家火邪，故其所主收而补，制肝补脾，陡健脾经，……女人以血为主，脾统血，故治女人一切病，胎前产后，无非血分所关，……脾健则母能令子实，则安脾肺，土实则金肃而木气自敛，故治风"；菖蒲、远志宁心安神。可使肝郁解，肝火消，肝血充，肝气降，而头痛可愈。

（路志敏　曹清慧）

鼻咽癌

靳某　女　48岁　2009年2月18日初诊

主诉：食欲不振、鼻塞咳嗽4个月。

患者于4个月前在北京医科院肿瘤医院诊为鼻咽癌，行放化疗后逐渐出现食欲不振，乏力，鼻塞，咳嗽咯白黏咸痰。感冒月余未愈，咽痒口干，头部怕冷。刻下证：食欲不振，倦怠乏力，鼻塞声重，咳嗽咯白黏咸痰，耳堵，心慌自汗，气短懒言，后背喜按，语声低微，形寒肢冷，月经3个月未至。查：形体消瘦，面色晦暗，舌暗淡，苔黑，干燥少津，脉沉细。血常规：白细胞（34×10^{9}）/L，红细胞（3.2×10^{12}）/L。

辨证分析：肿瘤放化疗后致人所伤，李老认为："此属外邪，但非六淫，可此邪多伤人脏腑，但又非七情所致。故而此邪为新的现代病邪，此邪之病伤人气血最甚，其损最者脾胃也"。每多出现神疲乏力，少气懒言之症。而脾胃一虚，诸脏皆弱，痰、湿、郁、瘀立显，成为坏病。

中医诊断：鼻咽癌（气阴两虚，毒热蕴结）

西医诊断：鼻咽癌

治法：益气健脾，养阴清热，解毒散结

方药：生脉饮、四君子汤加减

焦三仙各15g，内金15g，太子参20g，麦冬15g，五味子10g，黄芪15g，茯苓15g，酸枣仁20g，夜交藤20g，生地15g，沙参15g，桑皮10g，浙贝10g，山药20g，焦白术15g，甘草10g，白花蛇舌草15g。7剂，水煎服。

二诊（2009年2月25日）：食欲不振、乏力出汗好转，后背喜按减轻，精神好转，声音有力，咳嗽本已缓解，但因吃菜偏咸又咳吐白痰。舌淡红，苔黑，脉弦滑。2月18日方加乌梅10g，清半夏10g，鱼腥草15g，桔梗10g。7剂，水煎服。

三诊（2009年3月4日）：食欲不振、乏力、咳嗽咯痰明显好转，但仍有口干气短，焦虑烦躁。舌暗，黑苔缩小，厚度变薄。2月25日方改太子参30g，加黄精10g。7剂，水煎服。

四诊（2009 年 3 月 11 日）：精神、食欲渐佳，黏痰减少，倦怠乏力明显好转。舌淡红，黑苔减轻，舌上少津，脉细。3 月 4 日方加知母 10g，葛根 15g。7 剂，水煎服。

按：凡癌症放化疗后，气阴两伤，轻则食欲不振，甚则恶心呕吐不能进食，若再一昧用苦寒解毒抗癌，则必更伤脾胃后天之本，使正气益虚。《灵枢·本神》所云："脾气虚则四肢不用，五脏不安"。所以李老临证时除慎用苦寒外，还喜用焦三仙、鸡内金启脾开胃，恢复脾胃功能，使后天精气充盈，五脏得安。

另外，在癌症的治疗过程中，患者的精神状态直接关系到疾病的转归、预后及医生治疗的效果。《素问·汤液醪醴论》云："病为本，工为标，标本不得，邪气不服"。这里的"标"是指医生的治疗措施，包括对病人的精神治疗。"本"是指患者有神机。如果患者对医生的治疗有信心，对自己的病情不悲观失望，所谓"标本相得"则"邪气乃服"，对病体的恢复非常有利。反之，如果患者对治疗失去信心，医生的施治又不得法，则会导致"标本不得，邪气不服"。本例患者在治疗中一直保持对李老的信任和战胜疾病的信心，故而取得了明显的治疗效果。

（曹清慧）

脱　发

李某　女　40 岁　2009 年 9 月 18 日初诊

主诉：脱发一年半。

患者一年半前因情绪不畅出现脱发，心烦，坐立不安。刻下证：脱发伴心烦意乱，急躁易怒。经前加重，汗出畏寒，倦怠乏力，食欲欠佳。白带量多色黄，有时带下可见黄白色如豆渣样物，外阴瘙痒，时有腰酸。舌红苔薄黄，脉弦细。既往史：霉菌性阴道炎 1 年。妇科检查：阴道黏膜附着白色膜状物。

辨证分析：情志所伤，肝胆失调，影响少阳气机疏泄，脉络郁阻，郁而化热，气血不能上荣，发失所养，故脱落。白带色黄为湿热下注。

中医诊断：1. 脱发（肝郁化火）。2. 带证（湿热下注）

西医诊断：1. 植物神经功能紊乱。2. 霉菌性阴道炎

治法：舒肝解郁，清利湿热，养血生发

方药：自拟养血生发方、栀子豉汤合二陈汤合加减

制首乌 15g，麦冬 10g，生地 10g，黄芪 10g，当归 10g，焦栀子 15g，茯苓 15g，陈皮 10g，清半夏 10g，甘草 10g，太子参 15g，焦三仙各 10g，鸡内金 15g，女贞子 10g，淡豆豉 10g，柴胡 10g。7 剂，水煎服。

其他疗法：苦参 20g，乌梅 20g，蛇床子 15g，地肤子 15g。7 剂，每 2 日 1 剂，水煎外洗阴部。

二诊（2009 年 9 月 25 日）：脱发有减，经前乳胀、怕冷明显减轻，舌尖红，苔薄黄，脉沉细。9 月 18 日方加青皮 10g，焦白术 10g，改黄芪 15g。15 剂，水煎服。外用药继用。

三诊（2009 年 10 月 12 日）：脱发基本缓解，心烦易怒明显减轻，乏力改善，食欲佳。白带明显减少，外阴已不瘙痒。舌稍红，苔薄黄，脉弦细。9 月 25 日方去青皮，加枳壳 10g，炒白芍 10g。10 剂，水煎服。外用药停用。

按：制首乌、生地、当归、黄芪、甘草为李老自拟益气养血生发经验方，可水煎服，亦可各以 10 ~ 15g 泡水代茶饮，每日 1 剂，坚持服用 2 ~ 3 个月多可取得佳效。方中首乌配生地、当归滋阴养血、活血生发。黄芪配当归、甘草补气活血生血。气血充则毛发荣，故对脱发者有很好疗效。本案三诊加四逆散，肝脾并调，更使气血畅通。

（曹清慧）

粉　刺

案 1　袁某　女　38 岁　2008 年 11 月 5 日初诊

主诉：面部粉刺 3 个月。

患者3个月前因过食辛辣后出现面部多发红疹，以额部、两颊居多，大小不等，有的形如粟米，大者如绿豆，经前加重。曾用各种化妆品治疗，无明显效果。月经40～50天一至，量少色暗，无经期腹痛。舌红，苔薄黄，脉弦细。

辨证分析：肝气郁结，失其疏泄，肝火上炎，头面可发粉刺。肝气郁结于下可致月经不调，使经血不畅。肺主皮毛，肺经热盛可成粉刺。《医宗金鉴·外科心法》云："此证由肺经血热而成，每发于而鼻，起死疮，形如赤屑，色肿前，破出白粉"。过食辛辣、膏粱厚味，脾胃积热上熏也可促发粉刺。

中医诊断：粉刺（肝气郁结，肺胃积热）

西医诊断：痤疮

治法：疏肝解郁，清热解毒

方药：逍遥散合仙方活命饮加减

柴胡10g，当归10g，炒白芍15g，焦白术10g，茯苓15g，薄荷6g，生姜15g，蒲公英15g，枳实10g，甘草10g，银花15g，白芷10g，赤芍10g，浙贝10g，乳没各3g，竹叶9g。7剂，水煎服。

二诊（2008年11月14日）：痤疮减少，舌脉如前。11月5日方继服7剂，水煎服。

三诊（2008年11月28日）：痤疮明显减少，未再新生。舌淡红，苔薄黄，脉弦细。11月5日方加地骨皮15g，生地15g，仙灵脾10g。10剂，水煎服。

按：李老治疗痤疮必问月经情况，若随月经来潮发作，治以清泄肝胆，首选逍遥散或丹栀逍遥散，伍以仙方活命饮。若与月经无关，则以清泻肺胃热邪为主，首选仙方活命饮，伍以逍遥散或丹栀逍遥散。

（曹清慧）

案2　李某　女　19岁　2008年12月24日初诊

主诉：粉刺2年，加重1个月。

患者2年前无明显诱因出现面部痤疮，未予注意。近1个月来较前加重。刻下证：面部痤疮，两腮、前额满布红色丘疹，可见脓头，红肿疼痛，大便秘结，2~3日一行。平素性情急躁。舌淡红，苔薄黄，脉弦细。

辨证分析：患者年轻女性，肝胆之火偏旺，日久化为热毒，发为痤疮。湿热蕴结，气机阻滞，腑气不通，加之热耗阴津，出现大便秘结。

中医诊断：粉刺（肝郁化火，湿热蕴结）

西医诊断：痤疮

治法：清利湿热，疏肝解郁

方药：仙方活命饮合加味逍遥散加减

银花10g，公英10g，防风10g，白芷10g，当归10g，天花粉20g，柴胡10g，炒白芍10g，茯苓15g，丹皮10g，焦栀子10g，薄荷（后下）9g，陈皮10g，浙贝10g，甘草10g，竹叶6g。5剂，水煎服。

二诊（2008年12月29日）：面部痤疮好转。舌脉同前。12月24日方加桑皮10g，黄芩10g，枇杷叶10g。7剂，水煎服。

三诊（2009年1月12日）：痤疮之小者已基本消退，大者明显减小，已无明显红肿。疹间可见大部正常皮肤。患者心情愉悦，月经按时来潮。舌脉同前。12月29日方去防风，加赤芍10g。15剂，水煎服。

按：仙方活命饮，《医宗金鉴》云："此方治一切痈疽，不论阴阳疮毒，未成者即消，已成者即溃。化脓生肌，散瘀消肿，乃疮痈之圣药，诚外科之首方也"。本案湿热蕴结于肝胆，郁滞肌肤，而发面部痤疮。李老选用仙方活命饮合加味逍遥散治疗，是以仙方活命饮清热解毒活血，以加味逍遥散疏肝解郁养血，二方相合，清利肝胆湿热。因非热毒壅聚之重证，故李老去掉皂角刺、穿山甲、乳香、没药等活血通经，攻坚排脓之峻品，加入公英、竹叶二味，既可清热解毒，消痈散肿，又可清肝达胆，除肝胆郁热，用后疗效显著。

（路志敏　曹清慧）

瘾　疹

案1　李某　男　36岁　2008年4月2日初诊

主诉：全身红色皮疹伴瘙痒3天。

3天前因过量饮酒并感受风邪出现全身散在多发性红色风团，瘙痒难忍，骤起骤退，曾用葡萄糖酸钙、维生素C静注后稍好转。刻下证：全身散在红色丘疹，高出皮面，形态不规则。伴烦躁不安，大便不爽。望诊：胸腹背部及四肢散在多发红色丘疹，高出皮面，形态不规则，有抓痕及血痂。舌尖红质暗，苔黄厚，脉浮弦细。

辨证分析：患者过食肥甘厚味，饮酒刺激，使肠胃积热，内不得疏泄，外不得透达，郁于皮毛腠理，复感风邪而发疹。苔黄厚，脉浮弦细为湿热内蕴兼风热之邪外袭之象。

中医诊断：瘾疹（风热客表，湿热内蕴）

西医诊断：荨麻疹

治法：清热利湿，疏风解表

方药：三仁汤合荆防败毒散加减

荆芥10g，防风10g，蝉衣5g，川芎12g，茯苓15g，苡仁20g，杏仁10g，滑石10g，清半夏10g，桑白皮10g，苍术10g，赤芍10g，乌梢蛇10g，陈皮10g，白术10g，菊花10g，甘草10g。5剂，水煎服。

二诊（2008年4月14日）：患者服上方5剂后病情明显好转。继服上方7剂。现皮疹明显减少，瘙痒明显减轻，大便畅。舌红苔黄，脉弦细数。4月2日方去苡仁、滑石，加银柴胡10g，地骨皮10g，当归10g，党参10g，刺蒺藜10g。7剂，水煎服。

三诊（2008年4月28日）：风团每天发作1~2次，很快缓解。舌红少苔，脉弦细。方用荆防败毒散合过敏煎加减。

荆芥10g，防风10g，川芎12g，茯苓15g，当归10g，羌活10g，银柴胡10g，杏仁10g，地骨皮10g，白薇10g，乌梅10g，白术15g，乌梢蛇10g，刺蒺藜10g，桑白皮10g，甘草10g。7剂，水煎服。

按：本案病初以湿热为重，如用药清热太过，可留邪致困，利湿过多，容易伤阴。必须注意祛湿不忘伤阴，清热不得碍湿。本病之初治以清利湿热为主，未过早使用甘寒养阴之药。不然反使湿热胶结不解，病情更加缠绵难愈。二诊湿热渐消，脾运渐复，故酌减清热利湿药，加党参益气健脾，当归养血活血。三诊湿热已消去大半，阴血不足已转为主要病机特点。故改以荆防败毒散合过敏煎加减治疗。

过敏煎，系李老经验方。方剂组成：银柴胡、地骨皮、杏仁、白薇、乌梅。以凉血养阴、酸涩收敛药物为主，适合于阴虚血燥之病症，临床用之效果非常满意。

（曹清慧）

案2　王某　女　46岁　2008年4月1日初诊

主诉：全身风团瘙痒7天。

患者于7天前因赶集摆摊卖货，适逢大风降温而感受风寒，胸腹背部及四肢出现红色瘙痒性风团、丘疹，发无定处，时隐时现，消退后不留任何痕迹。服扑尔敏、息斯敏等药后有所减轻，但嗜睡明显，特来求治中医。刻下证：全身散在红色斑丘疹，形状不规则，高出皮面。有抓痕。瘙痒难耐，入夜尤甚。心烦眠差，小便黄，大便干。面红，体形瘦削。舌红苔薄黄，脉弦数。

辨证分析：盖风邪外袭，又夹热毒，表气不能宣发，热毒无从外泄，反而由气伤营，发为红疹。火热上扰心神则心烦不寐。热结下焦则尿黄便干。舌红苔薄黄，脉弦数为内热之象。

中医诊断：瘾疹（阴虚血热，风邪客表）

西医诊断：荨麻疹

治法：滋阴凉血，疏风清热

方药：消风散、泻白散合过敏煎加减

荆芥10g，防风10g，杏仁10g，桑皮10g，地骨皮10g，赤芍15g，白鲜皮10g，丹皮10g，蝉衣5g，生地15g，连翘15g，当归10g，乌梅10g，银柴胡10g，甘草10g，焦三仙各10g，内金15g，川芎10g。5剂，水煎服。

二诊（2008年4月7日）：皮疹及发作次数明显减少，瘙痒心烦减轻，大便偏干。舌稍红，苔薄黄，脉弦数。4月1日方加栀子10g。7剂，水煎服。

按：痒自风来，止痒必先疏风。“荆芥辛，苦，气味俱薄，浮而升，阳也。”李时珍云：“其功长于祛风邪，散瘀血，破结气，消疮毒……故风病、血病、疮病为要药”。故临床多用以祛风、凉血、止血、透疹。防风为风中之润剂，走十二经，擅长祛风除湿止痒。丹皮性寒苦泄，其气清芬，其色赤，专入血分，可凉血、活血。赤芍味苦，性微寒，入肝经能清热凉血，活血散瘀。

本案养血与疏风、活血与养血、辛散与酸收巧妙配合，切中病机而迅速获效。

（曹清慧）

干　癣

张某　女　69 岁　2008 年 4 月 8 日初诊。

主诉：皮肤潮红，片状红斑，脱皮瘙痒水肿 1 个月。

患者于 1 个月前出现全身皮肤潮红，散在红斑，片状脱皮，全身可见大片皮屑，皮损间可见少许正常皮肤。伴全身瘙痒难耐，双下肢水肿，发热，体温最高达 39℃。在北京解放军总医院诊断为“红皮病”。口服静点西药后无明显好转。为进一步诊治而来我院。刻下证：全身皮肤潮红，大片脱屑，局部皮肤角化增厚，瘙痒，水肿，伴恶寒，心烦易怒，寐差乏力，口干，便燥，双下肢水肿。舌质暗，舌尖红，少苔有裂纹，脉弦滑数。肝功能：谷丙转氨酶 57U，谷草转氨酶 69U；嗜酸性粒细胞 18.8%；血脂：甘油三酯：1.81mmol/L；肾功能、血糖正常。

辨证分析：此患者属热毒蕴结血分，日久灼津耗液，热瘀互结，肌肤失养，而见皮肤暗红、角化增厚、脱屑。

中医诊断：干癣（湿热蕴结，热盛伤阴）

西医诊断：红皮病

治法：清热解毒，祛风止痒，利水消肿

方药：泻心汤、泻白散、防已黄芪汤、济生肾气汤加减

黄连 10g，黄芩 10g，栀子 10g，丹皮 10g。桑白皮 10g，荆芥 10g，防风 10g，赤芍 10g，生地 10g，地骨皮 10g，茯苓 20g，黄芪 15g，防己 10g，焦白术 15g，车前子 15g，当归 10g，白鲜皮 10g，甘草 10g。6 剂，

水煎服。

二诊（2008 年 4 月 14 日）：脱皮、瘙痒、水肿均好转。心烦亦减，食欲有增，仍乏力口干。4 月 8 日方加太子参 15g，麦冬 10g，刺蒺藜 10g。7 剂，水煎服。

三诊（2008 年 4 月 21 日）：面赤、水肿明显减轻，全身大部分皮肤脱皮缓解，有散在小片状皮屑。舌淡红，苔薄黄，脉弦细。肝功能：谷丙转氨酶 40，谷草转氨酶 31；嗜酸性粒细胞 6.9。4 月 14 日方加葛根 15g，炒白芍 10g。7 剂，水煎服。

四诊（2008 年 4 月 29 日）：皮肤脱屑消失，水肿、瘙痒缓解，苔薄黄，脉弦细。

太子参 15g，刺蒺藜 10g，麦冬 10g，羌活 10g，炒白芍 15g，桑白皮 10g，车前子 15g，焦栀子 10g，黄连 10g，黄芩 10g，地骨皮 10g，云苓 10g，荆芥 10g，防风 10g，白鲜皮 10g，焦白术 15g，黄芪 15g，防己 10g，当归 10g，赤芍 10g，生地 10g，丹皮 10g，甘草 10g。7 剂，水煎服。

按：《内经》云："诸痛痒疮，皆属于心"，"肺主皮毛"。所以李老认为，皮毛之病，特别是皮肤瘙痒，要多从肺心考虑，因肺主身之皮毛，诸痛痒疮皆属心故也。准此原则，黄连、黄芩、栀子、丹皮、生地、赤芍皆清心经之热毒。桑白皮、地骨皮、防风、白鲜皮清解肺中之郁热。辅以参、芪、当归益气养血生津，顾护后天。此李老治类似病症之经验。

（曹清慧）

乳　痛

周某　女　37 岁　2009 年 5 月 14 日初诊

主诉：右侧乳房疼痛 2 天。

患者剖腹产后 36 天，因情绪急躁抑郁，于 2 天前出现乳房红肿疼痛，乳汁壅滞不下，有结块，扪之不热，无波动感，伴心烦头痛，纳呆，大便干燥。形体肥胖。舌暗红，苔薄黄，脉弦稍数。体温：36.5℃。

辨证分析：《冯氏锦囊秘录精义》云："乳房主要与肝、胃二经关系密切，并且本病多由乳子之母，不知调养，怒忿所逆，郁闷所遏，厚味炙煿所酿，以致厥阴之气不行，故窍不得通，而汁不得出。阳明之血热沸腾，故热胜而化脓……必成痈疖"。

中医诊断：乳痈（肝郁胃热）

西医诊断：急性乳腺炎

治法：疏肝解郁，清泻胃热，活络止痛

方药：消乳汤合瓜蒌牛蒡汤加减

柴胡 10g，青皮 10g，陈皮 10g，当归 10g，赤芍 10g，炙乳没各 3g，王不留 10g，漏芦 10g，路路通 10g，瓜蒌 15g，银花 15g，连翘 15g，白芷 6g，郁金 10g，甘草 10g，浙贝 10g，炮山甲 6g（研冲）。2 剂，水煎服。

二诊（2009 年 5 月 16 日）：服药 2 剂后疼痛即明显减轻，心烦好转，精神转佳。舌暗红，苔薄黄，脉弦稍数。5 月 14 日方继服 3 剂，水煎服。

三诊（2009 年 5 月 19 日）：乳房疼痛基本缓解，乳房硬结明显减小，精神可，食欲转佳。舌暗红，苔薄黄，脉弦细。5 月 14 日方改炮山甲 10g（先煎）。3 剂，水煎服。

按：本案治疗大法为疏厥阴气郁，清阳明血热，活乳络之滞。当归、赤芍养血活血。乳香、没药、郁金活血行气止痛。白芷加王不留、路路通、炮山甲通经活络。银花、连翘清热解毒。柴胡、青皮疏肝理气和胃。陈皮、瓜蒌宽胸散结。浙贝清热化痰。全方共奏理气活血、通络解毒之功。

李老教示：本病初发时若以红肿热痛为主，则炮山甲不可多用，恐有使痈破溃之虑。本案清热之品用之不多，是热毒不甚，主以理气活血通络为法，收到满意效果。

（曹清慧）

乳　癖

王某　女　30 岁　2008 年 12 月 3 日初诊

主诉：经前乳房胀痛 2 年。

患者2年前因情志不舒出现经前乳房胀痛，经后疼痛可缓解，平时偶有左侧乳房胀痛，生气后胀痛加重。舌质淡红，苔薄黄，脉弦细。乳透示：双乳腺小叶增生，以左侧为重。

辨证分析：《灵枢·经脉篇》云："足厥阴肝经……上贯膈，布胸胁"。《素问·骨空论》说："冲脉者，起于气街……至胸中而散"。可见肝经和冲脉之经络均与乳有关。患者情志所伤，肝气郁结，疏泄失司，气机不畅，又因经前冲任脉盛，气充而血流急，经脉壅滞，两因相感，则气结血滞，乳络不畅，而发为经前乳房胀痛，经来后，冲任气血渐至通调平和，则乳胀痛减缓。肝郁日久，气滞痰凝乳内，可见乳房胀痛结节成块，遇情志波动，气血凝滞加重，故而胀痛明显。气机郁结，血行不畅，阻滞冲任，血海不能如期满溢，因而月经延后。舌淡红，苔薄黄，脉弦细为肝郁气滞日久化热之征。

中医诊断：乳癖（肝气郁结，气滞血瘀）

西医诊断：乳腺增生症

治法：疏肝理气解郁，活血通经止痛

方药：丹栀逍遥散合金铃子散加减

柴胡10g，青皮10g，陈皮10g，香附10g，炙乳没各3g，王不留10g，炮山甲6g，生牡蛎15g，浙贝10g，当归10g，炒白芍15g，茯苓10g，丹皮10g，栀子10g，薄荷（后下）6g，生姜10g，川楝子10g，元胡15g，甘草10g。7剂，水煎服。

二诊（2008年12月10日）：乳房胀痛缓解，月经来潮。12月3日方改炮山甲10g。10剂，水煎服。

按：丹栀逍遥散疏肝健脾、和血调经，并能清解肝经郁热；金铃子散行气疏肝、活血止痛；青皮行气于左，陈皮理气于右，左升右降，为李老常用之药对，共奏理气止痛之功。香附，《本草纲目》云："为气病之总司，女科之主帅也"，《本草正义》云："香附，辛味甚烈，香气颇浓，皆以气用事，故专治气结为病"。乳香、没药活血行气止痛，《医学衷中参西录》云："乳香、没药，二药并用，为宣通脏腑，流通经络之要药……"。王不留、炮山甲性善走窜，能通络消徵。李老临证常以此二药治疗乳房肿痛结块之证，常获良效。《医学衷中参西录》云：“穿山甲，气腥而窜，其走窜之性，无微不至，故能宣通脏腑，贯彻经络，透达关窍，凡血凝血聚为病，皆能开之”。牡蛎、浙贝软坚散结。纵观全方，药精而功专，理气活血散结之力雄厚，使气郁得解，瘀血得散，痰凝得开，病得速愈。

（路志敏）

月经先期

王某　女　43岁　2008年11月6日初诊

主诉：月经半月一至。

患者上月因情志不畅出现月经1月两至，有少许血块。无痛经。平素乳房胀痛，急躁易怒，有时午后面部潮热，头晕目眩，白带量多清稀，无腰酸。末次月经10月29日。形体偏胖，舌红，苔薄黄，脉弦滑。既往史：高血压病史3年余。B超示：乳腺增生，卵巢囊肿。

辨证分析：肝藏血而主月事，气郁化火，阴虚肝旺，热扰冲任，则月事一月两至。同理，阴不潜阳则肝阳上扰而见头晕目眩，急躁易怒，午后面部潮热。

中医诊断：月经先期（肝郁化火，阴虚内热）

西医诊断：1. 月经不调。2. 卵巢囊肿。3. 乳腺增生

治法：养阴舒肝

方药：加味逍遥散、二至丸合四乌贼骨一茹芦丸

柴胡10g，当归10g，炒白芍10g，焦白术10g，茯苓10g，丹皮10g，焦栀子10g，薄荷6g，乌贼骨20g，茜草10g，女贞子10g，旱莲草10g，元胡10g，生地15g，甘草10g。7剂，水煎服。

二诊（20008年12月27日）：患者服药后11月30日月经来潮，经量正常，乳房胀痛减轻，急躁易怒好转，偶有头晕。12月20日月经提前又至，经量正常，心中较为恐慌而来诊。舌红，苔薄黄，脉弦细。11月6日方继服7剂，水煎服。

三诊（2009年1月30日）：患者1月21日来经，乳房胀痛及急躁易怒明显减轻，偶有头晕，因虑及病情会于停药后反复而就诊。舌稍红，苔薄黄，脉弦细。嘱其于每月月经干净后第3天和第20天各服加味逍遥丸每次6g，每日2次，连服7天即停。至此，未再来诊。

按：李老治疗此类疾病，常以加味逍遥散合二至丸，从清肝泄热、理气解郁入手，兼以清热凉血，滋阴固经之法，使月事复常。

（曹清慧）

痛　经

案1　郭某　女　39岁　2009年8月5日初诊

主诉：痛经15年。

患者于15年前产后出现痛经，反复查B超示“子宫腺肌症”。刻下证：经行腹痛，量多色黑，有瘀块，经行8～10天，现正值经期第5天。伴头晕耳鸣，怕冷，大便干，寐差。面色萎黄，舌淡，苔薄黄，脉沉细。B超示：子宫腺肌症。

辨证分析：《诸病源候论》云：“妇人月水来腹疼痛者由劳伤血气，以致体虚，受风冷之气，客于胞络，损冲任之脉”，故经来腹痛。属胞宫受寒，脉络凝滞之证。

中医诊断：痛经（寒凝血瘀）

西医诊断：子宫腺肌症

治法：活血化瘀，温经止痛

方药：少腹逐瘀汤、桃红四物汤合桂枝茯苓丸加减

小茴香10g，炮姜10g，元胡20g，五灵脂10g，没药5g，川芎12g，当归15g，蒲黄10g，桂枝10g，桃仁10g，红花10g，茯苓15g，葛根10g，生地15g，炒白芍10g，甘草10g。10剂，水煎服。

二诊（2009年8月28日）：服药2剂后月经即停，腹痛减轻。舌淡红，苔薄黄，脉弦细。8月5日方改葛根15g，加元胡15g，乌药10g，益

智仁10g，羌活10g，菊花10g。15剂，水煎服。

三诊（2009年9月25日）：8月30日月经来潮，痛经明显减轻，血块减少，经量适中。舌淡红，苔薄黄，脉沉细。8月28日方加仙灵脾10g，枳实10g，生白术20g。15剂，水煎服。

按：痛经之为病，因寒者多，因热者少。血寒则凝，血热则妄行，凡痛经者多由血液凝滞引起。本案为寒凝血瘀胞宫，治以温通血脉。血脉畅行则痛自止。方中小茴香、桂枝、干姜通达下焦，温经散寒通阳。当归、川芎、赤芍、蒲黄养血活血化瘀。元胡、五灵脂、没药、元胡行气活血止痛。白芍柔肝调营和阴，桃仁化瘀通络行血。药后胞宫暖，寒凝散，疼痛止。

（曹清慧）

案2　张某　女　24岁　2009年3月9日初诊

主诉：痛经6年。

患者6年前出现经前1周少腹疼痛，来潮后疼痛3~4个小时，伴有血块，之后疼痛好转，伴腹胀。服用止痛药可稍缓疼痛。近3年来，面部反复出现痤疮。刻下证：月经未至，少腹已疼痛5天，腹胀。面部散在红色丘疹，大便偏干。舌质暗，舌尖红，苔黄稍腻，脉弦细。

辨证分析：《景岳全书·妇人规·经期腹痛》指出："经行腹痛，证有虚实……，实者多痛于未行之前，经通而痛自减"。本患者以经前1周腹痛为主，经后3~4个小时疼痛缓解，伴有腹胀、血块，故证属实证无疑。《沈氏女科辑要笺正·辨色及痛》曰："经前疼痛无非厥阴气滞，络脉不疏"。肝经循经少腹而上，肝气条达则血海通调。本案患者平素情志拂郁，肝郁气滞，冲任气血郁滞，经血运行不畅，故经前可见少腹胀痛，经血瘀滞，故经时色黯有块。血块排出，瘀滞减轻，故腹痛可缓解。肝气横逆犯脾，脾失健运则痰湿内生，郁久化热，循经上扰头面则生粉刺。舌尖红，苔薄黄，脉弦细均为肝郁化火之象。

中医诊断：1. 痛经（气滞血瘀）。2. 粉刺（痰湿内蕴）

西医诊断：1. 痛经。2. 痤疮

治法：疏肝理气，和血止痛

方药：丹栀逍遥散加减

柴胡 10g，炒当归 10g，炒白芍 15g，焦白术 15g，茯苓 15g，丹皮 10g，栀子 10g，公英 10g，元胡 15g，赤芍 10g，木香 10g，苍术 10g，薏仁 20g，乳没各 3g，甘草 10g。7 剂，水煎服。嘱经前 7 天服用，月经来潮后停用。

二诊（2009 年 5 月 20 日）：述 3 月初诊后，服药 1 剂，月经来潮，即停药。剩余药物于 4 月经前 7 天服用，自觉疼痛减轻，5 月经期前又自行取药服用，不服止痛药也能忍受。舌尖红，苔薄黄，脉弦细。3 月 9 日方加银花 10g，连翘 10g，地丁 10g。7 剂，水煎服。

三诊（2009 年 7 月 21 日）：6 月、7 月痛经明显减轻，面部痤疮减少。舌淡红，苔薄白，脉弦细。5 月 20 日方继服 7 剂，水煎服。并嘱每于经前还可继服 5 月 20 日方。

按：《傅青主女科·调经·经水来腹先痛》曰："经欲行而肝不应，则拂其气而痛生"。本案患者性素抑郁，郁则气滞，气滞血亦滞，血海气机不利，经血不畅，以致发为痛经。《宋氏女科秘书·经候不调门》说："经水将来作痛者，血瘀气滞也，……治当以行经顺气"。李老治疗此类疾患，常以丹栀逍遥散加减治疗，每获良效。方中丹栀逍遥散可疏肝健脾，清肝和血，佐加元胡、赤芍、木香、乳没行气活血，调经止痛。不但痛经消失，面部痤疮也明显改善。

（路志敏）

案 3　李某　女　36 岁　2009 年 7 月 20 日初诊

主诉：经后腹痛 2 个月。

患者于 2 个月前因受寒出现月经过后小腹胀痛，怕冷喜暖，腰酸坠痛。舌淡，苔薄黄，脉弦细。妇科 B 超未见异常。

辨证分析：下焦虚寒，胞脉失养，则经后少腹疼痛。中焦虚寒，则胃脘冷胀，脾肾阳虚，血海失其温煦，故小腹不温，喜暖畏寒。

中医诊断：痛经（血虚寒凝，脾肾阳虚）

治法：温补脾肾，养血活血

方药：少腹逐瘀汤合逍遥散加减

五灵脂 10g，肉桂 6g，赤芍 10g，小茴香 10g，香附 10g，川芎 10g，女贞子 10g，柴胡 10g，当归 10g，炒白芍 10g，焦白术 15g，茯苓 10g，生姜 10g，大枣 10g，元胡 15g，薄荷 9g，甘草 10g。5 剂，水煎服。

二诊（2009 年 7 月 27 日）：药后少腹不适明显减轻，腰酸坠痛及胃脘发凉明显好转，乳房胀痛减轻，急躁易怒有所好转。舌淡，苔薄黄，脉弦细。7 月 20 日方加丹皮 10g，焦栀子 10g。7 剂，水煎服。

三诊（2009 年 8 月 17 日）：8 月 10 日来经，经后稍有腹痛，较前大为好转，本次月经提前 3 天，急躁易怒明显好转。舌淡，苔薄黄，脉细稍弦。7 月 27 日方继服 7 剂，并嘱患者于月经前后 1 周各服 7 月 27 日方 7 剂，连服 2~3 个月。

按：本案脾肾两虚，寒凝胞络，正如《景岳全书·妇人规·经不调》所云："调经之要，贵在补脾胃以资血之源，养肾气以安血之家，知斯二者，则尽善矣"。故治疗从整体观念出发，不拘泥于一方一法，体现了祖国医学辨证论治的特点与优势。李老反复教导我们：治疗妇人疾病时要注意女性生理特点，虽说女子以肝为先天，但与脾、肾有密切关系。因此调整肝、脾、肾之间的平衡至关重要。

（曹清慧）

闭 经

案 1　吴某　女　29 岁　2003 年 7 月 23 日初诊

主诉：月经未至 4 个月。

患者因劳累月经 4 个月未至，食少体倦，面色萎黄。舌质淡，苔薄白，脉沉细。

辨证分析：经旨月事不以时者，责之冲任，冲为血海，隶于阳明，阳明者胃也，饮食入胃，化生精血，营出中焦，阳明虚，则不能化生精血下注冲任，太冲不盛，经从何来。

中医诊断：闭经（气血两虚）

治法：补气养血，活血调经

方药：归脾汤合四物汤加减

党参15g，黄芪20g，焦白术15g，茯苓15g，白芍10g，当归15g，川芎10g，山药20g，生地10g，红花10g，干姜10g，泽兰10g，鸡内金15g，焦三仙各10g，甘草10g。5剂，水煎服。

二诊（2003年7月28日）：月经仍未至，右少腹疼痛，苔白，脉沉细。妇科B超示：右侧附件炎。7月23日方加白花蛇舌草15g，7剂。其他治疗：乌鸡白凤丸每次9g，每日2次。

三诊（2003年8月3日）：8月1日月经来潮，但量少色暗，一天即净，伴少腹冷痛，舌淡红，脉沉细。方剂：归脾汤合少腹逐瘀汤加减。

党参15g，黄芪15g，焦白术15g，白芍10g，川芎10g，生地15g，当归15g，红花10g，乌药10g，肉桂10g，干姜10g，陈皮10g，白花蛇舌草15g，泽兰10g，益母草10g。10剂，水煎服。

其他治疗：乌鸡白凤丸每次9g，每日2次；当归片每次4片，每日2次。

按：本例患者为气血两虚引起的闭经，正如《景岳全书．妇人规》所说："欲其不枯，以水养营，欲以通之，以水充之。"初诊治以归脾汤合四物汤补气养血，三诊经来后量少色暗，小腹冷痛，为血室寒凝血瘀。合少腹逐瘀汤以温经散寒，活血化瘀。诸药共奏益气养血，调理冲任，温经散寒之效，使经脉充盈通畅，阳复瘀祛，月经方可来潮如常。

（李　萍）

案2　李某　女　39岁　2009年3月4日初诊

主诉：月经不能自行来潮4个月。

患者因月经不潮4个月于1个多月前到市妇幼保健院诊治，B超示：子宫内膜正常。给予黄体酮口服治疗后月经来潮，之后至今已40余天，月经仍未来潮，伴小腹坠痛乏力。舌质淡暗有齿痕，苔薄白，脉弦细。

辨证分析：患者长期情志不畅，肝失调达，气机郁结于胞宫，而月事不下。气郁日久，血瘀胞宫，亦月事难通。郁瘀相因为患，更使经水不行。另，胞宫久郁，营血不荣，亦是月事不行又一原因。小腹坠痛乃肝郁脾虚之象。

中医诊断：闭经（肝郁血虚，瘀血阻络）

西医诊断：闭经

治法：疏肝健脾，活血通经

方药：逍遥散合血府逐瘀汤加减

制首乌 20g，当归 10g，炒白芍 10g，柴胡 10g，党参 15g，炒杜仲 15g，川芎 10g，焦白术 15g，生姜 10g，泽兰 10g，仙灵脾 10g，红花 10g，女贞子 10g，甘草 10g，生山楂 30g。7 剂，水煎服。

二诊（2009 年 3 月 16 日）：药后月经来潮，量少色淡，精神转佳，乏力好转。3 月 4 日方加木瓜 10g。10 剂，水煎服。

嘱患者于每次月经前后各服上方 7 剂，连服 3 个月，以期巩固。

按：闭经之病机复杂，涉及多个脏腑，《兰室秘藏·妇人门·经闭不行》云："妇人脾胃久虚，或形羸气血俱衰，而致经水断绝不行。"《万氏女科·经闭不行》云："忧愁思虑，恼怒怨恨，气郁血滞，而经不行。"《医学正传·妇人科·月经》云："月经全借肾水施化，肾水既乏则经血日以干涸。"可见，闭经与肝、脾、肾三脏密切相关。本案主以气郁血滞，而经水不行，故李老以逍遥散合血府逐瘀汤为主方加减治之，且辅以党参、白术、甘草、生姜健脾和营，泽兰、生山楂活血祛瘀。制首乌、炒杜仲、仙灵脾、女贞子补肝血益肾精，以资化源。全方合用，可使肝郁得舒，血郁得化，冲任得养，血海渐盈，经水应时而下。李老常教导我们说："治疗闭经，当细辨虚实，终须照顾气血，注意养血调经，不可唯通为快。"正如《医论三十篇》所云："江河之水，浩浩荡荡岂能阻塞，惟沟浍溪谷水浅泥淤，遂至壅遏，不思导源江河资灌输以冀流通，惟日事疏凿，水日涸而淤如故也"。调脾胃、滋化源，即"导源江河"以资灌输流畅，如只知活血化瘀通络，必事与愿违。

（路志敏　曹清慧）

带下病

高某　女　30岁　2010年5月3日初诊

主诉：白带量多10年。

患者于10年前出现白带量多，色白，多方诊治无效。刻下证：带下量多色白，黏稠如糊状，伴胃脘痞塞，夜梦纷纭，急躁易怒，月经量少。舌淡红，苔薄黄，脉弦滑。B超示：盆腔积液。

辨证分析：患者平素情志多有不快，长久脾被肝克，使不能运化水湿。肝脉郁滞夹水湿之气下注而成带下。

中医诊断：带下病（肝郁脾虚）

西医诊断：慢性盆腔炎

治法：疏肝健脾

方药：加味逍遥散合完带汤加减

柴胡10g，当归10g，炒白芍10g，焦白术15g，茯苓15g，丹皮10g，焦栀子10g，枳实10g，苡仁20g，苍术10g，白花蛇舌草15g，怀山药20g，芡实15g，车前子10g，生甘草10g。7剂，水煎服。

二诊（2010年5月10日）：诸症好转，5月3日方继服10剂，水煎服。

按：《女科经纶》引缪仲淳语："白带多是脾虚，肝气郁则脾受伤，脾伤则湿土之气下陷，是脾精不守，不能输为荣血，而下白滑之物，皆由肝木郁于地中使然，法当开提肝气，补助脾元，盖以白带多属气虚，故健脾补气要法也"。故本案以疏肝健脾为法，使脾健肝舒。水湿得以运化，而带自止。加丹栀之意，是李老察其有湿郁化热之征（带下黏稠，急躁易怒，苔薄黄等症），而用其清肝胆之湿热，不使化燥化火。

（曹清慧）

崩漏

案1　魏某　女　40岁　2004年7月1日初诊

主诉：月经淋漓不断6个月。

患者于6个月前人流后出现经期延长，月经淋漓不断，每次行经15天，量少色黑，期间腰背酸痛，小腹不适，月经周期尚正常。曾作妇科检查未见异常。今月经来潮第4天。刻下证：月经淋漓，量少色黑，经行不畅，腰背酸痛，小腹不适。舌淡暗，有瘀点，苔薄白，脉沉细。

辨证分析：本患者半年来月经淋漓不断，可诊为“漏证”。由于病久致使气血虚弱，肝肾不足，故腰背酸痛，月经量少色黑。脾虚固摄无能，故经血淋漓不断。舌质淡暗，有瘀点也是气血不足兼血瘀之象。

中医诊断：漏证（脾肾两虚，血瘀胞络）

西医诊断：功能失调性子宫出血

治法：补脾益肾，祛瘀止血

方药：桃红四物汤合四君子汤加减

桃仁10g，红花10g，益母草10g，当归10g，枳壳10g，黄芪15g，党参15g，白术10g，茯苓15g，甘草10g，杜仲15g，续断15g，桑寄生15g，生地15g，柴胡6g。4剂，水煎服。

二诊（2004年7月6日）：经血已停，腰背酸痛明显减轻，小腹已无不适。舌淡暗有瘀点，苔薄白，脉弦细。治法：补脾益肾，固冲系胞。

杜仲15g，川断15g，桑寄生15g，仙灵脾15g，生地15g，当归10g，女贞子10g，旱莲草10g，党参15g，黄芪15g，茯苓15g，白术10g，甘草10g，柴胡6g。5剂，水煎服。

按：崩漏一证，虚者多，实者少；补者多，泻者少；止者多，活者少。本案亦属虚实并见之证，但虚在脾肾，实在血瘀。属少见证。如治疗只顾脾肾，妄投止血，则瘀血不去，脉道更加涩滞以致血不循经，反复漏下。反之，只顾血瘀而妄活，脾肾不固，使统摄固崩无能，以致血下如泉。只有二者相须，方为良策，4 剂药后果然。二诊专注二本（脾肾），光复天癸之能事。

（马艳东）

案2　李某 26 岁　2003 年 7 月 3 日初诊

主诉：月经淋漓不断 3 个月。

患者 3 个月来月经每半月即来潮一次，经量较多，且淋漓不尽。本次月经至今已有 10 天，夹有血块，少腹下坠。舌淡红，苔薄黄，脉弦细。

辨证分析：患者为青年女性，素体肝肾阴虚，热扰冲任，而致月经淋漓不尽。气滞血瘀，则见血块混下。肝气郁滞，气机不畅则少腹下坠。

中医诊断：崩漏（阴虚火旺兼脾虚）

西医诊断：月经不调

治法：滋阴养血止血，佐以益气健脾固摄

方药：二至丸合五炭汤加减

炒当归 10g，炒白芍 10g，女贞子 10g，旱莲草 10g，生地 10g，丹皮 10g，棕榈炭 10g，荆芥炭 10g，蒲黄炭 10g，仙鹤草 10g，益母草 10g，党参 10g，焦白术 10g，山药 20g，甘草 10g。5 剂，水煎服。

二诊（2003 年 3 月 26 日）：经血已止，少腹下坠感消失。舌淡红，苔薄黄，脉弦细。加味逍遥丸每次 6g，每日 2 次，连服 7 天。

按：肝为藏血之经，脾乃统血之脏，肝脾两伤，藏统失职，漏下不止。治疗重在调理肝、脾，复其藏统之职。肝肾阴虚，热自内生，“欲清其热，必养其血”，故以当归、白芍补养肝血，合女贞子、旱莲草滋养肝肾，正本清源。丹皮、生地清骨髓之热，则肾气自清。党参、白术、山药健脾益气摄血。棕榈炭、荆芥炭、蒲黄炭、仙鹤草急则治标以止血。益母草祛瘀调经，且防诸炭涩滞之过。诸药共奏塞流、清源、固本之效。

（李　萍）

产后身痛

案1　孙某　女　31岁　2009年7月10日初诊

主诉：产后身痛6个月。

缘于6个月前产后受风，引起肩关节疼痛，后背发紧，腰部不适，周身畏风怕冷，伴寐差，多梦。舌质淡红，苔薄白，脉细。

辨证分析：产后失血伤气，阳虚血弱，百脉空虚，风寒之邪乘虚袭入，以致筋脉拘挛而疼痛。腠理不密，卫外不固，故全身畏风怕冷。督脉为诸阳之会，阳气不足，督脉最易受邪，风寒之邪客之，所以出现后背发紧，腰部不适。气血不足，心神失养，则寐差梦多。舌质淡红，苔薄白，脉细均为气血不足之征。

中医诊断：产后身痛（气血两虚，风寒外袭）

治法：补气养血，祛风散寒，通阳宣痹

方药：八珍汤合独活寄生汤加减

独活10g，秦艽10g，寄生15g，防风10g，细辛3g，川芎10g，当归10g，生地10g，桂枝10g，茯苓15g，炒杜仲15g，怀牛膝15g，党参15g，黄芪15g，仙灵脾10g，石菖蒲10g，远志10g，甘草10g。7剂，水煎服。

二诊（2009年7月17日）：肩关节疼痛及后背部发紧感好转，腰部不适、周身怕冷明显减轻，睡眠转佳。舌脉同前。7月10日方加羌活10g，葛根10g，改仙灵脾15g。10剂，水煎服。

三诊（2009年7月27日）肩关节疼痛及后背部发紧感明显减轻，肩部凉缓解。舌脉同前。7月27日方羌活加至15g，葛根加至15g。10剂，水煎服。

四诊（2009年8月19日）：诸症基本消失，舌淡红，苔薄白，脉细。7月27日方去木瓜，加千年健10g，追地风10g。10剂，水煎服。

按：《素问·生气通天论》曰："凡阴阳之要，阳密乃固"。阳气充足，腠理固密，可以抵御外邪入侵。患者产后阳虚血弱，风寒之邪乘虚入侵，痹阻筋脉，发为身痛。李老选用八珍汤合独活寄生汤加减。党参、黄芪、茯苓、甘草、当归、生地、川芎益气补血。桂枝温阳通脉。寄生、牛膝、仙灵脾、杜仲补肝肾、强筋骨、祛风湿。独活通行气血，秦艽“长于养血”，二者均是祛风除痹之上品。

李老教示：产后身痛与一般风湿身痛不同，因产后气血俱虚，风寒湿邪易于侵袭，故治疗重在补气养血，强筋固督。祛风除湿药多有毒性，对产妇和婴儿不利，要择而用之。

（路志敏）

案2　徐某　女　29岁　2009年6月10日初诊

主诉：产后50天，肢体畏风麻木20天。

现病史：患者于50天前行剖腹产，20天前因洗澡受风出现下肢及脚心畏风发凉，身着棉衣仍不解，四肢麻木，动辄汗出，焦虑，心烦易怒，形体较胖。舌淡红，苔黄稍腻，脉细。体温37.6℃。面部、颈部、前胸散在红色皮疹。

辨证分析：盖产后气血俱损，经脉空虚，卫阳不固，腠理疏密，风寒湿之邪乘虚而入，客于肌肤腠理，而出现畏风怕凉，血虚不能荣经则麻木不仁。因卫阳虚极，故虽着衣被仍怕风不解。

中医诊断：产后中风（气血两虚，风邪外袭）

治法：补气固表，祛风散寒

方药：玉屏风散、桂枝汤合独活寄生汤加减

荆芥10g，防风10g，焦白术10g，茯苓15g，独活10g，寄生10g，秦艽10g，当归10g，炒白芍10g，桂枝10g，黄芪15g，甘草10g。3剂，水煎服。

二诊（2009年6月12日）：畏风怕凉汗出麻木明显缓解，心烦明显好转，精神转佳。舌脉如前。6月10日方加葛根10g，生姜2片，大枣10g。7剂，水煎服。

三诊（2009年6月19日）：穿单衣前来就诊，偶有手脚发凉，乳汁不多。舌淡红，苔薄黄，脉细。6月12日方加路路通10g，王不留10g，炒杜仲15g。7剂，水煎服。

按：《素问·逆调论》云："营气虚则不仁，卫气虚则不用，营卫俱虚，则不仁且不用"。夫产后中风，是气血不足，脏腑俱虚，日月未满，虚损未复，风邪冷气客于肌肤经络所致。所以治疗以补气固表为先，黄芪、焦白术、茯苓、甘草补气健脾，脾胃强健则五脏六腑俱旺，气血充足则筋脉关节得养。玉屏风散益气固表。桂枝汤调和营卫。独活寄生汤补肾除痹。全方共奏补气固表、调和营卫、补肾除痹、祛风散寒之目的。

（曹清慧）

产后乳汁不足

杨某　女　31岁　2009年7月24日初诊

主诉：产后乳汁不足40天。

患者于42天前行剖宫产，术中失血约1000毫升。产后出现乳汁不足伴汗出，后背发凉。刻下证：乳少，汗多，面色少华，形体瘦弱，神疲肢倦。舌淡红，苔薄腻，脉沉细。

辨证分析：《景岳全书·妇人规》云："妇人乳汁，乃冲任气血所化，故下则为经，上则为乳。若产后乳迟乳少者，由气血之不足，而犹或无乳者，其为冲任之虚弱无疑也"。患者素体瘦弱，气血不足，又因产时失血过多，气血亏虚，乳汁化源不足，故乳汁少。气虚不摄，卫外不固，津液外泄而汗出增多。气血不足，阳气不振，脾失健运，故神疲肢倦。气虚血少不能上荣，则面色少华。

中医诊断：产后乳汁不足（气血两虚）

治法：益气养血，固表止汗

方药：八珍汤合玉屏风散加减

当归15g，生地15g，太子参20g，地骨皮10g，薏苡仁20g，陈皮10g，山药20g，王不留行10g，炒白芍10g，茯苓15g，白蔻6g，黄芪20g，焦白术15g，防风10g，甘草10g。3剂，水煎服。

二诊（2009年7月27日）：药后乳汁增多，出汗稍有减少。面色少华，精神好转，苔薄腻稍黄。7月24日方改黄芪为25g，加乌贼骨20g。

4 剂，水煎服。

三诊（2009 年 7 月 31 日）：药后乳汁可满足孩子食量，汗出、烦躁已明显减轻，精神好转，舌脉如前。7 月 27 日方继服 7 剂，水煎服。

四诊（2009 年 8 月 10 日）：吹空调后又出现后背发凉，汗出又有增多，苔薄腻稍黄，脉滑。7 月 24 日方去生地、地骨皮，改黄芪为 25g，加滑石 10g，杏仁 10g，清半夏 10g，川朴 10g，葛根 10g，通草 3g。7 剂，水煎服。

五诊（2009 年 8 月 17 日）：怕冷缓解，汗出明显减少，自觉手心微热。舌淡红，苔薄腻，脉弦细。8 月 10 日方加地骨皮 10g。7 剂，水煎服。

按：《傅青主女科》云："气旺则乳汁旺，气衰则乳汁衰，气调则乳汁调，以然之势也，世人不知大补之妙，而一味通乳，岂知无气则乳无以化，无血则乳无以生……"。本案患者素体气血不足，又因产时失血耗气，乳汁化源不足，而发产后缺乳之证。乳汁为血所化，赖气运行，气血来源于水谷精微。故健脾益气生血，可使乳汁化生有源。方中八珍补气养血，更配黄芪益气健脾，使气旺血更生。佐以陈皮、白蔻芳香醒脾，薏仁、白术健脾除湿，玉屏风散益气固表止汗，王不留行血通经，催精下乳。诸药合用，使气血复、乳汁增、汗出止。

（路志敏　曹清慧）

医论篇

脉诊

李英杰

概述

脉诊就是切脉，老百姓所说的号脉，摸脉，把把脉，尤其是一些老年患者坐在诊断桌前先伸手让你号脉，一声不吭，号完脉后再问你他得的什么病，看你说的是否和他的病证相符。以试你医术水平的高低。当前对脉诊在辨证论治中的价值问题的认识上存在着一种倾向，特别是接触临床不久的年轻医师认为脉诊仅仅是应付病人心理的一种手段。有一位本科毕业的年轻医师就问我："号脉真的有那么神吗？怎么我摸的脉都一样呢？"我笑着对他说："别着急，你读过《脉经》吗？《濒湖脉学》背诵过了吗？这二本书一定要用心去读，结合临证去读，还要会背诵。反复实践你才能悟出脉诊的深奥道理。"中华民族对世界上的重大贡献之一是中医，中医在世界医学上的重要贡献之一是辨证论治，辨证论治的重要依据是脉象，研究辨证论治就得研究脉象，研究脉象的诊法，本人几十年的临床实践，摸过三、四十万人的脉象，深深体会到只有脉象和舌质才真正反映疾病的本质。而且脉象还是疑难复杂、危重疾病性质的主要依据；而且从脉治是治疗疑难、复杂、危重疾病的主要方法。今天我又重提脉诊这一话题，是提醒年轻医师千万不要丢掉祖国医学中的这块瑰宝。下面我讲二个问题，和大家共同学习和研讨。

一、对脉诊在辨证论治中的认识

1. 《内经》、《难经》在脉诊上的认识

《内经》162 篇里讨论脉象的 30 余篇，指出"按其脉知其病命曰神”。提出了诊脉的上中下部位，一是全身部位的三部九候法，《素问·三部九候论》说：“人有三部，部有三候，以诀死生……上部天，两额之动脉；上部地，两颊之动脉；上部人，耳前之动脉。……”。二是虚里部位诊宗气法：《素问·平人气象论》说：“胃之大络，名曰虚里，贯鬲络肺，出于左乳下，其动应衣，脉宗气也……”。三是气口，气口之脉是脾肺之气会聚之所。《难经》首先提出了独取寸口以诀五脏六腑死生吉凶的方法，确定了将寸口脉分为寸关尺三部和浮中沉九候。以及察病应取太过不及的基本原则。

2.《伤寒论》、《金匮要略》在脉诊上的认识

《伤寒论》、《金匮要略》两书不但继承了《难经》提出的原则方法，而且在诊断部位上提出了诊趺阳脉，太溪脉。并首先提出了将脉象作为辨证论治的第一要素。为临床应用脉象进行辨证论治创造了先例。更明确提出辨脉时应先分清阴阳。《伤寒论·辨脉法第一》说：“凡脉大浮数动滑，此名阳也；脉沉涩弱弦微，此名阴也。凡阴病见阳脉者生，阳病见阴脉者死”。其次是提出脉象是辨八纲、脏腑的关键。《伤寒论·辨脉法第一》中指出：“问曰：脉有阳结阴结者何以别之？答曰：其脉浮而数能食，不大便者，此为实，名曰阳结，期十七日当剧；其脉沉而迟，不能食，身体重，大便反硬，名曰阴结也，期十四日当剧”。《金匮要略》说：“师曰：病人脉浮者在前，其病在表；浮者在后，其病在里，腰痛背强不能行，必短气而极也”。因此判断疾病的性质脉诊是主要依据。

3.《脉经》对脉诊在辨证论治中的认识

《脉经》在《伤寒论》辨阴阳、虚实、纵横逆顺、灾怪恐怖思想的基础上又提出辨阴阳、虚实等的具体方法，《脉经·辨脉阴阳大法第九》说：“凡脉大为阳，浮为阳，数为阳，动为阳，长为阳，滑为阳；沉为阴，涩为阴，弦为阴，短为阴，微为阴是为三阴三阳也。”还指出脉诊时注意大小长短男女的观点。书中提出：“凡诊脉当视其人大小长短及性气缓急，脉之迟速大小长短，皆如其人形性者则吉，反之则为逆也，脉三部大都欲等，只如小人，细人，妇人脉小软，小儿四五岁脉，呼吸八至细数者吉。”

二、脉象在辨证论治中的价值

1. 24 种脉象

应用脉诊就首先要知道，24 种脉象的形态，《脉经》说：浮脉，举之有余，按之不足。芤脉，浮大而软，按之中央空两边实。洪脉，极大在指下。(大而实，举按皆有余)；滑脉，往来前却，流利展转，替替然与数相似。数脉，去来促急；促脉，来去数，时一止复来。弦脉，举之无有，按之如弓状。沉脉，举之不足，按之有余。等等的描述。正如王叔和在《脉经》序言中所说："脉理精微，其体难辨，弦紧浮芤，展转相类，在心易了，指下难明"。我们也经常说摸脉只能意会不可言传；所以说要真正领悟一种脉象就要多临证，反复实践，用心去想，用脑去领悟。知道了每一种脉象，再会背诵每一种脉象的主病诗和分部主病诗。见《濒湖脉学》对临床的诊断与治疗将会有很大的提高。

2. 脉象是反映脏腑气血盛衰的标志

脉象是最能反映脏腑、气血、经络盛衰、尤其是心、脾、肺，以及全身气血、水谷精气盛衰的部位。正如《内经》所说："谷入于胃，以传于肺，五脏六腑皆以受气，其清者为营，浊者为卫，营在脉中，卫在脉外。""食气入胃，浊气归心，淫精于脉，脉气流经，经气归于肺，肺朝百脉，输精于皮毛，毛脉合精，行气于腑，府精神明，留于四脏，气归于权衡，权衡以平，气口成寸。"《难经》称："寸口者，脉之大会，手太阴之动脉也……，五脏六腑之所终始，故法取于寸口也。"所以诊脉，特别是诊寸口之脉可以完全了解五脏六腑、气血营卫的生死吉凶。学生们多问及诊脉为什么独取寸口，讲完以上内容和肺太阴的正常生理功能，肺主气，肺朝百脉的道理，他们就明白了。

3. 不同脏腑的脉象出现的部位不同

例如：心与小肠的特性主要表现于左手寸口脉中的寸脉上，肺与大肠的特性主要表现于右手寸口脉中的寸脉上，……。王叔和《脉诀》云："心与小肠居左寸，肝胆同归左关定，肾居尺脉亦如之，用意调和审安靖。肺与大肠居右寸，脾胃脉从关里认，命门还与肾脉同，用心仔细须寻趁。"比如关部脉象有改变，左关弦或弦细，又出现胁胀胁痛，右后背沉、攻胀痛，口苦则判断肝胆有病；如右关沉细或细，出现脘痞腹胀，喜温喜按，肠鸣便溏，则判断脾胃虚寒，当温中健脾和胃。脉诊一定要分清寸关尺三部，是寸浮还是尺浮，是左寸浮还是右寸浮，是左关弦还是右关弦都要分清，不能简单写脉弦或脉浮等。

余曾治一病人，宋某某，女，48 岁，工人。

患者右胁胃脘隐痛时而痛甚四个月，B 超检查为肝胆管结石，服利胆排石药 20 多付症状未减。于 2003 年 8 月 26 日接诊：脘胁胀痛，恶心欲吐，口苦口黏，尿黄赤，大便不实，苔黄厚腻，左关脉弦滑而数，右关脉弦细。滑脉者食积也，痰湿也，弦滑并见湿痰积滞郁于肝胆也；数滑并见，积热并存也；又右关脉弦细，肝强脾虚，健运不佳，我给以越鞠保和、实脾饮加减 20 付诸症消失而愈。

4. 不同原因有不同脉象

影响机体的各种因素都可以引起脉象的变化。比如春夏秋冬的气候影响常常发生春弦、夏洪、秋毛、冬石的改变。明·李中梓《医宗必读》说："春者，东方肝木也，木始发荣，有干无枝，则近于劲，故曰弦……，冬者，北方肾水也，极寒之时，水凝如石，故名为石。"七情的变化亦可引起脉象的改变。明·李梃《医学入门》说："喜则伤心脉必虚，思伤脾脉结中居，因忧伤肺脉必涩，怒气伤肝脉定濡，恐伤于肾脉沉是。"

病案：夏某某，女，36 岁。

2001 年 3 月 19 日接诊，患者易惊易恐，有时突然感到要发生什么可怕的事情一样，不让她爱人离开一步，病一年余，西医诊断为焦虑症，先用西药治疗无效，后又用中药舒肝理气，镇静安神等亦未见明显效果。就诊时除上症状外并见心悸气短，胸满胸痛，头晕手麻，有时突然昏厥，舌苔白，脉濡缓。辨脉象濡缓者，气阴俱虚，痰气郁结也。与证相符。拟补气养阴扶其正，佐以理气化痰法则，用生脉饮和温胆汤加菖蒲、远志共 16 剂获痊愈。

5. 不同疾病有不同脉象

什么病邪可以引起什么样的特异性脉象变化，例如：失血即引起芤脉，痰湿、食积可引起滑脉；热邪即引起数脉，寒邪即引发紧脉。宋·

陈无择《三因极一病证方论》说："滑脉……为伏痰，为宿食。""弦脉……为疟。""数脉，数为热。""紧脉，紧为寒。"如《金匮》肺痿篇云："脉数虚者为肺痿，数实者为肺痈。"《金匮》疟篇曰："疟脉自弦，弦数者多热，弦迟者多寒。"疾病的性质无非是寒热虚实，都可以从脉象上反映出来，所以说脉象所反映的疾病的性质是真实的。

6. 数种病因产生数种脉象

几种病邪客于人体后可以引起数种不同的脉象出现，例如：寒湿客于人体后可引起迟缓脉，痰火内蕴者可引起滑数脉，明·李中梓《诊家正眼》说："迟缓湿寒，滑数痰火。"

7. 主要病因脉象可以掩盖其它脉象

例如：温病邪入下焦而又兼有实证时，有的脉象仅为沉实，有的脉象仅仅出现虚火。清·吴鞠通《温病条辨》说："风温、温热、温疫、温毒，冬温邪在阳明久羁、或已下、或未下，身热面赤，口干舌燥，甚则齿黑唇裂，脉沉实者仍可下之；脉虚大，手足心热甚于手足背者，加减复脉汤主之。"

8. 脉证相反时要以脉象为主

例如：身热面赤，脉微欲绝的通脉四逆汤证，宗脉象之微欲绝而诊为少阴阳虚证。《伤寒论》说："少阴病下利清谷，里寒外热，手足厥逆，脉微欲绝，身反不恶寒，其人面色赤，或腹痛，或干呕，或咽痛，或利止脉不出者，通脉四逆汤主之"。

9. 不同证可以出现相同脉

例如：痰积、食积、吐逆、怔忡惊悸，阴虚均可出现虚脉；伤风、湿、脾虚等证均可出现缓脉等。明·李时珍《濒湖脉学》说："滑数为阳元气衰，痰生百病，食生灾，上为吐逆下蓄血，女脉调时必有胎。""脉虚身热为伤暑，身汗怔忡惊悸多。""缓脉荣衰卫有余，或风或湿或脾虚，上为项强下痿痹，分别浮沉大小区。"

10. 治疗久病疑难病以脉为主

例如：不寐之证久久不愈者，除了要结合病程、病因、症状认真考虑外，应根据脉象去考虑，如：若脉细数者当考虑为阴虚火旺，脉虚大者考虑为气阴两虚。弦数者考虑为肝胆火旺，濡缓脉考虑为脾虚、痰湿，滑数脉考虑为痰火。所以《温病条辨》热深厥甚证，见脉细促者用三甲复脉汤，沉数者用二甲复脉汤。原文说："热邪深入下焦，脉沉数，舌干齿黑，手指但觉蠕动，急防痉厥，二甲复脉汤主之。""下焦温病，热深厥甚，脉细促，心中憺憺大动，甚则心中痛者，三甲复脉汤主之。"

综上所述：脉诊在辨证论治过程中正确诊断了一个疾病往往起着决定性作用。因此提醒大家，多临证，多摸脉，多动脑，多总结，在临床诊断治疗疾病上将有一个大的提高。

参考文献

朱进忠．中医脉诊大全．山西科学技术出版社，2003 年 8 月第 1 版

咽炎乐口服液治疗急性咽炎 200 例临床观察

李英杰　李　萍　刘银鸿

2000－07～2004－07，我们以咽炎乐口服液治疗急性咽炎 200 例，并与金嗓子喉宝治疗 200 例进行对照观察，现报告如下：

一、资料与方法

1．诊断标准　按文献[1]中急性咽炎的诊断标准。常有受凉、受热、受潮、烟酒过度，以及各种物理或化学刺激诱因。有咽痛或吞咽痛、咽部干燥、灼热，或全身不适感，发热，畏寒，四肢酸痛，食欲不振的症状。检查：眼部黏膜充血，颜色鲜红。咽后壁淋巴滤泡和咽侧索红肿，或咽黏膜脓点散在分布。腭垂、软腭红肿。咽拭子培养有致病菌或阴性。急性发作，具备以上部分或全部症状，并有 1 项或 1 项以上检查所见阳性体征，即可诊断。除外有食物或药物过敏者，因麻疹、猩红热、流感及粒细胞缺乏症、传染性单核细胞增多症、白血病等引起咽部症状或炎症。除外妊娠或哺乳期妇女，合并有心、肝、肾和造血系统严重原发疾病及

精神病患者。200 例患者中医辨证均属风热证。证见：咽痛，咽部干燥灼热，吞咽不利，或伴有发热恶寒，口渴，舌边尖红，苔薄白或薄黄。

2. 一般资料　400 例患者均来自我院门诊患者，随机分为 2 组。治疗组 200 例，男 94 例，女 106 例；年龄 18～60 岁，平均 38.6 岁。对照组 200 例，男 98 例，女 102 例；年龄 18～60 岁，平均 39.2 岁。2 组一般资料比较均无显著性差异（$P>0.05$），具有可比性。

3. 治疗方法

（1）治疗组：服用咽炎乐口服液（本院制剂室提供，主要有金银花、知母、锦灯笼、生地黄、麦门冬、青果、木蝴蝶、射干、胖大海、诃子、蝉蜕、灵芝、生黄芪等温浸 1h，加 5 倍水煎煮 2 次，每次分别为 1.5h，收集馏出液 100ml，合并滤液减压 350ml，加入蜂蜜 50ml，合并两液制得 500ml，分装成 250ml/瓶，115℃30min 灭菌制得），成人每次 20ml，小儿酌减，慢饮含化，每日 3 次。

（2）对照组：用金嗓子喉宝（广西金嗓子喉宝有限责任公司生产），每次 2g，每日 6 次。

（3）疗程：2 组 7 日为 1 个疗程。

4. 疗程评定标准　根据文献[1]中急性咽炎的疗效判定标准。临床痊愈：用药 3 日以内症状减轻，5 日以内临床症状消失，积分减少≥95%；显效：用药 5 日以内症状、体征明显改善，积分减少≥70%；用药 5 日以内症状、体征、积分减少≥30%；无效：用药 5 日以内症状及体征无明显改善，或积分减少不足 30%。

二、结果

治疗组 200 例，临床痊愈 166 例（83%），显效 24 例（12%），有效 6 例（3%），无效 4 例（2%），总有效率 98%；对照组 200 例，临床痊愈 136 例（68%），显效 20 例（10%），有效 22 例（11%），无效 22 例（11%），总有效率 89%。2 组临床痊愈率比较有非常显著性差异（$x^2=11.37$，$p<0.01$），说明咽炎乐口服液疗效优于金嗓子喉宝。

三、讨论

急性咽炎属于中医学风热喉痹范畴，急性咽炎的发病多由于素体肾阴亏虚，复加正气不足，卫外不固，风热毒邪袭于肺卫所致，因此采用清热解毒、利咽消肿、滋阴润肺、益气扶正的方法治疗，该治法的特点是：祛邪与扶正相结合，局部用药与整体调整相结合。方中金银花、锦灯笼、射干、青果清热解毒利咽；胖大海、蝉蜕轻宣肺气；诃子敛肺气，利咽喉，一宣一敛使肺气调、卫气固；知母、生地黄、麦门冬滋阴生津润肺；黄芪、灵芝、木蝴蝶补肾益气固表。全方扶正祛邪、阴阳兼顾，从而邪去正安，咽炎可愈。

现代药理研究表明，金银花中含有双花醇、芳樟醇、香叶醇等，具有抗菌及抗病毒双重功效；锦灯笼、射干、青果、知母、麦门冬、木蝴蝶等也具有抗病毒或抗菌作用；黄芪、灵芝可增强机体免疫力。[2]

本研究结果显示，咽炎乐口服液治疗风热喉痹疗效确切，治疗过程中未发现任何副作用，在临床上有较好的应用前景。

参考文献

1. 郑筱萸．中药新药临床研究指导原则．北京：中国医药科技出版社，2002：331.

2. 翁维良，房书亭．临床中药学．郑州：河南科技出版社，1998：231，284.

李英杰成才之路

马艳东

李英杰，1939 年 10 月生，河北省衡水市深县（现深州市）人。1959 年，以优异成绩考入北京中医学院（现北京中医药大学）。由于“文革”

原因，1968年6月才被分配到青海省黄南藏族自治州人民医院。1985年8月，被招贤调回衡水老家，在衡水市中医院工作至今。历任科主任、副院长、名誉院长，退休后被医院返聘。在四十年的临床工作中，李老形成了自己特有的诊疗方法，即从整体观念出发，以五脏辨证为中心，着从脾胃论治的辨证思想。临证习用合方，注意调整脾胃在疾病发生、发展过程中与各脏腑之间的关系。以求达到五脏中和之目的，治病每获良效。曾先后被推举为河北省第一批、全国第三批、第四批带徒指导老师。任河北省卫生高级职称评委会委员、河北省医疗事故鉴定专家、衡水市中医学会名誉理事长，获河北省首届名中医称号。

一、朦胧初识，年少立志

李老孩时，由于家境贫寒，衣不裹腹，饮食不节（洁），常患腹痛，无钱医治，家父只能请村里一位郎中用扎针止痛。李老至今还清楚的记得每次扎三针，肚子上一针，左右腿各一针，针后腹痛就可缓解。李老说："现在想来，可能就是中脘和足三里"。这个奇妙的现象深深的印在了幼年李老的脑海里。在上初中时，一年的春天，李老每日上午10点左右眉棱骨疼，正午过后可自行缓解，开始李老并未在意，但时间久了影响学习，于是他去找了校医，有位军队转业的马大夫用针灸为他治疗，每日1次，经过3次治疗，疼痛消失，以后再未发作。当时，在校医室内挂着2张针灸穴位挂图，引起了他的兴趣，看到全身上下那么多的经络俞穴，通过针刺就能把病治好，他觉着中医很神奇，并暗下决心：以后一定要学中医。就这样，年少时期的李老就立了学习中医的志向。高考时，他填报的四个志愿中，第一个就是中医院校。结果，他以优异的成绩考取了中医的最高学府，北京中医学院（现北京中医药大学），实现了他学中医的愿望。

二、发奋学习，夯实基础

进入大学以后，一个高中生面对阴阳五行、生克制化、四气五味，这么多深奥的中医理论，心中充满了很多的困惑和迷惘。然而，他坚信一个道理，只要勤奋努力，没有学不会、弄不懂的问题。他晨起披星，夜归戴月，勤学苦读，唯学习是务。正当他废寝忘食的学习之时，学习的艰辛和劳累使他患上了胸膜炎，不得不休学一年。在他休学期间，仍手不择卷，攻读了四部经典、中药学、方剂学等医学书籍，为他下一学年的学习打下了很好的基础。说到他的任课老师，李老非常自豪，当时，全国只有4所中医院校，任课老师都是全国中医界的知名人士，他们的敬业精神非常执着，文化底蕴非常深厚，教学经验非常丰富。老师课堂上的大家风范，深入浅出的讲解，口若悬河的词语，至今还历历在目。每个任课老师，他仍还记忆犹新。中医各家学说任应秋老师、内经程士德老师、伤寒陈慎吾老师、金匮程元廉老师、温病董建华老师、方剂王绵之老师、中药席与民老师、内科印会河老师、针灸陈佑邦老师。每当提起他的老师们，他总是感到由衷的高兴和自豪。由于他的勤奋好学，成绩始终名列前茅，在班里开始任学习委员，以后当了班长，毕业时加入了中国共产党。六年的大学学习，为以后从医打下了坚实的理论基础。

三、幸遇名师，终身受益

在教学见习和毕业实习一年半的时间里，李老就有幸跟随了京城多位名师临诊，内外妇儿无不涉及，受益匪浅。在当时的护国寺中医门诊部（现护国寺中医院），他跟从施今墨的高徒刘瑞堂和屠金城老师，学到了老师治疗脾胃病的一些经验。在针灸科还得到孟昭敏、郑魁山教授的传授。在北京市儿童医院得到了北京小儿王——王鹏飞老师的亲授。王老治疗小儿发烧、腹泻、咳喘等用药独特，疗效不凡。在东城东四人民医院亲自得到北京名医孔伯华、肖龙友、汪逢春老先生的高徒尤老师、张老师的指点。他白天跟师临诊，夜间分析医案，带着问题攻读经典。不解之处虚心求教，跟师体会随时记录，老师的经验方常背常记。到现在，一些老师的经验方还能流利背诵。如王鹏飞老先生治小儿腹泻的经验方：肉丁石木瓜（煨肉蔻、丁香、木香、木瓜、赤石脂）在临床屡用屡验。那时的跟师笔记，李老还至今保留。这些老师们，医术精湛，医技高超，他们学术各有专功，经验各有不同，并且医德非常高尚。对待患者一视同仁，无高低贵贱之分。师徒之间，长幼有序，彬彬有礼。老师常教导说，读书需背书，因经典著作文字简洁，理论深奥，初学者常难名其义理，若能将其中内容熟记于心，日后随所学之深入，则自然可触类旁通，另外要理论结合临床，注意临证思辨且要多临床多实践，才能成为一个好大夫。他的成心好学，得到了诸位老师的好评。李老深有感触地说："我的临床经验，多受益于当时有幸跟随了这些名师，他们的治学方法、临床经验、为医之道，使我受益终生。"

四、高原历练，增长才干

作为一名共产党员，李老响应党的号召，抱着拳拳报国心，来到了青海省黄南藏族自治州人民医院。1968 年的青海，环境之艰苦，交通之不便，语言之不通，饮食之不惯，可想而知。加之高原反应，日光的照射，寒冷的刺激，每日在煎熬着他。当他看到藏民同胞们缺医少药的现状，对生命健康的渴求，他不但没有沮丧，更没有退缩，反而更激发了他克服种种困难为藏族同胞治病的决心，更加坚定了他把青春和热血献给青藏高原的信心。当时的黄南藏族自治州人民医院（地区级医院）只有职工 60 余人，中医科只有 2 人（1 个是当地中专毕业生，1 个是中药人员），李老来后，院领导就让他负责中医科的工作。中医科不但负责为病人治病，还要负责进药（去药材公司用小车拉）、出入库、泡制、调剂，每项工作他都亲历亲为。起初，为老百姓治病没有老师的指点，没有同学间的交流，只有书本和跟师笔记，识证、认证有时抓不住要点，施方用药摆不好君臣佐使。于是，他就迫使自己挤时间学习，白天利用诊余时间在药房识药、认药，向当时有经验的老药工学习，夜晚学习和攻读医学书籍，结合诊疗中遇到的问题，对照思索，记录心得，不断从中总结经验教训。通过三年的临床磨练，熟悉了常见病、多发病的治疗，针药并用，内外兼施，临床疗效得到了很大提高。求医者不断增多，又加之交通非常不便，在医院床位非常紧张的情况下，院领导特批给中医科 10 张病床（当时全院共有床位 60 张），李老整日里病房、门诊、药房忙个不停。那时的李老已在当地有了很高的知名度。青海黄南藏族自治州，地处西北高原，距西宁南 198 公里，平均海拔 2460 米，气候寒冷时间较长（每年有 6 个月烤火期），游牧民族居多，饮食多生冷，在那种气候条件下，加之人们衣食不足，卫生条件差，患脾胃病的人较多，尤以虚寒证型最常见。这对李老以后的诊治疾病，突出以五脏辨证为中心，着重固护、调养脾胃的学术思想有直接关系。他的调和脾胃致中和、合方互参三因宜的临床经验即基于此。

作为州级医院，肩负着下乡巡诊、出诊的任务，他的足迹遍及青海省黄南藏族自治州，海拔最高的泽库县3700米，走路两腿沉重，呼吸困难，夜间睡觉常被憋醒。出诊的交通工具就是骑马，山路崎岖，沙石遍地。白天还好，夜晚更加困难。夏天还好，冬天更加危险。稍有不慎，连人带马就会跌入悬崖，如果遇上大雪封山，或道路冲垮，就和藏民在帐篷内同吃同住。那时没有通讯工具，多会回到医院才能向领导报声平安。就这样，李老在青藏高原一待就是17年。多年的历练，他由一个医学生成为一名好医生。他由一个青年成了壮年。他忘我的工作，受到了藏族人民的爱戴，并荣获由国家民族事务委员会、劳动人事部、中国科协颁发的，在少数民族地区长期从事科技工作荣誉证书。通过17年的历练，锻炼了李老顽强的意志，培养了他果敢、坚定的性格，积累了很多的临床经验。李老回忆说："现在想来，他在青海17年，有三点感受：第一，坚定了我做中医大夫的信心和决心；第二，经验和疗效是通过大量临床积累得来的；第三，作为医生，不认药等于瞎胡闹。中药是治病的武器，用药如用兵，我多年的认药、识药、制药，使我在临床遣方用药方面受益匪浅。"

五、业精于勤，功在于专

1985年，老家衡水市政府出台招贤纳士政策。这时，46岁的李老也想到了回家，家中还唯有年迈的母亲，抚养过他的伯父伯母，想为他们尽一份孝心，也想为生养他的家乡做一点贡献。同年8月，李老被招聘到衡水市中医院。很快，他的医疗技术被同道认可，他的临床疗效得到了患者的好评，每日坚持出诊，就是在任行政职务后也从未间断。李老常说："做为一个医生，要坚持临床，'坚持'二字非常重要，即业精于勤是也。不坚持临床实践，就做不成一个好医生，临床和稿科研不是一回事，三天打渔两天晒网，看病不自始至终，不能系统观察病情变化，治好治不好，经验得不到，教训找不着，临床疗效就谈不上提高。临床经验的积累，必须从长期诊查病人的过程中边摸索，边认识，边掌握。只靠书本上来，书本上去，唯书是不行的。病人得病，不按书上得病，不要怪病人不按方子得病，只知常而不知变。另外，也不要唯上，老师如何说的，专家如何谈的，不敢越雷池一步也不行，人的体质不同，年龄不同，环境不同，兼夹证不同，临床辨证用药就不一样。”仅胃脘疼一证，李老就分有13型之多，如食滞胃脘、寒邪客胃、肝气犯胃、肝胃郁热、胃中积热、脾胃湿热、痰气交阻、寒热错杂、胃络瘀阻、脾胃虚寒、脾胃虚弱、胃阴不足、气血两虚等。尽管这些，李老说也不能概括胃脘疼的全部。

李老在长期的临床实践中深刻认识到“善治病者，惟在于脾胃(《素问·阴阳应象大问》）的重要性。”形成了他临证注重整体观念，强调以五脏辨证为中心，突出从脾胃论治，以致五脏安和的学术思想。这种学术思想的形成，与他的亲身感受有关，与他的跟师学习有关，也与他的生长环境（华北地区）和行医区域（青藏高原、华北地区）有关。他认为，人以五脏为中心，因为它是生化和储藏气血、津液、精气等精微物质的场所，是主持复杂生命活动的主体。其中，脾为后天之本，是气血生化之源，且脾居中土，有斡旋之能，可以说脾胃为人之大主。脾胃和（包括与其它脏腑）则百病不生，脾胃不和（包括与其它脏腑）则诸病生焉。脾胃伤（包括本脏伤和它脏所伤）则五脏无所取资，脾胃病则诸脏俱病矣。所以，辨证着从脾胃论治。于是，临证时，李老紧紧抓住痞、满、呕、疼、泻五大症状，冷、热、酸三大喜恶，气郁、痰浊、血瘀、积热、中虚等不同病机，结合舌苔脉象进行辨证。在治疗方面，无论何脏腑有病（而非仅脾胃病），调理、固护和注重脾胃在疾病发生、发展过程中都是必要的。如何做到脾胃和（脾胃自和）与和脾胃（其它四脏与脾胃相和），达到五脏安和之目的。根据李老回顾性病历统计，就有二十几种之多，如健脾和胃、和胃化滞、消食和胃、消食导滞、舒肝和胃、疏肝健脾、抑肝扶脾、益气（补气）健脾、健脾祛湿、理气化浊、温中散寒、降逆止呕、健脾止泻、补脾益肠、温阳健脾、滋养胃阴、滋阴清胃、温补脾肾、补益心脾、健脾补肾、脾肺双补等，足见李老治病有专功。在用药上，经方时方合用，中病即止，从不过剂。李老常引用明·

方隅《医林绳墨》的一句话“脾胃一虚，则脏腑无所禀受，百脉无所交通，气血无所荣养，而为诸病。”

六、教学相长，治学有方

李老长期在基层医院工作，每日除了门诊就是病房，几十年如一日。基层医院没有很好的科研条件，医院又没有带研究生的资格，诊务非常繁忙，无暇著书立说。自己的临床经验也无时间整理，幸遇近几年来，国家提出振兴中医政策，李老作为省级和国家级三批次师带徒指导老师，有了将自己毕生临床经验传授给下一代的机会。他带徒言传身教，一丝不苟，在学术上从不保守，尽量把自己的经验和技术毫无保留地传授下去。在病人面前，他对学生多是鼓励，从不大声训斥。他要求学生不要不懂装懂，触疑即询，遇惑即问。学贵沉浅，要融会贯通，执简驭繁。现在他的四个徒弟分别是心、肺、胃肠、糖尿病学科的带头人。李老的治学经验，一是强调临床实践，多临床才能多感受，多临床才能多经验。二是虽说熟读王叔和，不如临证多，但对一些经典医技，要反复诵读，温故知新，必须做到理解和掌握。他说过，《内经》是医学之源，《伤寒》、《金匮》是辨证论治的专著，凡从医者，不读此书有如无源之水。夯实中医理论基础，进而学习临床各科，才能学得快，学得懂，学得透。临床中才能辨证准确，施治恰当。三是要掌握中药药理药性、四气五味、升降浮沉、产地归经、有毒无毒、配伍禁忌，熟悉中药泡制。只有这样，才能做到很好的处方遣药。四是要熟背方歌，方歌不但有方剂的药物组成，还有临床表现、君臣佐使、药物剂量、用药宜忌、治则治法等，这样诊病开方就会得心应手。若临证时，如果只是药物的罗列和堆积，往往君臣无序，升降相悖，配伍不严谨，临床效果就不显著。李老现在还能对很多方歌背诵如流。五是要因时、因地、因人而异，人的身体状况有强弱，四时更替有不同，地理环境不一样，故用药要三因相宜。六是学贵以谦，三人行必有我师，要放眼百家，广开学路，博采众长，要向书本学习，向老师学习，向同事学习，向民间学习，向学生学习，向病人学习，不嫌点滴琐碎，处处留心皆学问。七是教学相长。李老从 1997 年就为师带徒指导老师，他风趣地说：“我给你们留了一些作业，提了不少问题，让你们去做答和完成，可你们也给我留了不少作业让我来完成，你们时常给我提出的问题，这就是我的作业。有的我可以立即回答，有的可能回答不上来或答不完全，我就要去思考或去找答案，这就是我学习和提高的过程。”记得有一次，学生问他“为什么妇女白带量多或者小腹疼痛，常伴有腰疼。”当时李老的回答是“妇人以肝为先天，肝肾同源。所以，寒滞肝脉或湿瘀肝脉而出现腰疼，白带是寒湿，黄带是湿热所致。”第二天他又对该症病机做了补充“腰疼的原因虽然与肝有关，但主要还是责之于带脉瘀阻，《难经·二十八难》云‘带脉者，起于季肋，回身一周’。因带脉横束于腰部、腹部，而系诸脉，带脉不和，经气不畅，故出现小腹痛并腰腹疼痛。二症虽不相及，实乃一脉之病也。故带证多病腰疼。治疗应以调畅带脉为主，多以舒肝、健脾、补肾、清热、祛湿之法，或固带或消带或补带或完带或养带。”有些方面，比如影像、心电、生化等辅助检查方面，他还虚心向学生学习。他说：“我的临证经验中，也有你们的功劳”。李老就是这样谦虚。

李老之所以成为大家，在他成才道路上，得益于当年的刻苦学习，名师指点；得益于他始终坚持临床、精益求精；得益于他为人谦和，对中医事业的无限忠诚。老骥伏枥，志在千里。如今的李老虽年过七旬，但宝刀不老，仍然用实际行动实践着自己的追求，这就是大医的风采。

赋诗两首：

路

从师要讲诚，
求知必勤博，
临证多思辨，
立业贵在专。

悟

业精于勤勿浮惰，
药晓于性起病疴，
方合于法定君臣，
治从于脾五脏和。

李英杰个人养生保健经验

马艳东

李老的养生保健经验概括为 12 个字，即“心态平、胃肠空、按时静、手脑动。”

一、心态平

“知足常乐”是李老经常说的一句话，老子也说过“福莫大于不知足，咎莫大于欲得”。李老在名与利上顺其自然，从不强求。在不顺意时，总以比上不足，比下有余的心态来对待。他告诉人们，只有心情宽松，少私寡欲，乐观知足，心理上才能平衡，心态上才能放正，人就不容易得病。

“秉性中和”也是李老心态的又一体现。李老一生，无论做事、做人、做学问力求不偏于两个极端，既要讲求“无过”，又要求其“无不及”。既要适度（即中），又要和谐（即和），遵“中和之道”。也正如董仲舒所言“能以中和养其身者，其寿极命。”所以，中和处世也是李老健康长寿的法宝。

仁厚、心诚、乐善好施也是李老一贯的性格，他心底无私天地宽，天天都是好心情。

二、胃肠空

李老饮食，一是限制食量，食之八成为度，二是偏于清淡。他认为，淡食最补人，五味多有所伤，以咸味伤人最甚。肥腻之品助湿生痰，不宜多食。三是合理搭配，主食以杂粮为主，菜以白萝卜、白菜、芹菜为主，肉类主以羊肉，很少猪肉。隔日食鸡蛋一个，晚间酸奶一杯，苹果一个，香蕉半个，核桃二个，大枣、杏仁各七枚，瓜籽一小把（主要是南瓜籽)。四是规律进食，一日四餐，非常有规律，且每顿必备粥汤（晚间淡茶)。李老倡喝白粥（玉米面粥，小米面粥均可)，他认为粥最能畅胃气，生津液，和五脏。如粥内加些红薯更佳。另外，在饮食方法上，主张饮食宜缓、宜温、宜软（烂)，食时少言息怒。

李老认为，人最忌大便秘结，大便不通，体内糟粕（浊毒）不能排出体外，戢留为患。因此李老除通过饮食保持大便通畅外，清晨饮一杯清水（300ml 凉白开)，称之谓洗刷胃肠。通过以上饮食调理，李老体态适中，血压、血脂、血糖均在正常范围。

三、按时静

李老睡眠很有规律，定时睡眠，早睡早起，一年四季，晚 10 点半休息，晨 6 点起床，主张午饭后小息。夏天 60 ~ 90 分钟，其它时间 30 ~ 60 分钟。睡姿取侧卧位，夜间睡前热水泡脚。通过以上方法，李老每日精力充沛，心情愉悦，思维敏捷。

四、手脑动

在动脑方面，李老一是看书，二是写字，三是临诊。他认为这样一可以陶冶情操，二可以增加知识，三可以增强大脑的反应能力。在动手方面，自编手保健操一套：梳头、洗脸、揪耳、运目、洗手、叉手、弹指、捏指、摩腹、叩肾、击穴、搓脚（详见录像资料)。另外，还有蹬腿、扭腰、转踝。

通过长期练习，李老现在手脑灵活，声音宏亮，面色红润，耳聪目明，步态稳健。牙齿无一脱落，20 年白内障不但没有加重，反而好转。10 年前的双手背老年斑几尽消失。记忆力、反应能力不亚当年。

李英杰临床养生指导经验

马艳东

李老从医四十余年，不但有丰富的临床经验，而且对指导养生也多有建树。现举常见病证概述之。

一、五高症的养生指导

五高（高血压、高血脂、高血糖、高血黏、高肥胖）是由于饮食的高热量、高脂肪、高胆固醇而出现的富贵病，早期通常无任何症状，其实，这正是危险来临的前兆，如不过早干预，就会发生心脑血管等严重疾病，甚至危及生命。所以，改变不合理饮食结构，改善生活方式，加强运动，减轻体重是防治五高症的重要方法。

按照李老的观点，首先饮食要清淡（低盐、低糖、低脂、低胆固醇、少刺激），食之七八成饮为宜，且要多选择有降脂、降糖作用的食品，如大豆、绿豆、全麦面、玉米、山楂等；蔬菜宜选择芹菜、海带、紫菜、洋葱、白菜、菠菜等。尽量少食高盐、高热量、高蛋白、高脂肪、低纤维食品。其二，戒烟戒酒，烟酒的刺激不但对血管有害，而且损害胰岛功能。其三，增加运动量，减轻体重也很重要。实践证明，体重与血压、血糖、血脂成正比，体重下降，血压、血糖、血脂也随之降低。另外，介绍几种李老常用降脂降压茶。①山楂、菊花、草决明各5克，代茶饮，每日1次，不但降脂降压，而且活血通便。②枸杞、菊花各6克，代茶饮，每日1次，除降压降脂外，有养肝明目作用。③茵陈、菊花、银花各5克，代茶饮，每日1次，对脂肪肝效果好。

二、前列腺肥大的养生指导

前列腺肥大是男性中老年人的常见病和多发病，以尿频、尿滴沥、尿不净、夜尿多为主要症状，有不少病人还伴有前列腺炎症，严重影响着他们的正常生活，给他们的身心带来了很大伤害。李老对如何预防和改善症状提出以下建议：一是不吃辛辣刺激性食物，不饮酒，以免产生湿热下注。二是注意保暖，防止外受风寒，致使肺的宣发肃降，通调水道功能失常。三是慎用一些壮阳药。如鹿茸、鹿鞭、海狗肾、巴戟天、锁阳、阴阳藿，以免相火易动，阳强易举，促其增生。四是节房事，避免前列腺充血，导致前列腺更加增生。五是保持大便通畅，减少前列腺刺激。六是不要久坐，少骑或不骑自行车，减少对前列腺的压迫和摩擦。七是保持心情舒畅，消除紧张情绪。八是多饮水，增加排尿量，使陈尿减少，以防前列腺炎的发生。

另外，李老推荐两种药粥，①枸杞山药粥，枸杞 15 克，山药 50 克，小米或大米 50 克，同煮为粥，每于晚餐食之。常服此粥，可滋补肝肾，化湿祛浊，对防治前列腺增生很有好外。②赤小豆、绿豆不拘多少，共煮成粥食之，对排尿涩疼者尤为适用，有清热利湿之效。

三、慢性咳喘病人的养生指导

慢性咳喘性疾病（如慢性气管炎、肺气肿、支气管哮喘）是一种难治性疾病，已成为全球性问题，如通过积极正确的治疗，兼采用适宜的中医保健方法，其病情是能够得到有效控制并可获得缓解。

在生活调养方面，首先应做到生活起居有规律，防止感受风寒，避免疲劳，尽量不接触尘埃、烟雾、农药、油漆、花粉等有害物质。平时经常晒被褥，保持室内清洁干燥，居室内不宜养花，外出时应佩戴口罩。

在饮食调养方面宜温热、清淡，忌食肥腻、辛辣刺激性食物，不喝冷饮，忌烟酒。

在饮食调养方面，慢性咳喘病人发作也与精神紧张和情绪变化有密切关系。所以消除患者紧张情绪，保持其精神愉快，情绪稳定，树立信心，也是防止慢性咳喘病人症状复发或加重的重要方法。

因慢性咳喘病人肺气多虚，冬季易发感冒，引起咳喘加重，该季节多饮一些鸡汤、鱼汤、骨头汤，对增加人体抵抗力、防止感冒、预防咳喘发作，很有裨益。

另外，李老推荐一种汤类：萝卜生姜羊肉汤，萝卜500克，生姜50克，羊肉500克，先将羊肉与生姜同炖至熟，再放萝卜，5分钟即可食用。该汤有益气健脾、温肺散寒、下气祛痰之功，对咳喘病人冬季进补，预防发作很有好处。

四、慢性胃炎、慢性肠炎的养生指导

慢性胃炎、慢性肠炎多由脾胃虚寒，运化腐熟水谷精微功能减退，而出现的脘闷腹胀，肠鸣腹泻，甚者腹痛下坠等表现。

在养生方面，李老认为首先要注意身体的保暖，饮食物的温暖，切忌生冷，吃易消化食物，少食肥感厚味。因胃肠道疾病多发于秋冬季节，故春夏两季一定要注意脾胃的固护，取冬病夏治之意。第二，避免精神、情绪的过度紧张和不良的刺激，进食时勿忧勿思，因情绪变化影响到肝之疏泄，肝气郁结可横犯脾胃，影响脾胃功能。第三，切忌食之过饱，加重脾胃负担。

对平素胃寒怕冷者，李老建议每日晚餐吃3~5片生姜，有温胃散寒作用，如将生姜蒸煮一下更好。另外，李老推荐一款健脾养胃粥：山药20克、扁豆20克、莲子肉20克、薏米20克、生姜10克、小米50克，同煮成粥，每晚餐食用，能起到温胃健脾，利湿止泻的作用。秋冬季节，也可多煲一些生姜大枣羊肉汤，或狗肉汤来吃，以温胃散寒，增加热量。

五、虚弱体质的养生指导

年老体弱或素体虚弱或病后体虚的养生调理，李老教导要注意气血阴阳的整体调治，尽管虚象阴阳气血各有偏重，但要掌握阴中求阳，阳中求阴以及补气生血，补血生气的法则，不可补之过偏，达至“中和”。特别要注意脾肾两脏的培资，因脾为后天之本，是气血生化之源，肾为先天之本，是性命之根。

对气虚阳虚偏重者，用参芪汤，人参5克，黄芪20克，巴戟天10克，大枣10枚，煎汤服，每日1次。该汤补气养血，适用于面色皖白，气短懒言，神疲乏力，手足不温，肠鸣腹泻，腰膝冷痛等症。

对血虚偏重者，用当归黄芪汤加味，当归10克，黄芪20克，西洋参

5克，桂圆肉10克，大枣10枚，煎汤，每日1次，该汤补血益气，适用于面色淡白无华，唇舌爪甲色淡，头晕眼花，心悸不宁，月经量少等症。

对阴虚偏重者，用百合二冬汤，百合3克，沙参3克，天冬3克，麦冬3克，胖大海1枚，代茶饮，每日1次。该方滋润五脏，适用于手足心热，心烦少寐，眼干耳鸣等症。

对年老气虚、筋骨不健或体弱多病者，用人参10克，西洋参10克，黄芪20克，当归10克，山楂20克，炖牛尾、乌鸡或老母鸡，加入适量的盐以及橘皮，肉桂、大茴香、肉豆蔻、生姜辛香开胃调味之品，以饮汤为主。该汤大补气血，补肾填精，常服此汤，强身健骨。

以上方法，要根据患者体质情况调整饮用时间，也可不拘时日。

六、老年性痴呆的养生

中医学认为，脑为元神之府，神机之源，主管人的精神、意识、思维活动，与心有直接关系。脑髓空虚则心无所虑，神无所依而使灵机减退。主要原因是年老精亏，脑髓失养，神之功能衰减。

如何预防老年性痴呆，李老主张，要想防早衰，首先戒烟酒，因烟酒特别是烟草对大脑的不良刺激人所共知。其二，常梳头，每日梳头2～3遍，每遍梳36次，多梳头勤梳头可疏通头部经络，起到清脑明目的作用。其三，多做手指运动（手指活动操，详见李老影像资料）。不仅双手会更加灵活，而且对大脑有直接的促激作用，使大脑反应更加灵敏。其四，勤书写，读书、写字、画画，这样，能锻炼脑力，促进思维，延缓大脑的衰退，有健脑益智之功。其五，不要独坐，要广交朋友，多谈心，多说话，这样，语言流利，心情开朗，能使大脑思维灵活。其六，加强身体锻炼，多散步，打太极拳，做健身操，玩智力玩具，促进血液循环，增进大脑记忆功能。其七，常食健脑食品，如核桃、芝麻或芝麻产品、豆制品、鱼、蛋黄等。

对老年性痴呆患者，一不要歧视，二要主动与之交谈，三是引导他们做一些力所能及的工作，加强锻炼，特别是手的锻炼。四是常食健脑食品。通过以上方法，可延缓大脑衰退的速度。李老的益智健脑汤，可以常服，枸杞子10克，何首乌10克，桑椹子10克，山芋肉10克，天麻

10克，黄精10克，菖蒲10克，水煎服，日一剂。主要作用补肾填精，但对痰湿较重之体不宜服。

总之，李老临床养生以五脏调养为中心，因病制宜，因人之体质制宜，从精神、饮食、起居、锻炼四大方面入手，加以简便廉的药粥、汤羹等，食借药力，药助食功，相互协调，达到营养、保健、康复、防病、治病的多重目的。使益寿延年，享受健康快乐之美好人生。

李英杰论治消化病思辩特点

马艳东

李英杰主任医师，北京中医药大学（原北京中医学院）毕业，从事中医临床工作40余年，擅长消化系统疾病的治疗，在长期的临床工作中形成了自己特有的诊疗方法。四诊注重问诊，病因注重内伤，辨证注重脏腑，施治注重脾胃，选方注重参合，用药注重升降。从整体观念出发，以五脏辨证为中心，注重脾胃调整在疾病发生发展过程中与各脏腑之间的关系，治病多获良效。他治学严谨，学术造诣精深。早年得到多位中医名师指点，兼收并蓄。先后被推举为河北省第一批、全国第三批、第四批带徒指导老师。任河北省卫生高级职称评审委员会委员，衡水市中医学会名誉理事长，获河北省首届名中医称号。

一、诊察四诊合参，更重问诊

李老临证非常重视辨证论治，主张四诊合参，然在四诊当中，他认为问诊最为重要。他说："我看病多年，诊断疾病仍遵循望、闻、问、切，虽涉及一些现代医学方面的内容，但不是很多。四诊之中，惟问诊我最留意。病人的痛苦要细心听取，有耐心，这样，往往能使病人尽吐其情。另外，人是生活在社会里，疾病的发生发展受很多因素的影响，诸如患者的性格特点、工作情况、家庭状况、社会地位、生活习惯、饮食嗜好，还有禀赋如何，既往患过何病等，这些只有通过问诊才能了解，这些信息对辨证也非常重要。如若不然，就像《内经》所言‘诊病不问其始，忧患饮食之失节，起居之过度，或伤于毒，不先言此，卒持寸口，何病能中’。《素问·疏五过论篇》也言‘诊病者，必问尝贵后贱……，必问饮食居处，暴乐暴苦，始乐后苦。诊有三常，必问贵贱，封君败伤，及欲侯王。……离绝菀结，忧恐喜怒……，臣不能明，不问所发……，此受术不通，人事不明也。’”《素问·疏五过论篇》中所说的五种过失，有四种与问诊有关。所以李老诊病从不仓促，耐心听取病人的诉说，从他的看病时间上看，从上午八点至中午十二点半约看病 30 位，平均每个病人约 10 分钟（包括初诊和复诊病人，并有三名学生给予抄录医案）。不难看出李老诊病时的认真和仔细。李老认为，所谓辨证，不是抓主病，而是别证候，不少人对此不太明了。一个病，出现在疾病的不同阶段，证型就不同。在治疗的过程中，经过机体与邪气的抗争，证型也在发生着变化。另外，突然的外界或内在因素的干扰，证型也会随之而变。还有同病异证、异病同证等不同。有的是一种原因，辨证比较容易，如是多种因素相加，就给临床辩别证侯带来了很大难度。正所谓：“认病容易辨证难”。所以，问诊是了解病情，诊察病性，分析证侯的关键。

消化病的诊断，李老有段六问歌：一问饮食二问便，三问疼痛四问满，五问喜恶六问酸，再合舌脉参机变。从饮食方面，李老主要侧重在食欲，就大便而言，主要侧重在硬溏，李老认为，食欲亢进多是胃火炽盛。饥不欲食，多是胃阴不足。食欲减退多是脾虚失运。嗳腐吞酸多是胃失和降。其中食欲不振，多责之于脾与胃，腹胀纳呆多责之于脾与肝，厌食呕恶多责于脾与胆。大便秘结，一责之于脾阳气虚失运，二责之于胃阴津亏液少。腹泻便溏多责之于脾胃虚弱，腹痛即泻多责之于肝来克脾，五更泄泻多责之于脾肾阳虚。李老常说，人们日常的吃喝拉撒，看似平常，却非常重要。一个病人，如四方面基本正常，说明疾病一不是危重沉疴，二说明脾胃的运化功能尚健，既所谓“有胃气”。按李老对胃气的认识，不但是指有食欲，能纳谷，而是指吃喝拉撒的总体功能而言。而且李老还认为，脾之运化，在正常情况下，运化水谷精微，在疾病状态下，一是要恢复脾胃的运化功能，二是要靠脾的运化功能将体内的致病邪气排出体外，治疗的目的意在于此。

消化系统疾病，多有疼痛，李老总结出一首问痛歌：

胃痛腹痛当何分，脐上两指划界线。
痛而且胀作气滞，不忘重痛是湿黏。
刺痛不移多血瘀，刀割样痛是胃穿。
痰郁积聚多实证，喜温喜按是虚寒。
虚中亦实寒参热，还需临证多慎鉴。

除问诊外，李老临证每舌必观，他认为，苔薄黄是正常舌苔，是有胃气之象，不能按热论。苔老黄，苔黄厚、黄腻才是病苔。苔薄白是寒之征、虚之象，不可作正常论。关于脉诊，李老认为，作为医者，也不能忽视，最起码要知道常见病脉的特征与主病（浮、沉、迟、数、滑、涩、弦、紧、细、弱）。但不要将脉诊玄化，若舍弃问诊，单凭于脉，或依仗切脉欺于病人，均不可取。

二、审因必先七情，更重思怒

导致疾病发生的原因多种多样，但“千般疢难，不越三条”，而李老临诊，更重视七情内伤。古人亦云：“于病之最深者，莫如七情。”他认为，内科疾病，特别是慢性胃肠道疾病，因七情而致病者多。然七情之中，惟思怒最为伤人。人生活在世上，存在于社会中，社会状况与人的身心健康息息相关。过去就有“承平之年民病少而轻，燹兵动荡民病众而重”，说明惊恐思怒对身体健康的影响。当今社会，虽不燹兵动荡，生活也比较富裕，可人们的工作生活发生了根本性转变。有的对工作的节奏难以适应；有的对境遇的变迁感到很突然；有的所思不遂，所欲不达，这些均能乱人情志，伤及身心，思怒由所而生。《灵枢·本神篇》云：“因志而存变为之思，因思而远慕为之虑”。若思虑或疑虑过度，可致中焦气结不畅，脾胃纳运失常，出现食欲不振，脘腹胀满，大便溏泻或秘结等症。正所谓“思伤脾”、“思则气结”。情绪的压抑或发怒，可致肝的疏泄功能失常，肝气横逆犯脾可致腹胀飧泄便秘等症，克胃使胃气上逆，出现呃逆、嗳气、呕吐等症。这是因为饮食物的受纳、消化、吸收、排泄，不但要靠胃的受纳，脾的运化，还要靠肝的疏泄才能完成，并且三者是相互为用。脾土作为中州，其化生精微并将之传输到全身的功能必得肝之疏泄才能完成。换言之，肝的疏泄功能正常，是保证脾胃升降枢纽协调不紊的重要条件。而肝木需依脾土输布水谷精微的滋养才能功能正常。即所谓“肝木疏土”、“脾土营木”、“土得木而达之，木赖土以培之”。肝脾虽是相克关系，确有互生之能。在疾病状态下，无论是思虑伤脾，还是郁怒伤肝，都可使脾胃的正常功能被打破，气机发生逆乱，而现消化诸病。所以，思怒之情对消化功能的影响尤为突出。

三、辨证着从脏腑，更重脾胃

根据脾胃的生理功能和病理特点，又根据其它脏腑与脾胃的生克制化关系，导致消化系统疾病的原因绝非脾胃两脏腑。虽临床的表现是消化病的证状，但其它脏腑的功能异常，可直接或间接影响脾胃功能。就五脏而言，肝气犯胃，则胃脘胀痛呕恶、吞酸，克脾则腹胀、腹痛、泄泻久痢或便秘。心病及脾（母病及子），无论心气不足不以运脾，或心血亏损，无以滋脾，均可影响脾之健运，导致脾虚气弱，健运失司、而出现食少纳呆、腹胀便溏等症。如肺气失于宣降，或不足，或壅滞，可直接影响脾之运化（子病及母），使饮食物消化吸收和输布受到影响，而出现脘腹饱胀、呕恶等症。肾为先天之本，脾胃后天之本，如肾阳不足，不能温煦脾阳，使脾阳不振，无阳以温，则腹部冷痛。水反为湿，谷反为滞，水谷不化，而生泄泻。就六腑而言，胆热扰胃，则口苦胁痛，厌食泛恶，飧泄肠澼。大肠实热，腑气壅滞不通，也可影响脾之运化，而出现腹满、腹胀、腹痛、大便干结等症。小肠失于受盛，则见呕吐，食后腹痛，失于化物，则出现食入腹胀，完谷不化，清浊不分，上吐下泻，腹痛肠鸣。所以，人之五脏六腑发生疾病后，均可影响脾胃升降功能，出现消化系统症状。无论是二脏并症，还是三脏合病，因症在脾胃，李老首先考虑脾胃自身对疾病的影响，其次考虑其它脏腑的致病作用，他认为，只要辨识清脾胃的虚实寒热，以此便能确定病性之大概。临床中，要认清胃实寒与胃虚寒的异同（两者均有胃脘冷痛，得温痛减，食少脘痞，恶心呕吐，胃实寒多病程短，痛较剧。胃虚寒多病程长，病较缓）。

辨识湿热蕴脾与寒湿困脾之别（两者均可出现脘腹胀闷，呕恶纳呆，肢体困重等症，口干不欲饮，口中有异味，小便黄赤，舌质偏红，苔黄而腻则是湿热蕴脾之象。口黏不渴，口中乏味，舌质淡，苔腻白滑则是寒湿困脾之征）。鉴别脾气虚与脾阳虚证候（二者均有食少、腹胀、便溏等消化功能紊乱的症状，气虚多见气短懒言、神疲乏力。而阳虚还见畏寒、四肢不温等“阳虚则寒”的表现。）

消化系统疾病多虚实挟杂，寒热互参，临床需更加细辨，李老认为正气邪气均有虚实，脏腑气血皆有寒热，如肝郁气滞属实，肝阴不足属虚。痰湿困脾属实，脾阳不足属虚，就邪气而言，也有虚证，虚寒、虚热、虚火、虚烦等。不要将虚均认为是正气虚，实均认为是邪气实。

李老在消化病的辨证中有三个重要考虑，一是重点考虑脾胃本脏有病对气机升降的影响，二是重点考虑其它脏腑功能失调对脾胃功能的影响，三是重点考虑脾虚、肝郁、气滞、痰阻四个方面孰重孰轻，主次先后，从而对病机作出正确判断。

四、治疗分型辨治，更重温和

消化系统疾病的治疗方法，李老认为，根据证型的属寒属热，属虚属实，治法离不开健脾和胃、温中散寒、消食导滞、疏肝解郁、健脾止泻、清胃泄热、芳香化湿、清热利湿八种方法，临床中，还可根据其它脏腑的功能异常，或配温肾以煦脾，宣肺以促脾，补心以助脾。然而在众多的治疗方法之中，李老更加重视治法和施药的温和，他认为，治疗消化系统疾病，不能过于温燥和寒凉，要以温和求之。因脾为太阴湿土之脏，对湿有特殊易感性。失其健运最易生湿或土被湿困，其性虽喜燥恶湿，但施药过于热燥，湿邪未去，内热反生，湿于热和，胶固难解，反使病情加重。过于温燥也可伤及胃阴，使阳土津液缺乏，不能消化水谷。过于寒凉，脾阳易伤，失其温煦，运化无能，胃阳被遏，失其蒸化，腐熟无望，因脾胃喜恶相悖，过燥过寒均有所伤，故治疗以温和求之。李老认为，温，非热也，是性情平和之谓。和，非平也，是调和和解之谓。温有温运、温通、温补、温润、温煦等多种作用，和有调和、和解、和缓、和顺、结合等多种功能，看似一法，实百法具焉。所以李老有言：

“温和之法，是脾胃之大喜，百法之宗法也”。观李老医案，脘腹胁胀多用柴胡舒肝、二陈、四君、理中、健中、温胆、逍遥、良附之辈，泄泻多施参苓白术、通泻、三仁、香连之属。用药不妄寒燥，乌附之品几尽不用，大黄之量不过钱分。这是李老用药不用大辛大热、大苦大寒，而施以温运和通的具体体现，可谓平淡之中见神奇。

五、病案举例

案一：胃痛案

姓名：田某，女，42岁。初诊日期：2004年7月9日。

主诉：胃痛3年，加重伴恶心泛酸1个月。

现病史：患者于3年前因饮食不节出现胃脘疼痛，经自服药好转，后每饮食不慎或受凉即感胃脘部疼痛，多自行缓解或用元胡止痛片缓解。1个月前又食生冷食物出现胃脘疼痛伴恶心泛酸，大便偏稀，剑突下有堵塞感，疼时喜温喜按，曾服元胡止痛片症状未见好转来院。

刻下证：胃脘痛，恶心欲吐，泛酸，大便稀软，形体畏寒。舌淡红，有瘀斑，苔白，脉沉细。

辨证分析：患者因食生冷而作，并伴恶心欲吐，便不成形，喜暖按，此虚寒可知，望之面色萎黄，苔白，闻之言语无力，脉之沉细更证脾胃虚寒之象，舌上有瘀斑，乃久病多瘀之征。

中医诊断：胃痛（脾胃虚寒）

西医诊断：慢性浅表性胃炎

治则治法：健脾和胃，理气消瘀，祛寒止痛

方剂：香砂六君子汤、二陈汤、旋覆代赭汤加减

党参10g　苍术10g　茯苓15g　甘草10g　山药20g　陈皮10g　半夏10g　厚朴10g　甘松10g　乌药10g　木香10g　檀香6g　肉桂6g　干姜6g　元胡15g　砂仁6g　浙贝10g　乌贼骨20g　蒲黄6g　代赭石20g　旋覆花10g（包煎）　7剂，每日1剂。

二诊：2004年7月16日

胃痛、恶心均明显减轻，泛酸腹泻止。仍觉胃中有寒感，咽喉有不适。此虚寒之象有减，咽喉不适，虑其二香一桂芳香温燥使然。减香燥

之品加百合以佐。

处方：

党参15g　茯苓15g　甘草10g　甘松10g　乌药10g　干姜6g　元胡15g　浙贝10g　乌贼骨20g　蒲黄6g　香橼10g　鸡内金15g　百合10g　蒲公英10g　代赭石20g　丹参10g　旋覆花10g（包煎）　7剂，每日1剂。

三诊：2004年7月23日。

脘痛未作，纳谷渐香，偶有恶心，咽仍不爽。再予7剂，每日1剂，告愈。

本案特点：本案起因为寒凉所致，病久寒凝气滞，且有入血入络之象，故治以健脾和胃，理气散寒祛瘀于一方。温补并用，兼以通络，切中病机，用之效佳。

案二：胁痛、痞满案

姓名：刘某，女，55岁。初诊日期：2008年10月27日

主诉：胁痛脘痞20天。

现病史：二十天前无明显诱因出现右胁肋窜痛、胃脘堵塞感，每于情绪不悦后加重。服用木香顺气丸、开胸顺气丸后无明显减轻。今日本院胆囊B超示：胆囊炎症表现，大小（9.5×4.0）cm，壁毛糙。

刻下证：胁肋窜痛、胃脘堵塞、呃逆，时后背痛。舌质暗红，舌苔薄黄。脉弦细。

专科情况：墨非氏征阳性。胆囊B超示：胆囊炎症表现，大小（9.5×4.0）cm，壁毛糙。

辨证分析：情志怫郁，郁怒伤肝，木失调达。肝气横逆，克伐脾胃，使肝胃不和，气机不畅，出现胁肋窜痛、胃脘堵塞、痞满、后背疼痛等症。胃气以降为顺，胃气不降则呃逆上冲。

诊断：中医诊断：胁痛、痞满（肝郁气滞）

西医诊断：慢性胆囊炎

治则治法：疏肝解郁，行气止痛

处方：柴胡疏肝散加减(《景岳全书》)

柴胡10g　当归10g　炒白芍15g　陈皮10g　青皮10g　香附9g

茯苓 15g　清半夏 10g　大贝 10g　炒莱菔子 6g　佛手 10g　焦三仙各 10g　鸡内金 15g　木香 10g　甘草 10g　生姜 15g　7 剂，水煎服，日 1 剂。

二诊：2008 年 11 月 5 日

胁肋窜痛、胃脘堵塞感明显减轻。舌质暗红，舌苔薄黄。脉弦细。

辨证分析：服药后胁肋窜痛、胃脘堵塞感明显减轻，说明气机疏通大半，加大莱菔子用量，以降气和胃，加入元胡、川楝子活血行气。

处方：

柴胡 10g　当归 10g　炒白芍 15g　陈皮 10g　青皮 10g　香附 9g　茯苓 15g　清半夏 10g　大贝 10g　炒莱菔子 10g　佛手 10g　焦三仙各 10g　鸡内金 15g　木香 10g　甘草 10g　生姜 15g　元胡 15g　川楝子 10g　7 剂，水煎服，日 1 剂。

三诊：2008 年 11 月 14 日

胁痛脘胀明显减轻，自觉口干口苦，大便偏干，舌质暗红，舌苔薄黄，脉沉弦细。此乃湿热郁于肝胆所致，治疗加清利肝胆之味。

处方：

柴胡 10g　当归 10g　炒白芍 15g　陈皮 10g　青皮 10g　香附 9g　茯苓 15g　清半夏 10g　大贝 10g　炒莱菔子 10g　佛手 10g　焦三仙各 10g　鸡内金 15g　木香 10g　甘草 10g　生姜 15g　元胡 15g　川楝子 10g　焦栀子 15g　大黄 6g　7 剂，水煎服，日 1 剂。

共治疗 21 天，效果显著。

本案特点：本案为肝郁气滞之胁痛、痞满。导师用柴胡疏肝散加减疏肝行气，祛瘀止痛。抓住胁肋窜痛、胃脘堵塞之主证。肝郁气滞是病机之关键。用柴胡疏肝散加减治疗，症状明显减轻。二诊加大莱菔用量，并入元胡、川楝子，以加强活血行气之力。三诊见口干口苦，大便偏干，虑其用药偏于香燥，肝胆湿热有生，故于方中再加焦栀子、大黄，以清利肝胆之湿热。前后用药 21 剂，取得明显效果。

案三：泄泻案

姓名：孔某，男，63 岁。初诊日期：2004 年 8 月 24 日

主诉：腹泻伴脘胀 3 年，加重 5 天。

现病史：患者于 3 年前出现腹泻，大便日 2～4 次，其中夜间 2～3

次，并伴脘腹胀满，5 天前症状加重来院。

刻下证：腹泻，昼 2 次，夜 2 次，脘胀，喜温，无明显腹痛。舌淡，苔薄白。

辨证分析：患者年事已高，脾肾阳气渐微，脾虚运化无权，水湿内生。肾阳衰微，釜底无薪，下焦无火以温运中焦，因而脾肾虚寒，发生泄泻。脘胀喜温，夜泄明显，均显脾肾两虚之候。

中医诊断：泄泻（脾肾虚寒）

西医诊断：1. 结肠炎。2. 十二指肠炎

治则治法：健脾温肾，固肠止泄

方剂：香蔻汤加减（自拟方）

煨肉蔻 3g　草蔻 6g　白蔻仁 5g　干姜 10g　丁香 3g　薏苡仁 20g　茯苓 15g　山药 20g　白术 15g　木瓜 10g　木香 10g　乌贼骨 20g　焦三仙各 10g　鸡内金 10g　甘草 10g　7 剂，每日 1 剂。

二诊：2004 年 8 月 30 日

大便次数明显减少，夜间已不更衣，仍有脘胀。今加健脾补气之党参，理气之砂仁、檀香。7 剂，日一剂。

处方：

煨肉蔻 3g　草蔻 6g　白蔻仁 5g　干姜 10g　丁香 3g　薏苡仁 20g　茯苓 15g　山药 20g　白术 15g　木瓜 10g　木香 10g　乌贼骨 20g　焦三仙各 10g　鸡内金 10g　甘草 10g　檀香 9g　砂仁 9g　党参 15g　7 剂，水煎服，每日 1 剂

三诊：2004 年 9 月 7 日

大便日一次，近成形，唯脐上小胀，余无不适。效不更法，再予 7 剂，以巩固之。

本案特点：本案腹泻 3 年，脘胀喜温，甚时夜多于昼，此脾肾阳虚可知。导师多年总结一泄泻方名——香蔻汤。无不效验，方中丁香醒脾暖胃散寒温肾助阳止泻为君，肉蔻、草蔻、白蔻、干姜温中补肾收敛固涩为臣。山药、薏苡仁、茯苓、白术补气健脾。三仙、内金消食和胃，木瓜和胃化湿，木香行气宽中为佐使，全方共奏健脾温肾固肠止涩之能。

李英杰万病崇脾治论

马艳东

李英杰主任医师，北京中医药大学（原北京中医学院）毕业，从事中医临床工作40余年，其诊疗特点，四诊注重问诊，病因注重内伤，辨证注重脏腑，施治注重脾胃，选方注重参合，用药注重升降。他认为：“土为万物之母，脾为脏腑之根”。临床中不但擅长脾胃病的治疗，而且对于其它系统疾病也特别推崇从脾胃论治。治病多获良效。他治学严谨，学术造诣精深。早年得到多位中医名师指点。细研《内经》、仲景学说，广览群书，深究周易，河洛数理，读四书，阅五经，读庄老，兼收并蓄，形成了他万病崇脾的学术思想。先后被推举为河北省第一批、全国第三批、第四批带徒指导老师。任河北省卫生高级职称评审委员会委员，衡水市中医学会名誉理事长，获河北省首届名中医称号。

《说文解字》中“崇”释之为“山大而高也”。又引伸为“凡高之称”、“重（zhòng）”“万物得极其高大也”。《现代汉语词典》释之为，高：重视、尊敬。于是可将“崇”字解释为，一是表最高的，可作崇高讲；二是表敬重，可作崇敬、崇拜、崇尚、呵护讲，所谓“崇脾”，就是非常崇尚和重视脾胃在全身各脏腑间发挥的积极作用。李老认为，脾胃不但是气血的生化之源，而且是全身气机的升降之枢，运化之中轴。对人的健康与疾病起着极其重要的作用。任何疾病的发生与发展，向愈与恶化，都与脾胃功能密切相关。所以，李老临证辨别证候，多从脾胃着手；治疗疾病多从脾胃论治；病后调理、养生之道，亦认为其要在脾。由此可见，李老对于脾胃的重视和崇尚，“万病崇脾治”是李老一生所尊崇的医病之道。

一、脾胃之性乃天地之道

大千世界，繁衍有度，苍茫宇宙，错落无垠。中国人用以描述这无限运动过程的符号数序——《河图》、《洛书》，早在六千年前就启发和开凿了祖先超凡的灵感和智慧，并创造了《周易》这一鸿篇巨著。无论《河图》、《洛书》、《周易》均说明“天地之大德曰生”，一而二，二而三，三生万物。两仪成，四象分，五行以出。五居中央，临制四方。开合鼓荡而聚散消息，升降出入而生克制化。宇宙就是以中央为中心，按照一定的“大德”（天地万物生生不息之能）规律，无限地运动着。庄子《逍遥游》云：“得乎环中，以应无穷”。意思是说，环者，圆也，环中即中央五。能够掌握中央象数五，就可以应变无穷。故曰：“中也者，天下之大本也”。李老认为，“中医之道，也本于天韵之理，通于性灵之门，它内存天道、地道、人道乃至万物之道”。然一言以蔽之，易，道也。易具医之理，医得易之用，医易相通，理无二致。无疑，中医之阴阳五行源于《内经》，《内经》曰：“脾者，土也，治中央”。《素问·六微旨大论》曰：“出入废则神机化灭，升降息则气立孤危，故非出入则无以生长状老已，非升降则无以生长化收藏”。按照《易辞》提出的“方以类聚，物以群分”之则，人们把长养万物功能的事物均归为土性。由此可见，就宇宙言，土为中央——五居中央，临制四方。就人体言，土为脾脏——脾主中央，以应四维。此脾之功能，即脾胃之气——生化之能、升降之性、运化之功、四维之用，非人所能使之，器所能易之，此乃天地之道，正如《内经》所言“人与天地相参也，与日月相应也”，万不能违之，应崇之，举之，适之，应之。

二、五脏六腑皆有脾胃之气

《素问·灵兰秘典论》说：“脾胃者，仓禀之官，五味出焉”。胃为腑，主受纳，脾为脏，主运化，它们各有分工，相互配合，共同完成饮食物和水液的受纳、消化、吸收，化生为人体所需要的精微物质敷布全身，以供养五脏六腑和四肢百骸。体内的糟粕和水液之余也是通过脾的运化作用，将其排出体外。正如《素问·经脉别论》所言：“食气入胃，散精于肝，淫气于筋。食气入胃，浊气归心，淫精于脉。脉气流经，经气归于肺，肺朝百脉，输精于皮毛。毛脉合精，行气于府。府精神明，留于四脏”。一言以蔽之，五脏六腑四肢百骸之精气均源于脾胃。又说：“饮入于胃，游溢精气，上输于脾，脾气散精，上归于肺，通调水道，下输膀胱，水精四布，五经并行。”水饮入胃，其精气上输于脾，脾气散精，上滋于肺，肺为水之上源，通调水道，其浊者下输肾与膀胱，由之分清泌浊，清升浊降，达到水精四布于肢体，五经并行于全身机体的正常状态。故《素问·玉机真脏论》云：“五脏者，皆禀气于胃，胃者五脏之本也”。“脾脉者，土也，孤脏以灌四傍者也”（脾与中央土气相应，位居中央，为一个孤脏，化精气以灌溉心肝肺肾四脏）。因此李老认为，脾胃是气血精微物质化生的源泉，并且，还必须通过脾胃之气才能将其灌溉于五脏六腑，四肢百骸。所以，五脏六腑之中皆有脾胃之气，换言之，脾胃之气，在人体无处不在，无时不有，对生命起着主宰作用。正所谓，中轴斡转，四象轮旋，神形泰然。

三、诸病成因均因脾胃而起

人体所病，不外乎外感和内伤。《素问·调经论》说：“夫邪之生也，或生于阴，或生于阳。其生于阳者，得之风雨寒暑；其生于阴者，得之饮食居处，阴阳喜怒。”风雨寒暑即是外感，饮食喜怒即是内伤。李老非常推崇“四季脾旺不受邪”这一论断。盖春夏秋冬四季，主肝心肺肾四脏，脾不主时而分旺四季，脾胃不虚则肝心肺肾气旺，不为外淫所侮，所以不会造成外感病变。李东垣指出：“脾全借胃土平和，则有所受而生荣，周身四脏皆旺，十二神守职，皮毛固密，筋骨柔和，九窍通利，外邪不能侮也”。说明脾胃功能强健，则心肝肺肾四脏气旺，腠理固密，筋骨和柔，外邪无以侵犯，若脾胃不足，形气俱虚，无气以护其营卫，则不任风寒外邪而生病。脾胃不足，也是内伤疾病的主要成因。李老认为，饮食不节则胃病，形体劳役则脾病。脾胃一病，生化无源，则内伤诸恙而生。总之不论外感内伤，皆以脾胃之气的充盛与否有关，如脾胃气衰，营血大亏，则发生心病。脾胃虚弱，不能散精于肝，或土壅木郁，可致肝病。脾胃虚弱，土不生金，肺气无所养，则可致肺病。脾胃虚弱，土不制水则水泛而可致肾病。所以李老非常推崇李东垣《脾胃论》中“胃虚则脏腑经络皆无以受气而俱病”的精辟之论。至于四脏不调而犯脾，也是“邪之所凑，脾虚使然”。如肝气犯胃，则胃脘胀痛恶呕、吞酸，克脾则脘胀、腹痛、泄泻久痢或便秘。心病及脾（母病及子），无论心气不足不以助脾，或心血亏损，无以滋脾，均可影响脾之健运，导致脾虚气弱，健运失司，而出现食少纳呆、腹胀便溏。如肺气失于宣降，或不足或壅滞，可直接影响脾之运化（子病及母），使饮食物消化吸收和输布受到影响，而出现脘腹饱胀、呕恶等症。如肾阳不足，不能温煦脾阳，使脾阳不振，无阳以温，则腹部冷痛。水反为湿，谷反为滞，水谷不化，而生泄泻。就六腑而言，胆热扰胃，则口苦胁痛，厌食泛恶，飧泄肠澼。大肠实热，腑气壅滞不通，也可影响脾之运化，而出现腹满、腹胀、腹痛、大便干结等症。小肠失于受盛，则见呕吐，食后腹痛，失于化物，则出现食入腹胀，完谷不化，清浊不分，上吐下泻，腹痛肠鸣。所以，人之五脏六腑发生疾病，均可影响脾胃升降功能，除本脏有疾病征象外，也会出现消化系统症状。临床中无论是二脏并症，还是三脏合病，李老首先考虑脾胃对疾病的影响，其次考虑其它脏腑的致病作用，他认为，只要辩识清脾胃的虚实寒热，以此便能确定病性之大概。总之，李老认为，疾病无论外感内伤，是脾胃自病伤及它脏，或是它脏有疾而犯脾胃，均与脾胃之气充盛与否有关。故李老有言“诸病成因均因脾胃而起，万病罹患不离脾胃”。

四、万病之治当应崇脾而施

脾胃为后之本，是气血生化之源。其重要性关系到人的健康乃至生命的存亡。所以有“有胃气则生，无胃气则死”，“安谷者昌，绝谷者亡”之言。周慎斋说：“诸病不愈，必寻到脾胃之中，方无一失，何以言之？脾胃一虚，四脏皆无生气，故疾病日久矣。万物从土而生，亦从土而归，补肾不如补脾，此之谓也。治病不愈，寻到脾胃而愈者颇多。”李老也常引用蒲老的观点“胃气的存亡，是病者生死的关键，而在治疗中能否保住胃气，是衡量一个医师优劣的标准，治胃是治病求本之法”。李老也常说：“善治脾胃者，即可以安五脏”。所以李老临床诊治疾病，从整体观念出发，以五脏辨证为中心，特别注重脾胃在疾病发生发展过程中的作用，以及脾胃与各脏腑之间的关系，对任何疾病，李老崇尚调补脾胃，刻刻固护脾胃，万病不离脾胃。健脾益气，和胃化滞是他的常用之法，四君六君是他的常用之方，由此化裁活用，以应无穷。如益气祛湿之参苓白术；脾心俱亏之归脾汤；气血两虚之八珍汤，气阴兼顾之四君加生脉，脾阳不足之理中汤，脾气下陷之补中益气汤，肝脾气滞之柴胡舒肝散，脾肾两虚之理中加四神，脾湿犯肺之平胃合三子养亲等。诸如此类，都是李老治脾以调他脏或调脾以治四脏的具体体现。看似常用之方，灵活加减，效如桴鼓。对病后调理，李老不主张一见邪去正虚，即峻补气血，漫投滋补，这样可使脾胃之气困惫，非徒无益，反益招害。要针对病后阴阳气血之各不足，结合脾胃进行调治，以达到中土得以健运，化水谷为精微，机体才能康复，正如张璐《名医方论》所谓“盖人之一身，以胃气为本，胃气旺，则五脏受荫；胃气伤，则百病丛生，故凡病久不愈，诸药不效者，惟有益胃补肾两途，故用四君子随证加减。无论寒热补泻，先培中土，使药气四达，则周身之机运流通，水谷之精微敷布，何患其药之不效哉?”所以，疾病的向愈与恶化，与脾胃功能的恢复与否有关，李老又言“诸病向愈，均赖脾胃而复，万病回春全仗脾胃”。

临床上，李老非常重视治法的升降和施药的温和。因脾宜升宜运，胃宜降宜和，太阴湿土得阳始运，阳明胃土得阴始安，脾喜刚燥，胃喜柔润。如何调理二者的关系，李老认为，因脾胃喜恶相悖，过燥过柔均有所失，在治法上要注意升降，用药上要注重温和。因脾为太阴湿土之脏，对湿有特殊易感性，失其健运最易生湿或被湿困。其性虽喜燥恶湿，但施药过于热燥，湿邪未去，内热反生，湿于热和，胶固难解，反使病情加重。过于温燥也可伤及胃阴，使阳土津液缺乏，不能消化水谷。过于寒凉，伤及脾阳，失其温煦，运化无能；胃阳被遏，失其蒸化，腐熟无望。故李老采用“以温和求之”治疗。李老认为，温，非热也，是性情平和之谓。和，非平也，是调和和解之谓。温有温运、温通、温补、温润、温煦等多种作用，和有调和、和解、和缓、和顺、结合等多种功能，看似一法，实百法具焉。所以李老有言：“温和之法，是脾胃之大喜，百法之宗法也，‘四君、六君为司命之本也’（《名医方论》）”。观李老医案，治法中温和之法十之八九，脾胃之药每方均见。乌附之品几尽不用，大黄之量不过钱分。这是李老用药不用大辛大热、大苦大寒，而施以温运和通的具体体现。

李老用药，健胃消食，擅用焦三仙、鸡内金、生姜。健脾补气喜用太子参、黄芪、焦白术、山药、茯苓、炒薏米。处方中可几味共有，亦有一味独现。有者用其君，有者取其臣，有者为佐使。他的体会是，虫类药物易伤胃，滋腻药物易碍胃，疗痹药物易损胃，虚弱之体易益胃。如此，一可防药物对胃之不良刺激，二可助治疗药物发挥最大效能，三可保胃气之存旺。他认为："消食之品，亦消药物矣，药物未能消化，安能疗疾哉?"诸脏有恙，必配健脾之品，方能万全。如是一可保各脏腑有气血生化之原，二可助其它脏腑发挥正常功能，三可携其它药物升降迁旋，直达病所。"如不然，或虚或困，药力不达，安能去病哉?"李老医案中，培土生金治疗咳血案，补脾益肾治疗漏症案，心脾同治治疗心悸案，补中益气治疗虚劳案，强脾抑肝治疗儿童抽动案，益气固表治疗产后痹症案，宣畅气机，清热利湿治疗发热案。这些都充分体现了李老万病崇脾治的学术思想。

附　篇

李英杰调理脾胃法在心血管疾病中的应用

曹清慧　路志敏　田红军　马艳东　指导：李英杰

李英杰（1939～）是衡水市中医院主任中医师，原衡水市中医院副院长，衡水市中医学会名誉理事长，全国第三批、第四批中医药专家学术经验继承指导老师，也是国家十一·五课题："李英杰临床经验、学术思想研究"课题指导者。

李老重视脾胃，因脾在五行属土，土具有贮藏、化生万物之性，脾胃在躯体中处于中焦部位，其化生之水谷精气能滋养灌溉全身上下，五脏、六腑、经络、百骸皆得其养，故上下至头足，皆以脾胃水谷精气为其物质基础。从病理而言，中央脾胃有病，亦可能引发五脏六腑或全身病变。《灵枢·本神》云："脾气虚则四肢不用，五藏不安。"现将李老应用调理脾胃法治疗心血管疾病的验案介绍如下。

1. 益气温阳散寒活血法治疗胸痹

中医认为饮食失节，饥饱无度可以造成脾胃功能紊乱，从而引起心痛。中医认为胃与心的部位相近，"胃络通心"，因此很多脾胃的疾病可以影响到心脏，而因"心属火，心火不能生胃土"则心痛亦可影响到脾胃。本例患者系过食膏粱厚味之品，助湿生痰，阻塞血脉，而致胸痹心痛。"治中央"，调脾胃，可使后天精气充盈，先天之精气得培育，五脏六腑精气充足，五脏得安，则有利疾病痊愈。

耿某，男，51 岁，2008 年 10 月 15 日初诊

主诉：乏力胸闷 1 个月。

初诊：1 个月前因劳累后出现乏力，易疲劳，下巴或肩部发酸。怕

冷，出汗不多。原体形肥胖，近来主动减肥30余斤。睡眠尚可，大便正常。既往史：2004年患心梗，安支架3个。心梗前血压偏高，140～150/80～90mmHg，未服降压药，心梗后血压偏低，100/70mmHg。体格检查：100/70mmHg，心率75次/分，律整，各瓣膜听诊区未闻及病理性杂音。舌质淡暗，舌体胖大，苔薄白，脉沉细。实验室检查：2006年心脏彩超示：节段怀室壁运动异常（下壁）。2006年24h动态心电监测示：陈旧性下壁心梗，室上性早搏。2008－10－13日踏车试验：运动及恢复期ST－T轻度异常改变。中医诊断为胸痹，证属脾肾阳虚寒凝血瘀。西医诊断：冠状动脉粥样硬化性心脏病（陈旧性下壁心梗）。《素问·上古天真论》指出："丈夫……五八，肾气衰，发堕齿槁"。肾为五脏之本，阴阳之根，心肾相交，心本乎肾。在病理情况下，肾脏阴阳的虚衰和失调往往会造成心脏阴阳的虚衰和失调。肾阳虚衰不能温煦脾阳，脾肾阳虚，阴寒内盛，肾阳虚衰则不能鼓动心阳，引起心气不足或心阳不振，血脉失于温煦，鼓动无力而痹阻不通。精神疲惫，声怯懒言，畏寒肢冷，舌质淡胖，脉沉细为阳气虚衰之象。瘀血内阻则舌暗。治以益气温阳，散寒活血，方用生脉饮、四君子汤合桂枝甘草汤加减。处方：酸枣仁20g，夜交藤15g，太子参20g，寸冬15g，五味子10g，黄芪20g，茯苓15g，炒白术15g，山药20g，丹参15g，生地10g，仙灵脾10g，甘草10g，桂枝10g，大枣10g。7剂，水煎服，日1剂。

二诊（2008年10月29日）：服上药后怕冷明显减轻，疲倦好转，因出差未能坚持服药。舌暗红苔薄白脉沉细。10月15日方加葛根15g，10付。

按：心肌梗死多表现为正气不足的虚证，即使有气滞、血瘀、痰阻、寒凝等邪实的表现，也多是由虚而致实，且已不堪攻伐，以正虚为主，治疗当以扶正为要，"以补为通"，使正足而邪自去。

参、芪、苓、术之类益气健脾以培补后天之本，这是李老调理脾胃法在内科疾病中应用的典型案例。阳气者，若天与日，何处无阳通达，阴寒必闭塞其处。心为君火，命门为相火，君相相资，助心阳则用益相火之药，李老临证最喜用仙灵脾，而少用附子，是防其炮制不好而有毒，体现了他用药谨慎的风格；桂枝甘草汤出自《伤寒论》，桂枝补心阳之虚，甘草补心以益血脉。两药相合，则辛甘相资，阳生阴化，助阳而不燥，滋脉而不寒，为本方之特点。阴阳互根，不可一味补阳，且心脏病亦不宜久用辛温之品，以免伤阴。生脉饮是李老治疗冠心病最常使用的有效方剂，方中一般用太子参代人参，益气生津，阴中求阳。心藏神，李老喜用酸枣仁、夜交藤、石菖蒲、远志等宁心安神药入于胸痹、心悸等病症中，每获良效。

2. 滋阴通降益气健脾行气消滞治疗食欲不振胸痹

患者虽有胸闷气机阻滞之证，但系气虚运行无力而致气滞，治之唯以补虚行滞，不宜用疏散破气之药。正如《罗氏会约医镜》所云："气不虚不阻"，"凡常人之于气滞者，惟知破之散之，而云补以行气，必不然也。不各实则气滞，虚则力不足运动其气，亦觉气滞，再用消散，重虚其虚矣"。本例以胃阴不足为主，兼有胃气不足与脾气虚弱。治疗有能一味养胃阴，须兼补脾益气。胃阴与胃阳是互相依存的关系，胃阴是胃气的物质基础，胃气须依附于胃阴而存在，故胃阴耗伤则胃气不能发挥其受纳、消化、顺降等正常功能；胃阴虚衰，胃气必然难以舒展。

王某，男，60 岁，2008 年 11 月 27 日初诊

主诉：食欲不振 4 个月，加重伴胸闷 1 个月。

初诊：患者于 4 个月前因生气后出现食欲不振，乏力，曾服"健胃消食片"等药后略有好转。1 个月前因劳累后出现胸闷胸痛，在北京医院诊断为"心肌梗死"，安装支架后好转出院。此后因压力大而更觉不欲饮食。现症：食欲不振，不觉饿，乏力，胸闷，心烦，口干，胃堵，烧心，返酸，大便黏，不畅，解不净。既往史：冠心病史 5 年余。查：P82 次/分，血压 110/80mmHg。面色萎黄，形体偏瘦，舌暗红少苔无津脉细。实验室检查：心电图：陈旧性下壁心梗；空腹血糖：5.8mmol/L；血脂：TG1.5mmol/L、CHOL6.1mmol/L、LDL－C3.5mmol/L。中医诊断：1. 食欲不振、胃阴不足、脾气虚弱。2. 胸痹、气虚血瘀。西医诊断：1. 功能性消化不良。2. 冠状动脉粥样硬化性心脏病、陈旧性下壁心梗。患者忧思恼怒，肝气郁结，郁久化火，复因嗜食辛辣，耗伤胃阴，胃阴不足则譬如"中无水，不能熟物"，故见不思饮食甚或无食欲；胃阴与胃阳是互相依存的关系，胃阴是胃气的物质基础，胃气须依附于胃阴而存在，故

胃阴耗伤则胃气不能发挥其受纳、消化、顺降等正常功能；脾胃失于升降，则气机不行，壅阻于中，则见胃脘堵闷；阴虚津少，无以上承则见口干；《素问·至真要大论》云："诸呕吐酸皆属于热"，胃气上逆则泛酸；气机郁滞，通降失常则大便不爽。《痹论》云："心痹者脉不通"，不通则痛，故见胸闷胸痛；舌暗红少苔无津脉细为热盛伤津之象。病位在胃、脾、心，为本虚标实之证。治以滋阴通降，益气健脾，行气消滞，方选益胃汤、枳术丸、乌贝散加减：太子参20g，沙参15g，枳实10g，炒白术15g，木香10g，元胡15g，焦三仙各10g，内金15g，乌贼骨20g，大贝10g，炒栀子6g，寸冬10g，丹参10g，炒卜子6g，砂仁6g，甘草10g。7付。

二诊（2008年12月3日）：食欲有所好转，饭前稍有饥饿感，感觉较前有精神，胸闷减轻，心烦减轻。舌脉如前。2008－11－27日方改丹参15g，加黄连10g，石斛10g，党参10g。7付。

三诊（2008年12月10日）：食欲明显好转，胃堵减轻，原来不能吃鸡蛋牛奶，现食后无不适，但仍以流食半流食为主。胸闷明显减轻，大便仍解不净。舌暗稍红，舌面已生薄苔，脉沉细。2008－11－27方去炒栀子，元胡，改丹参15g，改炒白术为生白术20g，加生姜15g。7付。

四诊（2008年12月17日）：胃堵明显减轻，返酸烧心缓解，食量较前明显增多，胸闷大为好转，精神明显好转，乏力缓解，每天下午后背痛，大便仍稍黏，不爽。舌暗稍红，苔薄黄，脉细。12月10日方加葛根15g，川军5g。7付。

按语：方中沙参、麦冬、石斛养胃阴，生津液，木香、砂仁理气醒胃而不辛燥，以防阴柔碍胃；养阴方易流于呆板，李老临证常参入焦三仙、鸡内金、木香、砂仁等流通气机，助其运化。莱菔子辛甚，长于顺气开郁，消食化痰；丹参养血活血。枳术丸，枳实长于破滞气、消积滞、除痞塞，为脾胃气分要药；白术甘温补中，益气生血；枳实辛散性烈，以泻为主；白术甘缓补中，以补为要，枳实以走为主，白术以守为要，二药相互为用，使补而不滞，消不伤正；生姜辛而气薄，能升胃之津液；且辛而能散，温而能走，故以为宣扬开发之主，流通其郁滞阴浊之气，鼓动其传化转运之机。大便不爽非脾湿所致，为脾虚运化无力，加党参合白术以益气健脾。葛根禀天地清阳发生之气，其味甘平，其性升而无毒，入足阳明胃经；川军，《神农本草经疏》云："荡涤肠胃，通利水谷，安和五藏"，所谓安和五藏，指脏腑积滞既去，则实邪散而中自调，脏自安和也。诸药合用，使胃阴与胃气平衡协调，脾胃升降得以平衡，诸症乃愈。

3. 化痰和胃健脾燥湿治疗心悸

李老认为，心与胃关系十分密切，在治疗心脏病时有时要心胃同治。心阳虚能使胃阳虚，胃虚冷，而胃中虚冷又可以使阳微无气，胸中冷，脉不通。故心胃互相依赖，心需胃营养，胃又需心供给血液，所以，心胃同治法在临床应予重视。可以用《金匮要略》橘枳姜汤、茯苓杏仁甘草汤、人参汤及厚姜半甘参汤等加减。

闫某，男，50岁，2009年9月11日初诊

主诉：间断心慌3个月，腹泻2个月。

初诊：患者于3个月前因工作烦劳，应酬较多而感冒，在某门诊输液治疗，输液时发生过敏，后出现心慌，伴胸闷气短，倦怠乏力，经治疗后有所好转。现症：心慌，胸闷气短，倦怠乏力，恶心欲呕，烧心，嗳气肠鸣，便溏，日3次，有时头晕头痛，怕冷，食欲不振，夜寐不安。既往史：高血压病史1年余，现服复方降压片，1片/次，1/日，血压115～130/75～85mmHg。体格检查：BP：120/85mmHg面色萎黄，形体偏瘦。舌暗稍红，苔薄腻稍黄，脉细稍滑。心率80次/分，律整，各瓣膜听诊区未闻及病理性杂音。腹部柔软，无压痛反跳痛。肠鸣音亢进。实验室检查：胃镜示：浅表性胃炎；血脂：TG1.71mmol/L；心电图：室性早搏。中医诊断：1. 心悸、气阴两虚，痰湿内蕴。2. 腹泻、脾虚湿滞。西医诊断：1. 心律失常、室性早搏。2. 慢性肠炎。宋代成无己在《伤寒明理论》中云："心悸之由，不越二种，一者气虚也，二者停饮也。"元代朱丹溪提出"责之虚与痰"，认为"血虚"、"痰迷"、"痰火"是造成惊悸的主要原因。心血不足，心失所养，血不舍神，心神不安，时或心悸，夜寐不安；寒则脾气不升而反降，而见大便溏泄；"诸呕吐酸……皆属于热"，过食膏粱厚味，胃腑受伤，则胃气壅滞，气机郁滞，久郁不散则化热化火，热则胃气当降而逆上，故夹热而烧心泛酸；清阳不升则头

晕，浊阴不降，则见恶心欲呕；痰湿阻络则血行不畅而为瘀；痰瘀交阻则气机不畅；舌暗稍红，苔薄腻稍黄，脉细稍滑为痰瘀互结，湿热内蕴之象。故本病病位在心、脾、胃，为本虚标实之证。治以益气养阴，健脾化湿；方选生脉饮合温胆汤加减。太子参15g，寸冬15g，五味子10g，黄芪15g，苍术10g，生地10g，山药20g，焦三仙各10g，鸡内金15g，陈皮10g，清半夏10g，丹参15g，芡实15g，黄连6g，沙参15g。7付。

二诊（2009年9月21日）：心慌明显减轻，只于昨日发作一次，持续时间较前缩短；腹泻缓解，大便基本一日一次，基本成形，恶心缓解，胃中不适，有时胀满，食欲好转。舌暗稍红，苔薄腻，脉细。9月11日方改黄连10g，加天花粉20g，乌贼骨20g，浙贝10g。7付。

三诊（2009年9月30日）：心慌偶有发作，持续时间较短，烧心减轻，受凉或饮酒后腹泻发作，时有恶心。舌暗稍红，苔薄腻，脉细。9月21日方改黄芪20g，加生龙牡各20g。15付。

按：心阴不足或心血亏虚者，治以生脉饮；气分也虚者，加黄芪；生地入心、肝、肾经，养阴清热，养血润燥；山药平补脾胃，不燥不热，补而不腻；沙参养阴生津，并应秋季之燥，所谓因时治宜是也。二陈汤燥湿化痰，理气和中；苍术苦温燥湿，辛香发散，功专健脾燥湿；焦三仙、鸡内金启脾开胃、健脾消食；芡实健脾除湿、收敛止泻；丹参活血化瘀，去瘀生新，凉血清心，除烦安神。二诊改黄连10g以泻心火，除湿热。三诊故改黄芪20g，益气健脾，以气旺则能生血，气行则血行故也，加生龙牡质体重坠，镇静安神，因虑及龙牡之敛，必等待湿热之邪消之大半后方可使用。药中病机，效如桴鼓。

小结

《素问·太阴阳明论》云："脾者土也，治中央，常以四时长四藏，各十八日寄治，不得独主于时也"。治脾胃以安五脏之说，见《景岳全书》（卷十七），并谓："脾为土脏，灌溉四旁是以五脏中皆有脾气，而脾胃中亦有五脏之气，此其互为相使……，故善治脾者，能调五脏，即所以治脾胃也。"李老以其善治脾胃，治脾胃以安五脏的思想合于临床治疗心血管疾病，取得了良好的临床疗效。所以，脾胃学说值得我们深入学习与继承。

李英杰治疗脾胃病症经验介绍

刘梅举　贾卫华　刘银鸿　李　萍
曹清慧　路志敏　马艳东

摘要：介绍李英杰主任中医师治疗脾胃病症的经验。李英杰，河北省名中医，全国第三、四批老中医药专家学术经验继承工作指导老师。从事中医治疗消化系统疾病临床研究40余载，治疗脾胃病有丰富的经验。笔者有幸师从李老师，受益颇深。现将其治疗脾胃病经验点滴简介如下：

治法：降逆和中除呕吐；疏肝和胃治呃逆；滋阴柔肝治胃痛。

1. 降逆和中治呕吐

李某，女，29岁，2007年4月7日初诊

近9个月来，食后上腹饱胀不适，无嗳气，饮食减少，餐后呕吐食物，量不多，无酸水，吐后腹部稍舒。大便正常，形体消瘦明显，舌苔薄白，脉细滑。处方：黄芪、茯苓、赭石、旋覆花各15g，苍术、甘草、白芍、木香、枳壳各10g，吴茱萸4g，干姜6g。水煎服，每天一剂，7剂。二诊：食量增，腹胀消，呕吐止。前方加党参、炒莱菔子各15g，7剂。巩固疗效。

按：患者羸弱之体，中气不足，脾胃阳虚，健运失司，食后饱胀感，而无嗳气，并非食积气滞所致。张景岳论呕吐症云："所谓虚者，或其本无内伤，又无外感，而常为呕吐者。此即无邪，为胃虚也。"方以旋覆代赭汤合四君子汤加减。方中旋覆花、代赭石降逆和胃，四君子汤补中气，以苍术易白术，因苍术宽中，其功胜于白术(《本草图解》)。李老师常用木香配枳壳，宽中下气，止呕之功甚捷，但不宜多用、久用。

2. 疏肝和胃治呃逆

刘某，女，46岁，2006年4月26日初诊

呃逆1年余，饱食后腹胀，时有反酸，急躁，进食喜温热恶冷饮。西医诊断为浅表性胃炎。舌尖红，苔薄黄，脉弦滑。胃镜检查示：慢性浅表性胃炎。处方：醋柴胡10g，川楝子10g，广郁金10g，枳壳10g，白芍20g，白蒺藜10g，夏枯草10g，黄芩10g，炒栀子6g，法半夏10g，瓜蒌20g，旋覆花10g，赭石20g，槟榔10g，吴茱萸6g，姜黄6g。水煎服，每天一剂，3剂。二诊：服药后呃逆、腹胀明显减轻，继服上方7剂后呃逆即止。随访半年未复发。

按：呃逆、急躁可见肝郁气机向上冲逆趋势，泛酸为肝火犯胃，脾胃为肝气所困，故仍喜温热，治疗侧重于疏肝解郁泻火、和胃降逆止呃。方中川楝子、郁金、青陈皮与白蒺藜疏肝理气开郁；夏枯草泻肝火；黄芩泻肺火，防肺金克肝木（肝火易引动肺火，肺火又易伤肝阴）；炒栀子泻三焦火，柴胡疏肝理气止痛，吴茱萸疏肝，合旋覆花与赭石降气平逆；槟榔、炒谷麦芽消食导滞，瓦楞子制酸，姜黄行气止痛。

按：顽固性呃逆用丁香柿蒂汤、旋覆代赭汤治疗少效者，李老遵《素问·至真要大论》所云"诸气郁属于肺"，《灵枢·口问》中"肺主为哕"之训，常在和胃调气方中加入肃降肺气之药，每奏奇效。黄芩一味，泻肺火，防肺金克肝木。李老在方中加黄芩治疗顽固性呃逆，疗效尤佳。

3. 滋阴柔肝治胃痛

周某，女，49岁。2004年11月4日初诊。

食管溃疡6个月。6个月前口腔溃疡，自服消炎药后发现食管溃疡，胃镜显示幽门螺旋杆菌（+），浅表性胃炎。症见：胁胀，胃脘痛，纳可，便干，时太息，急躁，饮热水时胃脘痛，舌边尖红，苔黄腻中有裂纹，脉弦细。西医诊断：浅表性胃炎合并幽门螺旋杆菌感染。处方：川楝子10g，枳壳10g，青陈皮各10g，白芍20g，黄芩10g。川黄连6g，法半夏10g，茯苓10g，元胡10g，吴茱萸6g，煅瓦楞子20g，海螵蛸15g，炒谷、麦芽各10g，生地黄15g，瓜蒌20g，太子参15g，北沙参15g，郁李仁10g，蒲公英10g。水煎服，每日一剂。

二诊：药后胃脘痛、腹胀明显减轻。胸部（胸口后食管处）疼痛（食管溃疡所致），舌边尖红，苔黄，脉弦细。

附篇

按：胃病日久，尤其是肝郁化火型胃痛失治误治伤及胃阴，肝火伤及肝阴，而成肝胃阴虚证；本证型一般属于胃病较久阶段，不易取效。用川楝子与枳壳、青皮、陈皮、白芍疏肝理气；蒲公英、黄芩与川黄连泻胃火兼杀幽门螺旋杆菌；法半夏、茯苓燥湿降逆；元胡理气止痛；吴茱萸疏肝下气；煅瓦楞子与海螵蛸制酸止痛；炒谷、麦芽消食；太子参补养脾胃之气，生地黄与沙参滋养胃阴；瓜蒌与郁李仁清热通便，瓜蒌兼宽胸理气。二诊时胸痛，考虑滋阴有碍胸中阳气宣通，故去滋阴药，加入行气活血药姜黄与收敛生肌药白芨面。

李英杰治疗胃脘痛经验介绍

刘梅举　李　萍　刘银鸿　曹清慧　马艳东　路志敏

李英杰，主任中医师，是河北省名中医，衡水市中医院名誉院长，全国第三、四批老中医药专家学术经验继承工作指导老师，从事中医治疗消化系统疾病临床研究40余载，治疗胃脘痛有丰富经验。笔者有幸师从李老师，受益颇深。现将其治疗胃脘痛经验点滴简介如下：

1. 清热解毒，调气行滞

胃脘痛患者，由于脾胃久虚，湿浊阻滞，日久化热，且湿阻气滞，临床多见胃脘胀痛、口苦、嗳气、泛酸、舌苔黄或腻等表现。李老师认为，脾主运化水湿，脾运失常，湿浊久居，易于化热。本病若属于脾胃湿热证或胃热为主者，主要病因在于“热”与“湿”，“热”与幽门螺杆菌的感染有关，“湿”与胃黏膜水肿、浸润、糜烂等活动性炎症病变有关，在健脾助运基础上辅以清热化湿、理气和中之品。清热化湿药常用茵陈、黄连、虎杖、田基黄、蒲公英、连翘等；湿重者选用白豆蔻、砂仁、佩兰等芳香化湿药，热重者选用黄连、半枝莲等清热解毒之品，但苦寒之品易于伤脾害胃，不可过用。李老师每加用太子参，温中护胃。热消湿除，气顺纳化，诸症自除。

2. 疏肝行气，升降脾胃

调理肝胆之气在胃脘痛的治疗中具有重要作用。《素问·宝命全形论》云：“土得木而达”。叶天士所谓：“肝为起病之源，胃为传病之所。”肝为风木之脏，主疏泄喜条达，既能助脾气升清，又能助胃气和降。升降协调，完成饮食物的消化吸收。李老师重视肝胆之气的升发与条达，敷布阳和作用，认为脾胃病证应注重升降，而脾胃之升降要籍肝胆气之升浮。常选用《景岳全书》之柴胡疏肝散。方中柴胡疏气、解郁、镇痛，为疏利肝胆之要药。

3. 用药轻灵，贵在平和

李老师强调在胃脘痛的诊治中应注意中焦脾胃的功能特点，脾胃同居中焦，脾以升为健，胃以降为和，中焦为气机升降之枢纽，升降失职，“不通则痛”，纳化失常则不运。因此，治疗时应注意调整气机，重点强调一个“动”。李老师多选用灵动调和之药，如百合、菊花、金银花等轻清之品。治脾胃病贵在和，如补用太子参、山药、茯苓、薏苡仁等平调脾胃，使补而不腻；理气用甘松、木香、佛手，使脾胃运化功能恢复，枢机运动，湿、热、痛除，以逆转病情，逐步向愈。

4. 病案举例

病历一　郭某，女，48 岁。2008 年 2 月 8 日初诊。胃脘持续性疼痛 4 周。胃脘部持续性疼痛，进食后尤甚，连及腰背，嗳气时作，无泛酸，纳呆，口淡，神疲体倦，眠可。二便调。舌淡嫩，苔白腻，脉弦细数。胃镜检查示：胃底、胃体多发密集红斑，胃角黏膜粗糙，呈颗粒状，胃窦黏膜花斑状，红白相间，以红为主。病理检查示：慢性浅表萎缩性胃炎，部分腺体肠化。诊断：慢性浅表萎缩性胃炎；幽门螺杆菌阳性。诊断为胃脘痛（脾虚型），治以健脾行气止痛。方用香砂六君子汤加减。处方：党参、白术、海螵蛸、延胡索各 15g，干姜、木香、香附、浙贝母各 12g，乌药 9g，砂仁（后下）6g，炙甘草 10g。10 剂，每天 1 剂，水煎服。药后疼痛基本消失。胃镜与病理检查示：胃体轻度浅表性炎症，HP（-）。2008 年 6 月随访，胃脘痛未再复发，精神、饮食均可。

病历二　韩某，男，47 岁。2008 年 3 月 6 日初诊。患者胃脘痛 24 年，屡次发作，经钡餐检查，确诊为十二指肠球部溃疡。现脘痛引背，痛甚汗出，夜不能寐，嗳气不爽，喜温喜按，得食则缓，舌苔薄白，脉缓弦。胃纤维镜检查示：胃体中下部、十二指肠见霜斑样溃疡。HP 阳性。西医诊断：慢性浅表性胃炎，十二指肠溃疡。证属脾胃虚寒之胃脘痛，治以温中散寒止痛。拟方：黄芪建中汤加味。处方：黄芪、白芍各30g，乌药、全栝蒌、炙甘草各15g，柴胡、桂枝、浙贝母、白术各10g，干姜6g，大枣5枚。效果：6剂后疼痛大减，15剂后痛止，自觉症状消除。复查胃镜示：胃体、胃窦、幽门均正常，十二指肠溃疡已愈合，HP 阴性。随访一年未复发。

按语：从病历中可以看出李老师辨证有以下特点：（1）善用乌药、浙贝母清热解毒，制酸止痛。（2）善用疏肝行气之法，“气行则一身之气均顺矣”。（3）胃脘痛是临床常见病、多发病，病人多数屡治无效而请李老师诊治，经治疗，半月之内，一般都能控制胃痛症状。而且笔者根据李老师的辨证特点和用药经验治疗胃脘痛患者，也都能收到明显的效果，说明李老师经验有很好的社会效益。

胃脘痛是一种慢性病，病程长，李老师强调“三分药，七分养”。在治疗中嘱患者忌食肥甘厚味，生冷辛辣，忌烟酒和有刺激的食物，饥饱适中，宜清淡而具营养的食物，调情志。情志因素在胃脘痛的发病中有重要作用。

李英杰从胆论治心绞痛验案1则

李　萍　张朝香

李英杰主任中医师从医40余年，对冠心病心绞痛的治疗有独到之处，仅注重心本脏的气血、阴阳、虚实变化，还注意到其他脏腑的功能失调对心的影响。李师特别强调审证求因、辨证论治，临床对胆胃不和、痰热扰心所致的心绞痛从胆论治，取得了良好的疗效，现举验案1则如下：

梁某，女，36岁。2003年3月12日初诊。

患者因胸中窒闷2月，加重3天就诊。2月前无明显诱因出现发作性胸中窒闷，3天前因进食油腻食物，上述症状加重，同时伴胃脘胀满，嗳气，虚烦不得眠，舌质暗红，苔黄厚，左寸脉沉细，左关脉弦滑。既往慢性胆囊炎病史10年。心电图示：窦性心律；室性期前收缩；各导联T波低平。中医辨证属胆胃不和、痰热扰心、心气阴不足。治宜利胆降逆、清化痰热、补气养阴、宁心安神。予以黄连温胆汤、生脉散加味治疗。处方：

太子参15g，麦冬15g，五味子10g，丹参10g，黄连10g，茯苓15g，半夏9g，陈皮10g，木香10g，白蔻仁5g，炒白术10g，酸枣仁20g，夜交藤15g，甘草10g。水煎，每日1剂，分2次服。连服5剂，胸中窒闷感明显减轻，期前收缩次数明显减少，仍自觉胃脘痞满，嗳气，夜寐欠安，舌质暗红，苔黄，左关脉弦滑。考虑为痰湿内阻，寒热错杂，气滞血瘀之象。治宜通补兼施。方选温胆汤合生脉饮化裁治疗。连服5剂，诸症悉平。

按：李师认为，胆为六腑之一，泻而不藏，胆又为清净之府，喜温而主和降，失其常则郁而不通，胃气内壅不降，痰热自内而生正如张秉成所说："痰为百病之母，所虚之处，即所受邪之处"。此患者左寸脉沉细，说明心之气阴两虚，痰热得以上扰心神，阻滞心脉，出现胸中窒闷，虚烦不寐，有的患者还会表现为善恐如人将捕之状。胆郁而胃失和降，故胃脘胀满，嗳气。全方以生脉散补气养阴，使心脉得通，气血调和，诸症俱消。

现代医学研究认为，心脏、胆道均由植物神经支配，两者在胸4~5脊神经有重叠交叉，故胆道疾病可通过心脏大神经纤维牵涉至心前区，导致心绞痛。同时，胆道疾病常伴感染，可导致小动脉痉挛，心肌缺血缺氧，产生心绞痛症状，感染还可导致心脏自律性和传导功能异常，从而出现各种心律失常。因此，胆心同治，不仅符合中医辨证论治原则，也符合现代医学理论，对于治疗胆心综合征所引起的心绞痛有一定的临床价值。

李英杰治疗冠心病心绞痛的经验介绍

李　萍　刘梅举　刘银鸿　曹清慧
路志敏　王玉栋　马艳东

李英杰主任医师，全国第三批、第四批名老中医药专家学术继承工作指导老师，河北省名中医。擅长冠心病心绞痛的治疗。笔者有幸侍诊，受益匪浅，将其治疗本病的经验介绍如下。

一、辨证论治指导思想

1. 辨证分脏腑：人体是统一的整体，五脏六腑是相互关联的。《灵枢·厥病》篇中有肺心痛、胃心痛、肝心痛、肾心痛之说。五脏六腑功能失调均可导致心的气血功能失调。肝血不足，其体暴直，则筋膜挛急；肝失疏泄，则痰瘀停滞脉中，发为胸痹心痛。老年人肾阴亏虚，则心失滋养，血脉苦涩；肾阳不足，心阳不振，心脉鼓动乏力而瘀滞。脾虚湿滞或痰阻，气机不畅，则胸闷、胸痛。痰浊闭肺，胸阳痹阻；胆失和降，痰热内生，阻滞心脉，均可致胸痛。

2. 论治重气血：《质疑录》曰："血生于心"。心生血，使血液不断得到补充；心主血脉，心行血，向全身输送营养物质。脉中血液循环往复，运行不复，主要靠心气推动，正如《素问·痿论》曰："心主身之血脉"。因此，心的功能离不开气血二字。在调理脏腑功能的同时，应注重调理心的气血功能。

3. 活血应审因：胸痹心痛的病机痿不荣则痛，或不通则痛，因此治疗应补其虚损、通其痹阻（寒邪、瘀血、痰浊、气滞），包括益心气、滋心阴、祛寒、温阳、化痰、行气、活血等治疗方法，而不是一昧的活血化瘀。李英杰主任医师熟读唐宗海的《血证论》、王清任的《医林改错》，深受二者的影响，主张活血化瘀药也应辨证应用。根据瘀血部位及程度不同，选用不同的活血药物。

4. 养血与安神：很多胸痹患者存在心悸、失眠等症状，心主血脉，心主神明，《灵枢·邪客》曰："心者，五脏六腑之大主，精神之所舍。"说明心的功能与神志有密切的关系。心血不足，心神失养则心悸；血不养心，神不守舍则不寐。因此，强调养心血，安心神，心血充足，则心神得养，心阳得以依附，心悸失眠症状得以改善，多选用酸枣仁汤加减。

二、辨证论治的具体方法和内容

1. 肝郁气滞型　主要临床症状：患者心前区疼痛，多由于情绪变化而诱发或加重，伴胸闷气短，善太息，两胁胀痛，舌质暗或有瘀斑、瘀点，舌苔白或黄，脉弦滑。治法：柔肝解郁、化瘀活血。常用柔肝解郁汤加减。组成：沙参、白芍、麦冬、柴胡、香附、郁金、丹参、瓜蒌、半夏、陈皮等。加减：以肝血亏虚为主者，加当归、百合、玉竹；以肝郁气滞为主者，加川楝子、元胡、枳壳、佛手；以血瘀为主者，加玫瑰花、甘松、五灵脂、乳香以畅气和血。

2. 心肾阴虚型　主要临床症状：心悸不安，胸闷气短，心痛多发于夜间，五心烦热，口干，面红，伴头晕耳鸣，腰膝酸软，记忆力下降，舌质红，少苔，脉细数。治法：滋肾填精、清火安神。方选六味地黄丸、黄连阿胶汤、左归饮等。药物：生地、熟地、知母、麦冬、五味子、山药、山萸肉、女贞子、旱莲草、玄参等。加减：偏肾阴虚，左归饮加减；偏心阴虚，则用麦冬、五味子、柏子仁、酸枣仁等；阴虚阳亢，选用首乌、女贞子、石决明、生龙牡等。

3. 心肾阳虚型　主要临床症状：胸闷胸痛，伴精神疲倦，畏寒肢冷，自汗，浮肿，舌质淡或有齿痕，苔白，脉沉细或结代。治法：温肾扶阳，活血定痛。药物：仙灵脾、巴戟天、菟丝子、枸杞子、肉桂、附子、桂枝、木香、川芎、黄芪等。

4. 痰湿中阻型　偏于脾虚湿盛患者的主要临床症状：胸部闷痛，阴雨天加重，伴胸脘痞满，恶心欲吐，头晕沉重，舌苔白腻，脉濡缓。治法：健脾祛湿、宽中理气。三仁汤加减。药物：白蔻仁、杏仁、薏苡仁、厚朴、半夏、茯苓、滑石、甘草等。偏于痰浊痹阻型患者的主要临床症状：胸部窒闷而痛，或胸痛彻背，背痛彻心，胸满咳喘，痰黏不爽，肢体困乏无力，苔白腻，脉弦滑。治法：健脾化痰、祛湿。瓜蒌薤白半夏汤合小陷胸汤加减。药物：瓜蒌、薤白、半夏、茯苓、厚朴等，偏于痰热者，黄连温胆汤加减。

5. 痰浊闭肺型　主要临床症状：胸中窒闷，胸痛，伴咳嗽，咯痰，或喘息，反复发作。舌质暗，舌苔黄或白，脉弦滑。治法：肃肺化痰，调气行血。方选瓜蒌薤白半夏汤、苏子降气汤、薤白散加减。药物：瓜蒌、半夏、薤白、厚朴、桑白皮、地骨皮、杏仁、茯苓、郁金、苏子等。

6. 痰热扰心型　主要临床症状：胸中窒闷而痛，虚烦不寐，心悸，善恐如人将捕之状，伴胃脘胀满、嗳气、或两胁肋痛，舌质暗红，舌苔黄腻或黄厚，脉弦滑。治法：利胆和胃、清化痰热、宁心安神。黄连温胆汤加减。药物：黄连、茯苓、半夏、陈皮、木香、白蔻仁、焦白术、枳实、郁金、丹参、焦栀子、蒲公英、柴胡等。

三、病案举例

梁某，女，62岁。2003年3月13日。

主诉：胸中窒闷2个月，加重3天。

初诊：2个月前无明显原因出现发作性胸中窒闷，3天前因进食油腻食物，上述症状加重，同时伴有胃脘胀满，嗳气，虚烦不得眠，腿软无力伴水肿。刻下证见发作性胸中窒闷，伴有胃脘胀满，嗳气，虚烦不得眠，腿软无力。心电图示：（1）窦性心律；（2）室性期前收缩；（3）各导联T波低平。舌质暗红，舌苔黄厚。左寸脉沉细，左关脉弦滑。既往有慢性胆囊炎、反流性食管炎病史。此胆郁胃失和降，痰热内生，痰热上扰心神，心脉阻滞之胸痹、痞满。法当利胆降逆、清化痰热、补气养阴、宁心安神。方拟温胆汤、生脉散、旋覆代赭汤加减。处方：

太子参15g，麦冬15g，五味子10g，丹参10g，木香10g，白蔻仁5g，炒白术10g，酸枣仁20g，夜交藤15g，夏枯草15g，旋覆花10g（包煎），代赭石20g，陈皮10g，清半夏10g，茯苓15g，焦三仙各10g，鸡内金10g，甘草10g。5剂。火水煎两次，每次煎30分钟，共取汁400ml，早晚两次温服。忌辛辣油腻、寒凉之品。

二诊（2003 年 3 月 18 日）：服前方后胸中窒闷及腿肿减轻，仍胃脘痞满，嗳气，嘈杂，睡眠有所改善，但仍夜寐不安。舌质暗，舌苔略黄厚，脉弦细滑。治疗以通为用，以通为补。方选温胆汤、丹参饮、旋覆代赭汤、乌贝散、酸枣仁汤合用。处方：旋覆花 10g（包煎），代赭石 20g，乌贼骨 20g，浙贝 10g，元胡 15g，枳壳 10g，陈皮 10g，木香 10g，砂仁 9g，丹参 10g，檀香 6g，鸡内金 10g，蒲公英 15g，苏梗 10g，白蔻仁 5g，酸枣仁 20g，夜交藤 15g，干姜 10g，半夏 10g，茯苓 15g，甘草 10g。7 剂。火水煎两次，每次煎 30 分钟，共取汁 400ml，早晚两次温服。忌辛辣油腻、寒凉之品。随访未复发。

按：胆为六腑之一，泻而不藏，胆又为清净之腑，喜温而主和降，失其常则郁而不通，胃气内壅不降，痰热自内而生。痰热上扰心神，心脉阻滞，出现胸中窒闷、虚烦不得眠。胆郁胃失和降，故胃脘胀满、嗳气。纵观舌脉症，患者为胆胃不和，痰热内扰之胸痹、痞满。

初诊患者左寸脉沉细，说明心之气阴两虚，痰热得以上扰心神，阻滞心脉，出现诸多症状。方中夏枯草、旋覆花、代赭石、陈皮、清半夏、茯苓、炒白术等利胆降逆、清化痰热；太子参、麦冬、五味子、丹参补气养阴活血；酸枣仁、夜交藤宁心安神。达到标本兼治的目的。

二诊脉弦细滑，心之气阴两虚有所恢复，上方去生脉散。仍有痰湿内阻、寒热错杂之症，加砂仁、丹参、檀香以行气宽中、通畅气血；乌贼骨、浙贝以治胃中嘈杂等症。诸药合用，既清痰热，又养心血，使心血充足，心神得养，心阳得以依附，睡眠自安。

总之，在辨证中把握胆胃不和、痰热扰心这一病理关健，确立利胆降逆、清化痰热、养心安神的治疗大法，并贯穿于疾病始终。组方有如下特点：寒热并用，通补兼施，运用五脏相关理论调理脏腑功能，补其不足，泻其有余，从而达到各脏腑功能的协调。

名医名方

李　萍

李英杰主任医师1966年毕业于北京中医学院，从事临床近四十余年，积累了丰富的临床经验。李英杰主任医师是全国第三批、第四批名老中医药专家学术继承工作指导老师，河北省首届名中医，“李英杰临床经验和学术思想研究”被列为“十一五”国家科技支撑计划。现将李英杰主任医师的经验方——香蔻汤总结如下：

1. 方名：香蔻汤（李英杰经验方）

2. 来源：老中医自拟方

3. 组成：煨肉蔻3g　丁香3g　草蔻6g　白蔻仁5g　茯苓15g　怀山药20g　木香10g　木瓜10g　乌贼骨20g　甘草10g

4. 功用：温肾健脾　醒脾化湿　涩肠止泻

5. 方解：本方以煨肉蔻、丁香为君药，温补脾肾。正如汪昂曾说：“久泻皆由肾命火衰，不能专责脾胃”。应益火生土，温补脾肾。草蔻、白蔻仁、茯苓、怀山药为臣药醒脾化湿、健脾运湿。君臣合用共奏温补脾肾、醒脾、健脾运湿之功效。木香、木瓜、乌贼骨为佐药，木香调气行滞除胀；木瓜性酸涩，“既于湿热可疏，复于耗损可敛”（《本草求真》），化湿和中，滋养脾阴；乌贼骨涩肠止泻。以甘草为使，既可甘缓和中，又能调和诸药。诸药合用共奏温肾健脾、醒脾化湿、滋脾、涩肠止泻之功用。在临床上，广泛用于治疗脾肾阳虚之泄泻。

6. 主治：脾肾阳虚之泄泻。症见腹泻、遇凉加重或夜间加重，伴脘腹胀满、肛门下坠、四肢不温、舌质淡红，舌苔薄白，脉弦细或细者。

7. 临床应用及加减化裁：

香蔻汤可用于脾肾阳虚之泄泻。临床常用于肠易激综合症、功能性腹泻、慢性非特异性溃疡性结肠炎、直肠炎。

临床加减化裁：

脘腹胀满，加焦三仙、鸡内金、砂仁、焦白术、檀香、党参、苡仁以补气健脾、温中和胃消食。若泄泻次数较多或水样便，加赤石脂、芡实固涩止泻。肛门下坠者加枳壳以行气导滞。若久泄不止，中气下陷而致脱肛者，可合补中益气汤加减，以益气升清、健脾止泻。阴寒内盛，手足不温，腹中冷痛者，合用附子理中丸再加吴茱萸、肉桂温中散寒。

8. 验案举要

马某，男，28 岁，2003 年 03 月 19 日初诊。患者以间断腹泻 6 年来诊。6 年来间断腹泻，进食生冷食物或着凉时易加重，大便每日 3~4 次，腹痛即泻，大便稀薄，泻后痛减，伴肛门下坠感，四肢不温，怕冷。舌质淡红苔薄白，脉弦细。结肠镜示：直肠炎。西医诊断：慢性直肠炎。中医诊断：泄泻（脾肾两虚证），治以温肾健脾止泻。方用香蔻汤去白蔻仁，加赤石脂 20g，炒扁豆 20g，炒枳壳 15g。7 付。

复诊：2003 年 03 月 26 日，下坠症状及腹痛减轻，大便每日 2~3 次。上方加白蔻仁 5g（即香蔻汤加赤石脂 20g，炒扁豆 20g，炒枳壳 15g）。7 付。一个月后随诊，患者大便正常。

李英杰治疗急性咽炎经验

刘银鸿

摘要：介绍李英杰老师治疗喉痹经验。他认为急性喉痹不单纯是风热侵袭或虚火上炎所致，而与人体正气虚损有直接的关系。人体正气不足，卫外不固才致风热毒邪侵袭肺卫。用清热解毒、滋肾润肺法治疗，自治咽炎乐口服液（金银花、知母、锦灯笼、生地、麦冬、青果、木蝴蝶、射干、胖大海、诃子、蝉衣、生黄芪），临床应用治疗急性咽炎效果显著。

李英杰老师从事临床工作四十余载，对急性咽炎的治疗颇具经验，用之临床每收良效，笔者有幸侍诊案侧受益匪浅，今介绍其论治经验如下：

1. 正虚为本，风热毒邪为标

急性咽炎属于中医的风热喉痹的范围。喉痹一名最早见于《素问·阴阳别论》：“一阴一阳结谓之喉痹。”后《医林绳墨》卷七说：“近于下者，谓之喉痹，喉闭。”又如《喉科心法·单蛾双蛾》曰：“凡红肿无形为痹，有形是蛾。”将喉痹与乳蛾区别开来，喉痹专指咽部红肿痛，或微红咽痒不适等为主要症状。李老认为本病的发生与人体正气虚损有直接的关系，各年龄段均可罹患，年少者先天禀赋不足，年壮者因劳倦过度，年老者因脏腑已损，均易致人体正气不足，卫外不固，风热毒邪侵袭肺卫，伤及咽部，致咽部微红、微肿、微痛、咽痒不利等症。或伴有发热恶寒，是邪正相争、抗邪外出的表现；或伴咳嗽有痰，为肺失肃降，宣发不利所致。

2. 当正邪兼顾

急性咽炎的病机，其本为肾虚，其标为风热毒邪。治病求本是辨证论治的一个基本原则，如《素问·阴阳应象大论》说：“治病必求于本。”故李老认为本病治疗当以清热解毒、利咽消肿以驱邪外出；滋肾润肺、益气扶正以增加卫外功能，提高机体抵抗力。标本兼施，阴阳兼顾，局部治疗与整体调整相结合尚获佳效。

3. 遣方用药

根据以上病因、病机辨证，确定扶正祛邪的治疗大法。具体方药如下：金银花、知母、锦灯笼、生地、麦冬、青果、木蝴蝶、射干、胖大海、诃子、蝉衣、生黄芪。方中金银花、锦灯笼、射干、青果清热解毒利咽；知母、生地、麦冬滋阴生津润肺；胖大海、蝉衣轻宣肺气；诃子敛肺下气；一宣一敛使肺气调、卫气固；黄芪、灵芝、木蝴蝶补肾益气、升阳固表。全方扶正祛邪、阴阳兼顾共奏邪去正安之功效。吾师根据以上辨证治法，制成成药咽炎乐口服液，临床屡用屡效。

4. 验案举偶

患者江某某，男，32岁，于2003年9月8日来诊。述咽痛、咽痒、咽干，时有咳嗽1天，追问其诱因，因前几日工作劳累，夜间休息较少，饮食无规律，饮水较少。于1天前出现上症，伴口渴、发热，体温38℃左右。查：咽黏膜红，悬壅垂红肿，咽后壁有淋巴滤泡增生，舌边尖红苔薄黄，脉浮数。诊为喉痹，正气亏损、风热侵袭证。治予清热解毒、滋阴润肺。方如下：金银花15g、锦灯笼10g、生地15g、麦冬15g、青果15g、木蝴蝶3g、射干10g、胖大海5g、诃子6g、蝉衣5g、灵芝10g、生黄芪10g，1剂煎之频服，嘱其勿食辛辣刺激之品，注意休息。1天后诸证明显减轻，继予咽炎乐口服液口服，3天告愈。

李英杰从肝论治月经病经验

刘银鸿

月经病是以月经的周期、经期、经量、经质出现异常，或伴随月经周期而出现局部或全身症状为临床特征的病变，运用中医药治疗月经病具有独特的疗效。吾师李英杰在治疗本病方面积累了丰富的临床经验，他认为月经病的发生多与肝有着密切的关系，因此临证时在辨证论治的基础上，多佐以疏肝理气之品而且获良效。

1. 月经先期

月经先期指月经周期提前7天以上，甚至1月两潮，连续2个月经周期以上。此类患者多经血量多，由于脾气虚，统摄失权，冲任不固或肝郁化热，热扰冲任，迫血妄行。治当健脾疏肝，化瘀清热。

张某某，女，29岁，2003年4月18日初诊。月经提前10天左右，有时甚至1月两潮，经血量多，色深红，质较稠，伴经前、经期乳房胀痛，舌质红，苔薄黄，脉弦滑。病程已有3个周期，证属肝郁化热，迫血妄行。治以疏肝解郁，凉血调经。处方：柴胡10g、当归10g、白芍10g、党参15g、茯苓15g、白术15g、丹皮10g、栀子10g、生地15g、薄荷9g、生姜3片、大枣4枚。此方于月经干净后服用，服用7剂，再次来月经提前5天，经前及月经期乳房胀痛减轻，月经干净后继用原方7

剂，再次来潮按期而至，随访半年，未复发。

2. 月经后期

月经后期是指月经周期推迟7天以上，甚至40~50天一潮，连续两个月经周期以上者，此类患者多因情志不舒，肝气郁结，肝郁气滞，气机不畅，血行艰涩，阻滞冲任，致月经不能如期而至。治宜疏肝理气，活血调经。

王某某，女，41岁，2003处11月12日初诊。患者述月经周期推迟10天左右已有4个周期。其经血量少，色黯，时有血块，兼见乳房胀痛，胸胁满闷，善太息等症。舌质暗，苔薄白，脉细涩。证属肝郁气滞。治宜疏肝理气、活血化瘀。处方：柴胡10g、枳壳10g、赤芍10g、当归10g、川芎10g、元胡10g、香附10g、桃仁10g、红花15g、桔梗10g、生地10g、甘草10g。此方于行经前后各服7并且剂，服1周期后，月经推迟5天，继服1个周期后，月经如期而至，乳房胀痛、胸胁满闷、善太息等症消失。随访半年，未再复发。

3. 月经先后不定期

月经先后不定期是指月经周期严重紊乱，或提前或推迟7天以上，或连续3个月经周期以上，此类患者多表现为月经量或多或少，色紫红，有血块，经行不畅，兼见乳房胀痛，胸闷，善太息，胁肋胀痛等。治当疏肝解郁，理气调经。

李某某，女，35岁，2003年10月8日初诊。月经周期紊乱已有半年，或提前，或推迟均超过7天，其述半年前因情志不畅而致，经量或多或少，色紫红，有血块，经行不畅，经前乳房胀痛，有时胁肋胀痛，胸闷，善太息，舌质稍暗，苔薄黄，脉弦细。证属肝郁气滞，治当疏肝解郁，理气调经。处方：柴胡10g、当归10g、白芍10g、茯苓15g、白术15g、郁金10g、川楝子10g、香附10g、栀子6g、枳壳10g、陈皮10g、半夏10g、甘草10g。每于月经干净后服用10剂，连服2个月后，其乳房胀痛，胸闷，善太息等症状基本消失，两次来经提前或错后3天左右。继用1个周期10剂后月经按期而至，随访半年未再复发。

4. 经间期出血

经间期出血是指在两次月经之间，阴道出血，血量少于常月经量，持续 2~3 天，周期性发作。此类患者多由于肝气郁结，肝郁乘脾，聚湿蕴热，氤氲之时，阳气内动，引动内热，损伤冲任而致出血。治宜疏肝清热，健脾祛湿。

陈某某，女，33 岁，2003 年 11 月 6 日初诊。患者经间期出血已有 3 个周期，其出血量或多或少，色红，质黏稠，无血块，白带较多，色黄，兼口苦纳少，胃脘痞满，大便黏腻不爽等，舌尖红，苔黄腻，脉濡数。证属肝郁乘脾，湿热内蕴。治当疏肝清热，健脾祛湿，处方如下：黄柏 10g、白花蛇舌草 15g、薏苡仁 30g、苍术 15g、茯苓 15g、柴胡 10g、当归 10g、栀子 10g、陈皮 10g、半夏 10g、厚朴 10g、泽兰 10g、甘草 10g。此方于经前、经后各服 5 剂，服 1 个周期后，经间期出血明显减少，口苦、纳少及胃脘痞满症状等基本消失，继服 1 周期，诸症消失，告愈。

李英杰临床经验

李英杰　指导　刘银鸿　整理

李英杰，主任中医师，衡水市中医院名誉院长，1966 年毕业于北京中医学院中医系，从事临床工作四十余年，积累了丰富的临床经验，在长期的临证中，精于辨证，并且辨证与辨病相结合，擅长治疗脾胃病、心脑血管及肝胆疾病。

一、脾胃疾病

临床治疗脾胃病往往要与肝胆病同治，但要分清孰轻孰重。我临证治疗脾胃病时首先以通为要。六腑以通为补，胃为六腑之一，为水谷之海，以通为用，以降为顺，叶天士认为“脾宜升则健，胃宜降则和”，胃和的关键就在于胃气润降。降则生化有源，出入有序，不降则传化无由，壅滞成病，只有保持舒畅通降之性，才能奏其纳食传导之功。胃主受纳，喜通利而恶壅滞，一旦得病，机枢不运，只入不出或少出就无法再纳，因而临床治疗着重疏通气机，使上下畅通无阻，当升则升，当降则降，应入则入，应出则出，则寒热自出，阴阳调和。治则为调畅气血，疏其壅滞，消其郁滞，导实邪下降给其以通路。具体用药，寒邪者选用良附丸加减，药用良姜、香附、干姜、肉桂、砂仁、熟附子等；食积者用保和丸加减，药用神曲、山楂、麦芽、鸡内金、莱菔子、槟榔等；湿热者用香连丸、二陈汤、三仁汤加减，药用黄连、厚朴、薏苡仁、白蔻仁、陈皮、半夏、茯苓、藿香、滑石、栀子等；血瘀者用金铃子散、失笑散、丹参饮加减，药用檀香、丹参、金铃子、元胡、赤芍、五灵脂、蒲黄、三七等；胃阴不足者一贯煎加减，药用沙参、麦冬、石斛、乌药、百合、佛手、乌梅等。

在长期的临证中，我还发现一部分胃病的发生与胆密切关系，由胆汁的生化排泄失常引致的脾胃功能失常，我将其称为胆胃不和症，胆火炽盛，常可犯胃，导致胃失和降，历代医家也有相关记载。如《灵枢·本腧》称“胆者，中精之府”，内藏清净之液，即胆汁。胆汁，由肝之精气所化生。以助饮食物消化，是脾胃运化得以正常运行的重要条件。《素问·宝命全形论》云：“土得木则达”，即以五行学说的理论来概括肝胆和脾胃之间存在着克中有用，制则生化的关系。在此辨证基础上制定了柔肝利胆、消食和胃的治疗法则，自制胃乐胶囊，药用白芍、元胡、佛手、吴茱萸、黄连、蒲公英、白花蛇舌草、炒白术、麦芽、半夏、三七、炙甘草等。方中白芍敛肝柔肝；佛手利胆解郁；吴茱萸、黄连、蒲公英、白花蛇舌草清胆胃郁热；炙甘草、元胡、甘松解痉止胃痛；炒白术、麦芽、谷芽、半夏消食和胃；三七活血止血；诸药同用，共奏柔肝利胆、消食和胃之功效。

二、心血管病

首先注重调理气血，在临床工作中，我发现此类疾病的发生多与气血失调有关，轻则气虚血虚，重则阴虚阳虚，继而引起气血失调，气虚生痰，血滞成瘀，治疗针对不同情况分别给予益气、养阴、补血、温阳、活血等治疗。特别是在活血药物的选择方面，临床根据引起血瘀的原因不同，所选药物也不同，气虚血瘀宜益气养血，多用生脉饮，药如党参、太子参、黄芪、麦冬、五味子等；气滞血瘀重在行气活血，选用厚朴、枳实、赤芍、郁金、泽兰、元胡等；寒凝血瘀，当加用温阳活血的苏木、川芎；或加用肉桂、桂枝、干姜、檀香等温阳之品。

其次，痰湿阻滞也是本类疾病发生的一个重要的病理基础，现代人多过食肥甘厚味及缺乏活动，并长期处于情绪紧张中，从而影响脾胃的运化功能，以致痰湿内生，阻于脉络，造成心脉瘀滞，产生心痛胸痹，大多表现为形体肥胖，胸部憋闷，胸痛，胸脘痞闷，恶心欲吐，有时咯白痰，苔白腻，脉弦滑。治以除湿祛痰，宣通胸阳，方选瓜蒌薤白半夏汤，二陈汤等，药用半夏、白术、茯苓、瓜蒌、陈皮、薤白、桂枝等。

另外，很多心血管疾病的人存在心悸、失眠等症状，这与心主血脉、心主神明的关系密切。心血不足，心神失养则心悸，血不养心，神不守舍则不寐。因此，对于这类病人的治疗，我着重强调养心血、安心神，心血充足，则心神得养，心阳得以依附，心悸、失眠症状得以改善，多选用酸枣仁汤加减，现代药理研究证实，酸枣仁、柏子仁、夜交藤、远志等宁心安神之品，对调节交感神经功能平衡，降低心肌氧的耗量，增强心肌耐缺血缺氧的能力有一定作用。

三、脑血管病

我治疗脑血管病的法则是：活血通络、祛痰醒脑、滋肾平肝。

活血化瘀法属“消法”范畴，是近年发展较快的中医治疗大法之一。脑血管病的主要病理基础是动脉硬化，而粥样硬化本身即是中医的瘀血、痰浊作祟，脑梗塞、脑栓塞更是“血瘀”、“不通”的严重表现。因此，临证非常重视活血化瘀，有些老年人尚未患脑梗塞，但是只要有舌质紫暗或瘀斑、瘀点，或肢体麻木等症状，也要适时选加活血化瘀之品，以防止脑梗塞、冠心病的发生，正所谓“既病防病”。常用方剂：补阳还五汤。在选用活血化瘀药物的同时，常佐以理气之品。小量缓图，以免损伤正气。

“痰”字贯穿于整个中风先兆、中风急性期和中风后期，无痰不作眩，无风不作眩，中风先兆期多有眩晕欲仆、手足麻木、阵发性偏身不遂和语言不利等症，时发时止，变化不定，因此治疗以健脾化痰祛风为主。方选温胆汤加减。急性中风，多表现为半身不遂、口眼歪斜、舌强不语、痰涎壅盛，治疗应以治痰为主，配以醒脑开窍之品，方选菖蒲郁金汤，半夏白术天麻汤加减。后遗症期，元气亏损，气阴两亏，化痰基础上应酌加益气养阴，活血通络之药物。

肝肾二脏在脑血管病发病过程中至关重要，《素问·至真要大论》云“诸风掉眩，皆属于肝”，《灵枢·海论》认为“脑为髓海”，“髓海不足则脑转耳鸣”，而导致髓海不足的根本原因为肾精亏虚，因此治疗脑血管病，注重滋肾平肝，育阴潜阳，方选镇肝熄风汤、地黄饮子，六味地黄汤加减。

李老治疗疾病特别强调治病必求于本和整体辨证。他说“这是咱们中医的精华，基于这种辨证理论，你们的诊疗水平才能不断提高。”我在跟师学习过程中，主攻脾胃病，观察到李老治疗了不少现代医学病因不明的功能性胃肠病，他认为，治疗这些疾病如果单单应用一些促动力药、制酸剂及胃黏膜保护剂是不能解决根本问题的。这类疾病的发生与社会因素、环境因素及个人的精神因素都有很大的关系。如前所述，脾胃病往往与肝胆关系密切。肝主情志，肝主疏泄；脾主升清；胆者，中精之府，胆汁由肝之精气所化生，以助饮食物消化。这些都是脾胃运化功能得以正常发挥的重要条件。因此，治疗脾胃疾病，脾胃虚寒者温中健脾；肝胃不和者疏肝和胃；肝强脾弱者疏肝健脾；胆胃不和者利胆和胃……。这些都是基于我们祖国医学整体辨证的基础上确立的治疗法则。临证中多应用于一些健脾（补人之后天之本）的药物，收效甚佳。

李英杰治疗脾胃病经验

刘银鸿

祖国医学总把脾和胃联系在一起，二者同居中焦，以膜相连，一脏一腑，阴阳互为表里，中医脾的概念，不同于西医的脾脏，脾的运化功能是指食物消化后的精华与糟粕的运输和转化，而且脾还有主肌肉、统血等功能。胃的概念基本与西医学的胃一致，它具有接受食物并“腐熟”（消化）食物的功能。脾喜燥而恶湿，胃喜润而恶燥，生理状态下纳化相宜，升降相应，燥湿相济，人体水谷精微得以上升，糟粕得以下降，此即所谓“升清降浊”，因此脾胃在功能上密不可分，我在跟师临证时总结了老师治疗脾胃病的几点经验，简述如下：

1. 治脾胃必重舌诊

阳明胃腑，多气多血，胃中气血挟邪气上潮于舌，则形成各种舌苔。脾胃病就其属性而言，有寒证、热证、寒热错杂之分；以虚实而言，有挟湿与无湿之别。古有“舌为胃镜”之语，故察舌验苔，是诊治胃病之重要手段。概言之，有苔为实，主湿滞；无苔为虚，主阴亏。苔白主寒，苔黄主热；治疗用药，先以舌象为指导，若舌苔白厚，为寒湿中阻，当用苦寒燥湿之品；舌苔黄腻，为湿热壅结，宜苦寒清利之剂；若舌苔黄白相间，为寒热错杂之象，多由腹部受寒或饮食生冷，阴寒凝滞，阳热郁遏，寒凝热郁，胃失和降致胃脘疼痛，其兼证寒热共有，治宜温凉同用，辛开苦降，以干姜、黄连相伍；或用张仲景半夏泻心汤；若舌质淡润胖大边有齿痕，苔厚腻，黄白相间，或边白心黄，采用藿香正气散合三仁汤加减；若舌面光滑无苔，为胃阴不足之象，则须沙参、麦冬之类久服以濡养胃阴，待舌苔渐生，病情会有转机，此时虽有胀痛，也慎用辛燥。

2. 治脾胃调气为先

脾胃病中，气机逆乱之气病较多。脾胃居中焦，为全身气机升降出入之枢纽。如脾胃气滞，当升不升，当降不降，郁滞于中，长此以往则成气、血、痰、湿、火、食六郁之病，而以气郁为先，故治郁首当行气。行气法不仅能止痛、除胀、运脾、和胃，还有解郁、化痰、祛湿作用。治疗时，气壅滞行之；气弱虚衰则补之；气逆于上则降之；气陷于下则升之。临床常用行气方剂主要是加味乌药汤。

3. 胃病以通为要

六腑以通为补，胃为六腑之一，为水谷之腑，以通为用，以降为顺。胃的生理特点即“降”、“泻”，叶天士认为“脾宜升则健，胃宜降则和”。胃和的关键就在于胃气润降。降则生化有源，出入有序；不降则传化无由，壅滞成病，只有保持舒畅通降之性，才能奏纳食传导之功。肠胃为囊，无物不受，易被邪气侵犯而盘距其中。邪气犯胃，胃失和降，脾亦从而不运。一旦气机壅滞，则水反为湿，谷反为滞，即可形成气滞、血瘀、湿阻、食积、痰结、火郁等种种胃病。若脾气虚弱，传化失司，升降失调，清浊相干，郁滞自从中生，则属于虚而挟滞，胃病常以寒热错杂、内有郁滞为共同特点。寒则凝而不通，热则壅而失降；阳主动，主运化，伤阳者滞而不运；阴主濡润，伤阴者涩而不行。因而临床治疗着重疏通气机，使上下畅通无阻，当升则升，当降则降，应入则入，该出则出，则寒热自除，阴阳调和。

4. 治脾胃不忘调肝胆

脾胃与肝胆同居中焦，肝主疏泄，主一身气机的升降出入，脾主运化，胃主和降，脾胃为人体气机之枢纽。肝脾主升，胆胃主降，共同发挥疏理气机升降、协调气机运化的功能。因为肝为风木之脏，喜条达，主疏泄；脾为至阴之脏，必赖肝之疏泄，始能职司运化水谷以化生气血；肝主疏泄，精气泄于肠胃，以助胃腐熟水谷，传导糟粕之用。若肝失疏泄，精气郁结则脾气不升，胃气不降，壅滞成病；或疏泄太过，横逆而犯，脾胃受戕；或脾胃虚弱，肝木乘之，气乱为病。一旦肝气郁结，疏泄失常，胃失和降，势必致胆汁上逆，于是造成胆胃不和症。而情志不舒，肝郁犯胃，或肝郁脾虚，湿热内生，气滞湿阻，亦是临床上脾胃病证的常见类型。所以在健脾和胃时始终不忘调理肝胆。

5. 脾阴亏虚亦可致病

脾阴之说，历代医家很少论及。脾为太阴之脏，藏精而不泻，多脂多液。脾主运化，为胃行其津液，重在生化。故凡脾体本虚，胃强脾弱，胃火炽盛，耗伤脾阴，或老年肠燥，产后体虚，皆使脾气不得敷津，失其传输之能，而使脾失滋润之性，即为脾阴亏虚。脾阴一亏，中脘嘈杂，大便秘结，舌红脉细等症。由于脾阴胃阴彼此渗透，多难区别，然脾阴亏损多由内伤所致，胃阴不足，多系热伤津液，治胃偏于清热生津，治脾则当养阴和营。应用富含脂液之品，如肉苁蓉、首乌、白芍、当归、枸杞子、麻仁等品。滋阴诸药虽可补其阴液，但不能助其生化，唯有加入白术一味，以滋其化源，才是治法。

6. 酌加活血化瘀之品

胃为多气多血之腑，初病在气，久病入血，临床胃病多迁延日久，致胃阴不足，中土失于健运，气血津液生化乏源，无以充养血脉，络脉涩滞而致瘀血内停，或阴虚燥热，耗伤阴血，又灼伤血络，血溢于外，留而成瘀。瘀血痹阻和津血亏虚并见。因而瘀血之证不拘于疼痛固定、舌紫、脉涩。凡胃病日久不愈者，均考虑其血瘀因素。吾师善用丹参，取其破宿瘀而以生新血，功兼四物，既可活血又可养血。对于胃热、肝胃郁热、热灼血络致瘀血者，可用丹皮、赤芍、丹参等凉血、活血、散瘀；对于阴虚津伤之证可用沙参、麦冬、当归、白芍、汉三七、丹参以养阴活血和血、消肿生肌。对于血瘀证多用失笑散或丹参饮、金铃子散等。

李英杰采用仙方活命饮加减治疗痤疮经验

刘银鸿

痤疮是青春期常见的一种毛囊、皮脂腺的慢性炎症。因皮脂腺管与毛孔的堵塞，致使皮脂外流不畅所致。主要发生于面、胸、背等处，形成粉刺、丘疹、脓疱、结节、囊肿等损害，炎症位置较深者，愈后遗留浅的凹坑状瘢痕，甚至疤痕疙瘩。本病与祖国医学文献中记载的“肺风粉刺”相类似。如《医宗金鉴·外科心法》肺风粉刺记载：“此证由肺热而成，每发于面鼻，起碎疙瘩，形如黍屑，色赤肿痛，破出白粉汁。”中医也有称本病为“粉刺”“面疮”或“酒刺”。如《诸病源侯论》记载：“面疮者，谓面上有风热气生疮，头如米大，白者是也。”，本病多好发于青春期男女。近年来，由于人们饮食结构的改变和生活压力的增大，发病率不断增加，给患者带来很大痛苦。李老在临床上治疗本病多用仙方活命饮加减，取效颇佳。

李英杰医案

李老认为本病的发生主要由于素体阳热偏盛，加上饮食不节，过食肥甘厚味辛辣之品，肺胃积热，复感风邪，循经上熏，血随热行，外壅于表，蕴阻肌肤而发病，若病情日久不愈，气血郁滞，经脉失畅；或肺胃积热，久蕴不解，化湿生痰，痰瘀互结，致使粟疹日渐增大，或局部出现结节，囊肿等。仙方活命饮取自《校注妇人良方》，在《证治准绳疡医》中又名“真人活命饮”。组方：白芷、贝母、防风、赤芍、生归尾、甘草、炒皂角刺、炙穿山甲、天花粉、乳香、没药、金银花、陈皮。方中银花清热解毒；防风、白芷疏散外邪，使热毒从外透解；归尾、赤芍、乳香、没药活血散瘀，消肿止痛；贝母、花粉清热散结；山甲、皂刺通经活络，透脓溃坚；陈皮理气，甘草化毒和中。以上配伍可清热解毒，通行血结，溃坚消散，使毒去瘀散坚溃肿消。湿热较重者，加茵陈、栀子、大黄、黄连、薏米；丘疹结节胀痛明显者，加蒲公英、地丁；月经不调或经前皮疹加重者，加益母草、乌药、香附、白芍；皮肤油腻，毛孔粗大者，加酸枣仁、五味子。

验案举偶：李某，男，22 岁，因面颈部散在丘疹、脓胞、结节、囊肿半年来诊，其皮疹红肿疼痛，伴口臭、便秘、大便 6~7 日 1 行，尿黄，舌质红，苔黄腻，脉滑数。辨为湿热蕴结，气滞血瘀。治以清热解毒祛湿，活血消肿止痛。药用炒皂刺 10g、地丁 20g、薏米 30g、炮山甲 6g、银花 15g、防风 10g、白芷 10g、当归 10g、陈皮 10g、赤芍 10g、浙贝 10g、天花粉 20g、乳没各 3g、蒲公英 15g、大黄 10g、甘草 10g、黄连 10g、栀子 10g、杏仁 6g、竹叶 10g。水煎服，每日 1 剂，同时嘱其忌食辛辣油腻之品。7 剂后复诊，皮疹红肿疼痛减轻，部分脓疱结痂，便秘好转，2~3 日 1 行，效不更方，继服 7 剂，三诊时诸症明显好转，原方继服，1 月后告愈。

李英杰健脾疏肝益肾治疗高血压经验

田红军　曹清慧　马艳东　路志敏　指导：李英杰

李英杰（1939～）是衡水市中医院主任中医师，原衡水市中医院副院长，衡水市中医学会名誉理事长，是全国第三批、第四批中医药专家学术经验继承指导老师，也是国家十一·五课题："李英杰临床经验、学术思想研究"课题指导者。笔者有幸侍诊学习，现将李老治疗高血压经验介绍如下：

高血压病多从肝阳上亢、痰火内盛、气血失调、肝肾阴虚、阴虚及阳五类证候辨治，李老认为高血压初期大多始于肝，进而影响到脾，最后归结于肾。本病属"阴虚阳亢"者为多，是本病中医辨证的一般规律，但不能将高血压病与"阴虚阳亢"等同起来，必须全面正确地认识高血压病的病因病机。

从其发病过程来看，一般初起及中青年患者以阳亢居多，逐渐发展为阴虚阳亢，久病不愈又可见阴虚为主。阳亢为标，多属暂时性；阴虚是本，常为重要的后果。标实与本虚互为对立，影响和联系。一般病程不长，年壮体实，标症为急者，多以治标为主；久病本虚明显，年龄较大者，则以治本为主。

血压升高是机体阴阳的动态平衡失调所致。唐容川说："人之一身，不外阴阳，而阴阳二字即是水火，水火二字即是气血。"故脏腑阴阳失调，必然导致气血失调。因气为血帅，血行紊乱，又碍气机之升降，故调气与和血两相配伍，气调则血和，血和气亦顺。即"谨守病机，各司其属，疏其血气，令其条达，而致和平"，以期从根本上解除高血压病发生发展的内在原因。

李英杰医案

一、辨证论治

1. 肝郁化火型

《素问·生气通天论》云："阳气者，烦劳则张，精绝"，此言阳气因烦劳过度，兴奋太过，动其五志之火，暗伤其阴精，阴虚于下，阳实于上而气血上逆；清代高鼓峰在《医家心法》中云："眩晕之病，悉属肝胆风火"；金代刘完素主张眩晕的病因病机应从"火"立论。症见头痛头胀，面红目赤，口苦咽干，耳鸣，心中烦热，急躁易怒，夜寐不实，大便秘结，小便黄赤，舌红苔黄，脉弦数或弦而有力。治宜疏肝解郁、清热泻火。方选龙胆泻肝汤、加味逍遥散加减。常用药：龙胆草、炒栀子、黄芩、柴胡、生地、当归、车前子、泽泻、炒白术、白芍、薄荷、菊花、夏枯草、甘草等。

典型病案：

何某，女，46 岁，2009. 6. 22 初诊

主诉：头晕 2 天。

初诊：患者于 2 天前因劳累复又生气后突然出现头晕，头胀，无恶心呕吐及肢体活动障碍，在单位医务室测血压 190/145mmHg，予心痛定含服后头晕减轻。遂赶往北京协和医院就诊。经检查未见异常。现症：时有阵发性头晕，头胀，晕时大汗淋漓，汗出冰冷，眼干，急躁易怒，倦怠乏力，怕冷，食欲不振。神情焦虑，小便黄赤，大便偏干，夜寐不实。既往史：体健。体格检查：BP150/95mmHg。形体偏胖，面红目赤，舌红苔薄黄，脉弦滑数。实验室检查：空腹血糖：5. 5mmol/L，血脂：甘油三酯：1. 79mmol/L，胆固醇 5. 52mmol/L。肝功能、肾功能正常。中医诊断：眩晕（肝郁化火）。西医诊断：高血压病 1 级。辨证分析：肝主疏泄，为风木之脏，体阴用阳，阴常不足，阳常有余，易致阴阳失调。长期恼怒忧思以致肝失疏泄，出现肝气郁结而致气血失调，肝气郁结日久化火则见口苦烦燥，小便黄，大便干或秘结等；肝郁乘脾则见纳呆、倦怠乏力；病位在肝、脾，为本虚标实之证。治以疏肝健脾，清肝泻热，方选加味逍遥散、四逆散加味。柴胡 10g　当归 10g　炒白芍 15g　炒白术 15g　茯苓 15g　丹皮 10g　炒栀子 10g　枳实 10g　生姜 10g　薄荷

9g　大枣10g　女贞子10g　酸枣仁20g　夜交藤15g　石菖蒲10g　远志10g　生龙牡各20g　甘草10g。7付。

二诊（2009年6月29日）：患者头晕明显好转，右胁不适，焦虑减轻，精神明显好转，睡眠好转。舌淡稍暗，苔薄黄，脉弦细。BP120～140/80～90mmHg。6.22方改炒白芍20g，加青皮10g，佛手10g，10付。

三诊（2009年7月8日）：头晕基本缓解，诉腰痛，白带多，色黄，有异味，无少腹坠胀及疼痛。舌淡稍暗，苔薄黄，脉细。BP120～130/75～85mmHg。6.29方加白花蛇舌草15g，炒杜仲15g，10付。

按：初诊方中，柴胡疏肝为君，芍药配柴胡益阴养血调肝，柴芍并用就是调整阴阳，调整其疏泄藏血的平衡。当归既能养血，又能活血，合柴胡有疏通气血的作用。由于高血压病人多为阴虚阳亢之体，故调气应避免香燥辛散，和血多用凉润和平，忌破血。白术、茯苓、生姜作用于脾，都有除湿散水的作用，逍遥散不仅能疏通气血，还能疏通津液；生姜散水，白术燥湿以中焦为主，茯苓渗湿利小便，使水湿从下而走，即上焦开宣，中焦芳化苦燥，下焦淡渗，所谓分消走泄是也。薄荷疏肝清热，实际上肝郁可有不同程度的化火化热，加丹皮泻血中伏火、栀子泻三焦之火，导热下行，兼利水道；四逆散中，枳实配柴胡一升一降，也是李老调理肝脾气机的常用组合。枳实配芍药，又是一个常用组合，枳实以行气，调气为主，通过行气导滞可以解决气血郁滞；白芍可以调血，作用于血分，既有益阴养血作用，也有一定活血作用。女贞子禀天地至阴之气，故其木凌冬不凋，气薄味厚，阴中之阴，降也。《经》曰："精不足者，补之以味"，此药气味俱阴，正入肾除热补精之要品。

二诊时眩晕大为好转，因肝主疏泄，又主藏血，与气血关系最密，且为本病的主病之脏，故调气以平降，疏利肝气为要，和血亦多选入肝之品。改炒白芍20g，以养血柔肝；加青皮，青皮性最酷烈，削坚破滞是其所长，李老凡欲使用之时，常与参、术、芪、苓等补脾药同用，以防遗患。佛手芳香辛散，苦温通降，治疗肝郁气滞，行气止痛。

三诊"年四十而阴气自半也，起居衰矣"，加炒杜仲补肝肾、降血压。本案重点在于调整机体阴阳的平衡。临床采用各种治法方药，调节阴阳归之于平，则可有效降低血压。

本案特点以疏肝为主，四逆散从肝脾气郁入手，加味逍遥散治疗肝郁脾虚，肝脾同病则肝脾并调，其疏肝健脾针对气血，但不会伤正，很平和。全方调节阴阳归之于平，常可有效降低血压。

2. 痰热内蕴型

主治是《丹溪心法·头眩》云："无痰不作眩"。《素问·痹论篇》云："饮食自倍，肠胃乃伤"，恣饮膏粱厚味，伤脾进而生湿生痰化热；由于木郁抑土，或肾阳不能温化也可导致脾胃失和而致痰湿内蕴。肥人多痰湿，痰湿随气血流行，内而脏腑，外而筋肉，其停滞与流动，必然影响、阻碍气血的正常运行，痰血交结而成痰瘀。若兼肝阳上亢，三者相互影响而上犯巅顶，扰乱清窍而发病。症见头晕头痛，口苦耳鸣，恶心呕吐，时吐痰涎，脘腹痞闷，舌质红，苔黄腻，脉弦滑或滑数。治宜清热化痰。方选温胆汤、半夏白术天麻汤、菖蒲郁金汤、三仁汤、甘露消毒丹加减。药用陈皮、半夏、茯苓、枳实、竹茹、瓜蒌、炒栀子、淡豆豉、白术、天麻、杏仁、苡仁、滑石、茵陈、石菖蒲、郁金、藿香等药。

3. 肝阳上亢　脾肾两虚型

张景岳认为"眩晕一证，虚者居其八九"；叶天士谓："肝为风木之脏，体阴而用阳，其性则刚，主动主升，全赖肾水以涵之，血液以濡之，则刚劲之质，化为柔和之体，遂其条达畅茂之性，何病之胡？倘肾阴有亏，水不涵木，则血燥热而风阳上升，窍络阻塞，头目不清，眩晕跌倒，甚则昏厥。"

肝阳上亢型：《医学大辞典》谓："肝阳乃肝风之轻者，郁而不舒为肝气，升于头目为肝阳。"头痛头晕，耳鸣目眩，腰膝酸软，甚者头重脚轻，站立不稳，行走欲仆，伴有肢体麻木或双手颤抖，重者可有抽搐等症。舌红苔白，脉弦数。治宜平肝潜阳。方选天麻钩藤饮加减。常用药：天麻、钩藤、石决明、炒栀子、炒杜仲、寄生、怀牛膝、夜交藤、夏枯草、菊花、生龙牡等。

肾虚型：症见头晕头痛，耳鸣耳聋，健忘嗜睡，腰膝酸软，肾阴不足者可见口干、目涩、便秘，舌红少苔，脉细数等症，肾阳偏衰者可见畏寒肢冷，大便稀薄，小便清长，舌淡苔白，脉沉细等症。治宜补阴益阳。方选金匮肾气丸，左归丸、右归丸加减。常用药：生地、山药、茯苓、泽泻、女贞子、炒杜仲、寄生、仙灵脾等。

典型医案：

李某　男　82岁　2009.2.27初诊

主诉：头晕10天。

初诊：患者因春节期间劳累、饮食不节后出现3次发作性头晕、头胀，血压最高达220/105mmHg，当地医生予“心痛定”含服后缓解。发作时无肢体活动障碍及恶心呕吐等症。现症：间断头晕，头沉，倦怠乏力，食欲不振，夜寐不安。现血压150～160/85～100mmHg。既往史：体健。体格检查：160/100mmHg。舌暗红，舌体胖大，苔薄黄，脉弦滑。双肾区无叩击痛，双下肢无水肿。实验室检查：肝功能、肾功能正常；肝、胆、脾、胰、双肾B超未见异常；心电图大致正常；血脂：甘油三酯：1.87mmol/L，胆固醇6.52mmol/L。中医诊断：眩晕（肝肾阴虚）；西医诊断：高血压病Ⅲ级。辨证分析：《素问·至真要大论》云：“诸风掉眩，皆属于肝。”肝为肾之子，肾水不足，不能涵养肝木，则虚风上扰，故见眩晕。患者年届八旬，肾中之水火俱虚，火不归宅，虚阳浮越于上，则表现为肾阳虚证，症见头目昏眩，浑身冰凉，夜尿频多。病位在肝、肾，为本虚标实之证。治以平肝潜阳，健脾补肾，方以平肝健脾益肾降压汤。夏枯草15g，菊花15g，钩藤10g，赤芍10g，川芎12g，怀牛膝10g，地龙15g，葛根10g，石菖蒲10g，丹参15g，黄精10g，泽泻15g，茯苓15g，焦三仙各10g，鸡内金10g，仙灵脾10g，甘草10g。7付。

二诊（2009年3月9日）：头晕好转。血压145～155/85～95mmHg舌暗红，苔后部黄厚，脉弦滑。2.27方去仙灵脾，加炒栀子10g，苡仁20g。7付。

三诊（2009年3月24日）：患者服上药7付后头晕明显减轻，遂以上方继服7付，现偶有头晕，仍感浑身冰凉，夜尿多，精神明显好转，食欲转佳，120～135/80～90mmHg。舌暗稍红，苔薄黄，脉弦细。3.9方加山药20g，仙灵脾10g，炒杜仲15g，寄生10g。10付。

按：初诊方中夏枯草清热泻火，平肝降压；菊花质轻气凉，轻清走上，能清肝泻火，平降肝阳；钩藤善于清肝热，平肝风，舒筋脉，除眩晕；牛膝苦平降泄，性善下行，能使头部和上半身的血液“下行”，从而减轻头部充血，与钩藤合用，清上引下，降血压甚效；地龙咸寒，以下行为主，清热熄风，通络止痉。石菖蒲开心孔，补五藏，通九窍；仙灵脾甘温，补肾助阳，祛风除湿，降血压。赤芍、川芎、丹参入血分，赤芍味苦，性微寒，入肝经，泻肝火，活血散瘀；川芎辛温香窜，走而不守，能上行巅顶，下达血海，旁能四肢，为血中之气药，有活血行气、祛风止痛之功；丹参，《本草汇言》谓：“丹参，善治血分，去滞生新，调经顺脉之药也”。黄精，《神农本草经疏》谓其色正黄，味厚气薄，土位乎中，脾治中焦，故补中，脾土为后天生气之源，故益气，五脏之气皆禀胃气以生，胃气盛则五脏皆实，实则安，脏安则气血精三者益盛；茯苓益脾胃而利小便，水湿都消；泽泻咸能入肾，甘能入脾，寒能祛热，盖淡渗利窍之药也，利水燥湿则脾得所养，脾得所养则五脏皆得所养；黄精、茯苓、泽泻通过补中、益脾胃而补五脏，即通过补脾而补肾；焦三仙、鸡内金生发胃气，健脾消食，健脾运以助脾胃虚弱，体现李老时时顾护脾胃的治疗思路。

二诊时患者过服人参补气，壮火之气衰，伤及脾胃运化功能则脾失健运而水湿内生，气有余便是火，兼湿热内蕴，宜清利湿热，待湿祛热清再进补益之剂。加栀子，栀子感天之清气，得地之苦味，故其性无毒，气薄而味厚，气浮而味沉，阳中阴也，清少阴之热，则五内邪气自去，胃中热气亦除。此药味苦气寒，泻一切有余之火。苡仁性燥，能除湿，味甘能入脾补脾，兼淡能渗泄，湿邪去则脾胃安，脾胃安则中焦治，中焦治则能荣养乎四肢，而通利乎血脉也。脾强则能食，湿去则身轻。

三诊时苔黄腻已化，湿热已祛，转以滋阴补肾为主。寄生得桑之余气而生，质厚而柔，不寒不热，为补肾补血之要剂。山药补脾，脾为后天之本，脾气充足，则五脏六腑之精下归于肾，能够增加补益肾精的作用。本例根据阴阳互根的理论，在补阴的同时，辅以仙灵脾、炒杜仲、寄生等补阳药，以阴根于阳，使阴有所化，同时借助阳药的温运，以制阴药的凝滞，使之滋而不滞，从而免致孤阴孤阳之弊。《景岳全书》云：“善补阳者，必于阴中求阳，则阳得阴助而生化无穷；善补阴者，必于阳中求阴，则阴得阳升而源泉不竭。”

本案为阴阳两虚案，若治疗拘泥于苦寒清火或滋阴潜阳之法，则更损真阳，致使阴阳更失平衡，反使病情加重。黄精、茯苓、泽泻补中、益脾胃，五脏之气皆禀胃气以生，胃气盛则五脏皆实，实则安，脏安则气血精三者益盛；利水燥湿则脾得所养，脾得所养则五脏皆得所养：即通过补脾而补肾。

小结

高血压总的病机是阴阳失于平衡，治疗要辨明病人体质阴阳虚实，探求成病的原因以及有无其他兼症，以协调人身阴阳水火的不平衡，使其归于平衡为期。医之与药，犹工之与器，工欲善其事，必先利其器；医欲治愈病，必先达其药。

李英杰治疗肝炎后肝硬化经验

王玉栋

主任中医师李英杰是我省名老中医，早年毕业于北京中医学院，对肝炎后肝硬化有着独特的治疗方法。李老认为，从肝炎发展到肝硬化，是一个漫长的病理过程，其病机错综复杂，很难以一方一法取效。必须谨守病机，多法并投。李老临床多以活血化瘀，益气健脾，补益肝肾为其治疗大法。

1. 活血化瘀：李老认为，肝络阻塞，瘀血内停是引起肝炎后肝硬化的重要因素。现代医学也证实肝硬化病人血流动力学及肝脏微循环均有不同程度的损害。所以，活血化瘀为治疗肝硬化的第一法则。但李老指出，肝硬化是一种因虚致实又因实致虚的病理过程，其本为虚，处方选药要掌握分寸，不然则会适得其反。一定要选用性味平和之物，缓攻渐磨，尽量避免三棱、莪术等一些破血孟浪之品，善用桃仁、当归、丹参、赤芍、山楂等养血活血之药。祛瘀而不伤正气。尤其桃仁具有明显的抗肝脏纤维化作用。山楂几乎每方必用，既可化瘀又可消食，对肝硬化并胃肠功能减弱者可谓一举双得。如患者病程较长，肝脾肿大明显，可酌加炙龟板、炙鳖甲、牡蛎等软坚散结之物，以促使肝脾回缩。

2. 益气健脾：肝硬化病人肝细胞持续受损，机体免疫机能低下，即中医所谓之正气亏虚。特别是脾胃功能虚弱几乎贯穿于肝硬化病人的始终。所以，李老把益气健脾和胃作为治肝硬化的第二法则。仲景云：“见肝之病，知肝传脾，当先实脾。”李老对此十分推崇并予以发挥，认为脾胃在肝硬化的发展过程中为一重要枢纽，如果能将脾胃的功能保持好，则肝病会向好的方面转化，反之，病情就加重甚至恶化。因此，李老在临证中将益气健脾和胃法则贯彻于肝硬化治疗的始终。常用太子参、黄芪、茯苓、白术、薏仁、陈皮、半夏、内金、砂仁、厚朴、炒扁豆、苏梗、佛手等，将补气行气相结合，补而不滞。

3. 补益肝肾：肝病日久，累及肾脏，临床上多出现肝肾不足的表现。诸如面色黧黑，形体消瘦，腰膝酸软，头晕耳鸣，倦怠乏力，肢体水肿，腹水如鼓，男子阳痿，女子月经不调。现代医学也证实，肝硬化病人体内激素及免疫功能均有不同程度的下降。补益肝肾是李老治肝硬化的第三法则，并主张肝肾同治，阴阳并补。不可纯补其阳，恐致阳虚生内热。也不可单滋其阴，虑其阻脾胃之健运。常用生地、麦冬、女贞子、旱莲草、仙灵脾、桑寄生、菟丝子、温而不燥，滋而不腻。

另外对于腹水的治疗，李老多结合辨证及病程，或健脾利水，或攻下逐火，或养阴利水。内有湿滞者，审其寒湿及湿热，分别治之。再者，李老每每告嘱患者，要保持心情舒畅，思想不要有压力，饮食有节，起居有常，劳逸结合，少食咸物。这些对治疗的成败也是非常重要的。

李英杰治疗泄泻经验

王玉栋

李英杰主任中医师是我省名老中医，多年致力于胃肠病的研究，今介绍一治疗泄泻验方。

1. 方药组成：煨肉蔻 3g，丁香 3g，木香、木瓜、党参各 10g，焦白术 15g，茯苓 15g，炒扁豆 20g，炒薏苡仁 20g，赤石脂 20g，砂仁 6g，甘草 10g。

2. 加减：畏寒肢冷，阳虚明显者加附子、肉桂；气虚肛门重坠者加柴胡、升麻；腹痛较重者加炒白芍；纳呆者加焦山楂、鸡内金。

3. 方义：泄泻之由，多缘于脾虚湿盛，脾虚为本，湿盛为标，其病位主要在于脾胃中焦，与肝肾也有密切关系。肝之疏泄功能正常，则脾之运化功能健旺，并且脾之健运也需借助于肾阳之温煦。如肝失疏泄，肾阳不足，影响脾之健运，则水谷不化精微，湿浊内生，混杂而下而成泄泻。故泄泻之治，除温运脾阳外，尚需疏肝温肾，使木达土厚，泄泻可止。经验方中煨肉豆蔻温脾肾，涩肠止泻，为主药；丁香温中助阳；木香行气调中；木瓜疏肝，化湿和胃；更加党参、茯苓、白术、扁豆、薏苡仁之属健脾渗湿，使水分偏走膀胱；赤石脂固脱涩肠。且多种药物焦用更增涩肠祛湿之功。全方温而不燥，补而不滞，诚脾虚泄泻之良方也。

4. 典型病例：袁某，女，54 岁。1991－09－05 初诊。慢性腹泻 10 余年，反复发作，时轻时重，便软，日 2～4 次不等，稍进油腻或受凉后即作，消瘦，面色萎黄，乏力纳呆，舌淡胖边有齿痕，苔薄白，脉细软无力。查大便常规未见异常。治宜温阳健脾止泻。处方：煨肉豆蔻 3g，丁香 3g，木香 10g，木瓜 10g，焦白术 15g，山药 20g，炒扁豆 20g，炮姜 10g，肉桂 10g，焦山楂 15g，砂仁 6g，党参 15g，茯苓 15g，赤石脂 20g，炒白芍药15g，甘草10g，5剂，水煎服，日1剂。服药后大便成形，日1次，继用原方调理而安。

小议经典理论“重阳学说”

田红军　曹清慧　高桂君　指导：李英杰

李英杰（1939～　）是衡水市中医院主任中医师，原衡水市中医院副院长。全国第三批、第四批中医药专家学术经验继承指导老师。国家十一·五课题：“李英杰临床经验、学术思想研究”课题指导者。李老认为：对急危重病例以及部分慢性病，运用经典理论“重视阳气”的学说，立足温法，常可力挽狂澜，迅速缓解病痛，甚至于垂危之际挽救患者生命，充分展现了中医学在急危重症中的作用。现将李老对经典理论中“重阳学说”的认识简介于下：

1. 认识人体生理病理上重视阳气

《素问·生气通天论》云：“夫自古通天者，生之本，本于阴阳。”《素问·生气通天论》云：“阳气者，若天与日，失其所，则折寿而不彰，故天运当以日光明”。张景岳在《类经附翼·大宝论》中云：“可见天之大宝，只此一丸红日；人之大宝，只此一息真阳”。张介宾又云：“故阳惟畏其衰，阴惟畏其盛，非阴能自盛也，阳衰则阴盛矣。凡万物之生由乎阳，万物之死亦由乎阳，非阳能死万物，阳来则生，阳去则死矣。”可见，阳气在阴阳关系中处于主导地位。

从自然界来说，太阳是自然界的生命之源，从人体来看，“真阳”是人体生命之源，人有了阳气才有生命，才能不断地生化。心无阳则血不能运，脾无阳则水谷不化，肝无阳则疏泄不行，肺无阳则宣降失司，肾无阳则浊阴凝闭。诚如张景岳所云：“人体之所以通体能温，是由于阳气，人体之所以有活力，是由于阳气；五官五脏气化之所以变化无穷，亦是由于阳气。”

李老认为：阳气能够温煦机体，能够抗御外邪，能助气化，能维系阴阳相对协调等一系列功能，可是阳气易于亏损。尤其是现代人失于养生：一则工作过于紧张劳累，“阳气者，烦劳则张”，阳气亢张，可进一步损伤阴精；二则将息失宜，《灵枢·大惑论》云：“夫卫气者，昼日常行于阳，夜行于阴，故阳气尽则卧，阴气尽则寤。”现代人每因工作、娱乐而入睡很晚，甚则通宵不睡，使阳气不能入阴，水火不能交济，阴阳不能合合，久则生变。只有阴阳交通，才有天地交泰，万物化生，才会生生不息。另外，如贪凉饮冷、滥用苦寒以及房劳过度等皆会损耗阳气，久则导致多种疾病的发生。正如郑钦安在《医理真传》中所云：“子不知人之所以立命者在活一口气乎，气者阳也，阳行一寸，阴即行一寸，阳停一刻，阴即停一刻，可知阳者阴之主也，阳气流通，阴气无滞，自然百病不作。阳气不足，稍有阻滞，百病丛生。”可见，阳气虚损或郁结皆为重要致病因素。

《素问·六正纪大论》云：“阴阳之要，阳密乃固。两者不和，若春无秋，若冬无夏，因而和之，是谓圣度。故阳强不能密，阴气乃绝，阴平阳秘，精神乃治，阴阳离决，精气乃绝。”所以阴阳两个方面不是绝对平均的，阳是主要方面，阳密阴才能够固，阳不密阴就不能固。《素问·生气通天论》云：“阳气固，虽有贼邪，弗能害也”。因此，重视保全阳气，达到“阴平阳秘”是人们所必须遵循的准则。

2. 治疗上重视阳气

张介宾云：“凡诊病施治，必须先审阴阳，乃为医道之领。阴阳无谬，治焉有差，医道虽繁，而所以一言蔽之者，曰阴阳而已……设能明彻阴阳，则医理虽玄，思过半矣。”《素问·至真要大论》云：“谨察阴阳所在而调之，以平为期。”所以，阴阳平衡为健康之本。调治疾病，亦当以调和阴阳为要，纠其偏盛，补其不足，恢复阴阳平衡，如是“则内外调和，邪不能害，耳目聪明，气立如故”（《素问·生气通天论》）。而以阳虚、阳郁为主要病机的证候在临床颇为多见，因此，通过温阳、通阳而恢复机体阴平阳秘的状态为李老常用治法。

祝味菊认为：人体疾病，主要体现为邪正相争，治疗疾病，基本原则是扶正祛邪。祝氏认为，这里的“正”，首先指阳气。他说：“所以克奏平乱祛邪之功者，阳气之力也，夫邪正消长之机，一以阳气盛衰为转归。”“阳衰一分，正旺一分，则邪却一分。”阳能生阴，补阴要通过阳气，即所谓阳中求阴也。“良工治病，不患津之伤，而患阳之亡。所以然者，阳能生阴也，是故阴津之盈绌，阳气实左右之。”仲景曰：有阴无阳者死，从阴出阳者生，亦重阳之说。

因此，人体的正常生理是由于以阳为主导的阴阳二者相对平衡协调的结果，而人体疾病的发生和发展，是以阳气为主的阴阳对立统一协调的正常生理关系遭到破坏所致。故治疗贵在调节阴阳，使其恢复以阳为主的阴平阳秘的动态平衡。现将李老立足以温阳散寒法则治疗一例胃痛重症病案介绍如下：

典型医案

孙某　男　68 岁　2009 年 5 月 20 日初诊

主诉：胃痛 3 个月。

缘于在南方跑生意，经常吃凉大米饭而引起胃痛。每因受凉后发作，可 1 天内发作几次，或 2～3 天发作 1 次。发作时伴恶心，手脚冰凉，痛剧时曾注射杜冷丁方缓解。不能吃面条等食物，吃后则痛。面色萎黄。曾在市二院查肝胆 B 超未见异常，考虑“胃痉挛”。经治无明显好转。刻下证：发作性胃脘痛，痛势剧烈，痛甚则恶心、手脚冰凉，食后胃痛加重。食欲不振，大便时溏，面色萎黄，形体肥胖。舌淡暗舌体胖大苔薄黄脉沉细。1 年半前曾在阜外医院行冠脉搭桥术。检查：胃镜示：慢性浅表性胃炎。辨证分析：张介宾云：“寒多则血脉凝滞，故必为痛”。患者平素饮食偏于寒凉，伤及脾阳，阳虚生内寒，每进寒凉饮食，致使内外寒邪积于中焦，阳气为寒邪所遏不得伸展，致使胃脘疼痛。进食则更加耗损阳气，故食后痛甚。因寒性凝滞，主收引，可使血行滞涩，瘀血内停则痛有定处。舌质淡暗，脉沉细均为阳虚之征。中医诊断：胃痛（寒凝血瘀）；西医诊断：慢性胃炎。治则：温阳散寒，活血止痛。方剂：良附丸、丹参饮、失笑散、百合乌药散加减。处方：

乌药 10g，百合 15g，丹参 10g，檀香 9g，砂仁 9g，干姜 10g，香附 10g，元胡 15g，甘松 10g，肉桂 10g，五灵脂 10g，蒲黄 10g，焦三仙各 10g，内金 15g，甘草 10g。7 剂。

二诊（2009 年 5 月 27 日）：服药后胃痛未作，怕凉。5 月 20 日方加炒白术 15g，7 剂。

按：《素问·痹论》云：“痛者寒气多也，有寒故痛也。……其寒者，阳气少，阴气多，与病相益，故寒也。”《素问·举痛论》所云：“寒气入经而稽迟，泣而不行，客于脉外则血少，客于脉中则气不通，故卒然而痛。”由于寒邪入侵，导致经脉内外气血运行不畅，气机阻滞，卒然而痛，一般比较严重的疼痛痼疾，属寒性疼痛者不少，用温热药效佳，从寒治痛特别是剧痛，是治疗痛证的重要途径。正如《素问·举痛论》所云：“岐伯曰：寒气客于脉外则脉寒，脉寒则缩蜷，缩蜷则脉绌急，绌急则外引小络，故卒然而痛，得炅则痛立止；因重中于寒，则痛久矣。”“炅”即热，经予温热药后，阳气至则寒气散，经脉不再拘急，气血通畅则疼痛很快缓解。

本案患者胃痛剧烈，痛甚需注射杜冷丁方可缓解，如此重症病例，李老仅以其常用之“焦树德”先生所命名之“四合汤”，即：良附丸、丹参饮、失笑散、百合乌药散合干姜、肉桂等药即获良效，真可谓四两拨千金是也，亦充分体现了其中医学治大病、治重病的功力。